DR. MARC DINGMAN

DAS GEHIRN

DR. MARC DINGMAN

DAS GEHIRN

Neueste Erkenntnisse der Neurowissenschaften über unser wichtigstes Organ und seine Macken

riva

Bibliografische Information der Deutschen Nationalbibliothek
Die Deutsche Nationalbibliothek verzeichnet diese Publikation in der Deutschen Nationalbibliografie. Detaillierte bibliografische Daten sind im Internet über https://dnb.de abrufbar.

Für Fragen und Anregungen
info@m-vg.de

Wichtiger Hinweis
Ausschließlich zum Zweck der besseren Lesbarkeit wurde auf eine genderspezifische Schreibweise sowie eine Mehrfachbezeichnung verzichtet. Alle personenbezogenen Bezeichnungen sind somit geschlechtsneutral zu verstehen.

6. Auflage 2026

Türkenstraße 89
80799 München
Tel.: 089 651285-0

Die englische Originalausgabe erschien 2019 bei Nicholas Brealey Publishing, einem Imprint der John Murray Press, unter dem Titel *Your Brain, Explained.*

Übersetzung: Simone Fischer
Redaktion: Dr. med. Susanne Meinrenken
Umschlaggestaltung: Marc-Torben Fischer, München
Umschlagabbildung: shutterstock/Pitju
Satz: Röser Media, Karlsruhe
Druck: GGP Media GmbH, Pößneck
Printed in Germany

ISBN Print 978-3-7423-1324-9
ISBN E-Book (PDF) 978-3-7453-1016-0
ISBN E-Book (EPUB, Mobi) 978-3-7453-1017-7

Weitere Informationen zum Verlag finden Sie unter
www.rivaverlag.de
Beachten Sie auch unsere weiteren Verlage unter www.m-vg.de

Inhalt

Stimmen zu *Das Gehirn*:

»Eine ausgezeichnete, leicht zu lesende Einführung in die Komplexität und die Wunder des Gehirns für jeden, der sich für Wissenschaft, Medizin und das, was uns menschlich macht, interessiert. Wie eine Sammlung von Krimis liest sich *Your Brain, Explained* und kombiniert klassische Fälle aus der Geschichte der Neurologie mit Erkenntnissen, die auf den neuesten Techniken beruhen, mit denen die Geheimnisse des Gehirns untersucht werden.«

– Stanley Finger, PhD,
emeritierter Professor für Psychologie und Gehirnforschung,
Washington University (St. Louis)

»Ein informatives, zugängliches und ansprechendes Buch für jeden, der auch nur das geringste Interesse an der Funktionsweise des Gehirns hat, aber nicht weiß, wo er anfangen soll.«

– Dean Burnett, PhD,
Autor von *Happy Brain and Idiot Brain*

»Dieses Buch erklärt klar und deutlich, was wir über dieses geheimnisvollste aller Objekte zu wissen glauben. Dingman verknüpft klassische Studien mit moderner Forschung zu leicht verdaulichen Textabschnitten, um eine ausgezeichnete Einführung in das sich rasch entwickelnde Gebiet der Neurowissenschaften zu geben.«

– Moheb Costandi,
Autor von *Neuroplasticity and 50 Human Brain Ideas You Really Need to Know*

»Dieses Buch ist eine unterhaltsame und informative Lektüre … Ich habe viel gelernt und das werden Sie auch!«

– John E. Dowling, PhD,
Gordon und Llura Gund Forschungsprofessor für Neurowissenschaften, Harvard Universität, Autor von *Understanding the Brain: From Cells to Behavior to Cognition*

Für Ky und Fia, meine kleinen Wissenschaftler

Dank

Jede Aktivität eines gesunden Gehirns, beispielsweise dass ich diese Worte schreibe oder Sie sie lesen, hängt von den Leistungen zahlreicher Gehirnregionen ab. Wenn man nur eine dieser Regionen wegnimmt, dann kann es zu großen Problemen kommen, und in manchen Fällen kann die gesamte Maschine ausfallen. In vielerlei Hinsicht ist das eine großartige Analogie für dieses Buch. Viele Menschen haben dazu beigetragen, sowohl direkt als auch indirekt. Ohne einen von ihnen hätte *Das Gehirn: Neueste Erkenntnisse der Neurowissenschaften über unser wichtigstes Organ und seine Macken* es vielleicht nie zur Veröffentlichung gebracht. Und selbst wenn es das getan hätte, wäre die Qualität des Endprodukts erheblich schlechter geworden.

Das Team bei Nicholas Brealey Publishing war maßgeblich daran beteiligt, dieses Buch aus meinem Kopf in eine gedruckte Form zu bringen. Dafür danke ich: Alison Hankey dafür, dass sie das Potenzial meines Manuskripts bereits in einem sehr frühen Stadium erkannt hat; Michelle Morgan für ihre Hilfe beim Navigieren durch den Verlagsprozess von Anfang bis Ende; Brett Halbleib für seine nützlichen redaktionellen Vorschläge und allen anderen im Team, die ich nicht so gut kennengelernt habe, aber deren Arbeit hinter den Kulissen das Erscheinen dieses Buchs ermöglicht hat.

Ich möchte auch meiner Agentin Linda Konner dafür danken, dass sie der erste Mensch war, der mir den Glauben daran geschenkt hat, dass jemand etwas von mir Geschriebenes tatsächlich lesen möchte.

Mein besonderer Dank gilt Tom Gould, der sich die Zeit genommen hat, mein Manuskript zu lesen und zu prüfen; seine prägnanten Rückmeldungen führten zu wesentlichen Verbesserungen des Buchs. Ich bin auch anderen sehr dankbar, die Teile des Buchs gelesen und Kritiken und Komplimente geäußert haben, insbesondere Frank Amthor, Dean Burnett, Moheb Costandi, John Dowling und Stanley Finger. Ich bin immer noch erstaunt über die Großzügigkeit dieser Menschen, die bereit waren, sich die Zeit zu nehmen, meine Arbeit zu lesen und zu kommentieren – für nichts anderes als ein Mittagessen oder ein Exemplar des Buchs als Gegenleistung.

Ich bin meinen Eltern sehr dankbar für ihre uneingeschränkte Unterstützung, ihre Geduld und ihren unerschütterlichen Glauben an mich – auch in Zeiten, in denen dies nicht gerechtfertigt schien. Ihr Vertrauen hat mir schließlich geholfen, an mich selbst zu glauben, und das war notwendig, damit ich das Selbstvertrauen hatte, dieses Projekt in Angriff zu nehmen. Ohne euch (im wahrsten Sinne des Wortes und im übertragenen Sinne) wäre dieses Buch niemals möglich gewesen.

Ich hatte das unglaubliche Glück, meine Frau Michelle bei diesem Vorhaben an meiner Seite zu haben. Sie hat mich von Anfang an unterstützt, auch wenn nicht klar war, ob die Ideen, über die ich gelegentlich geschwafelt habe, jemals zu etwas führen würden. Danke, dass du meine frühen Schlafenszeiten toleriert hast, sodass ich jeden Tag vor Sonnenaufgang aufstehen und schreiben konnte (neben all meinen anderen Exzentrizitäten). Und danke für all die anderen Dinge, die du tust, die zu zahlreich sind, um sie hier aufzulisten. Zu wissen, dass du immer an meiner Seite bist, macht alles, was ich tue, ein wenig einfacher.

An Ky und Fia, danke für all das Lächeln und Lachen und dafür, dass ihr mir geholfen habt zu erkennen, was in meinem Leben wirklich wichtig ist. Ich bemühe mich jeden Tag, Dinge zu tun, die euch stolz machen, mich »Dad« zu nennen, und ich hoffe, dieses Buch ist eines davon.

Abschließend möchte ich mich bei den über 3.500 Studenten bedanken, die ich unterrichten durfte, seit ich Mitglied des Lehrkörpers an der Penn State geworden bin. Ich kann mir nichts vorstellen, was meinen Wunsch, etwas über die Neurowissenschaften zu lernen, mehr bekräftigt hätte, als ihnen alles darüber beizubringen und in ihren Augen die gleiche Neugierde zu sehen, die ich hatte, als ich begann, das Gehirn zu erforschen.

Einleitung

1908 war Kurt Goldstein gerade dabei, eine Facharztausbildung an einer psychiatrischen Klinik in Deutschland abzuschließen, als er auf einen höchst ungewöhnlichen Fall stieß. Goldstein hatte erst fünf Jahre zuvor sein Medizinstudium abgeschlossen und stand am Anfang einer außerordentlich erfolgreichen Karriere. Innerhalb der nächsten Jahrzehnte sollte er ein hoch angesehener Neuropsychologe und ein einflussreicher Schriftsteller werden. Er war einer der ersten Befürworter eines ganzheitlichen Ansatzes für die Behandlung neurologischer Patienten und betonte die Notwendigkeit, dass der Patient als Individuum – eigentlich als ein Organismus – und nicht nur als eine Ansammlung von Symptomen betrachtet werden müsse. Während des Ersten Weltkriegs richtete er ein Krankenhaus ein, das nach dieser ganzheitlichen Philosophie arbeitete, um Soldaten mit Hirnverletzungen zu behandeln. Tausende von Soldaten wurden dort behandelt, bevor die Nazis Goldstein wegen seiner jüdischen Abstammung aus Deutschland verjagten. Doch schon zu Beginn seiner Assistenzzeit war Goldstein mit dem wahrscheinlich seltsamsten Fall, den er je erleben würde, konfrontiert worden.

Die Patientin war eine 57-jährige Frau, die zwei Jahre zuvor einen Schlaganfall erlitten hatte. Zunächst hatte der Vorfall ihren linken Arm gelähmt. Mit der Zeit gewann sie die Beweglichkeit ihres Arms wieder zurück, allerdings mit einer seltsamen Komplikation: Ihre linke Hand schien einen eigenen Willen zu haben. Manchmal bewegte sie sich mit unverkennbarer Absicht – gegen ihren Willen –, und manchmal behinderte die Hand hartnäckig die Bewegungen, welche die Patientin mit ihrer rechten Hand ausführte. Sie beschrieb es als »tut von sich aus, was auch immer sie will«.[1] Wenn sie mit der rechten Hand ein Getränk ergreifen wollte, griff die linke Hand nach der Tasse und kippte sie aus. Wenn sie sich nachts hinlegte, riss sie das Laken von ihr herunter. Einmal packte sie sie sogar am Hals und begann, sie zu würgen!

Goldstein kannte andere Fälle, bei denen die Handlungen der linken und der rechten Hand im Widerspruch zueinander zu stehen schienen, aber nichts so Extremes. Die linke Hand der Patientin handelte so unabhängig von deren Wünschen, dass die Patientin zu glauben begann, sie sei von einem bösen Geist besessen.

Goldstein bemühte sich, das Phänomen zu erklären. Er entschied schließlich, dass das Verhalten der Frau auf eine Art von Kommunikationsstörungen in ihrem Gehirn zurückzuführen sein musste – möglicherweise auf ein Versagen der sensorischen und motorischen Bereiche in der rechten Gehirnhälfte (der Hälfte, die normalerweise die Bewegung ihres linken Arms kontrollieren würde), die Aktivität ihres linken Gliedmaßes zu koordinieren. Insgesamt war der junge Arzt jedoch ratlos wegen des Falls.

Seit Goldsteins Zeit sind Hunderte ähnlicher Fälle aufgetreten. Bei vielen dieser Patienten scheint eine Hand besonders kontraproduktiv zu sein – wie ein Partner in einer unglücklichen Ehe, der allem, was sein Ehepartner sagt, einfach aus Trotz widerspricht. Wenn ein Patient beginnt, sein Hemd mit der einen Hand zuzuknöpfen, beginnt die andere Hand zielstrebig, es aufzuknöpfen. Wenn er ein Buch zum Lesen aufhebt, greift seine freie Hand danach und knallt es wieder auf den Tisch. Führt er eine volle Gabel mit Essen zum Mund, greift die böse Hand die Gabel und reißt sie weg. Manchmal wird die betroffene Hand gewalttätig und schlägt auf den Patienten oder eine andere Person in der Nähe ein.

Das Phänomen ist als *Alien-Hand-Syndrom* bekannt geworden, weil die Absichten der bösen Hand den Patienten oft so fremd erscheinen, dass sie kaum glauben können, dass die Steuerungsbefehle tatsächlich von ihrem eigenen Gehirn ausgehen. Sie beginnen, sich seltsam getrennt von dem betroffenen Arm oder Bein zu fühlen. Manchmal können sie sich nur allein dadurch davon überzeugen, dass diese Gliedmaße immer noch ein Teil ihres Körpers ist, dass sie sehen, dass er an ihnen befestigt ist. Wenn Sie einem Patienten die Augen verbinden, weil seine »fremde« Hand seine Handlungen auf die oben beschriebene Weise behindert, wird er häufig davon ausgehen, dass die Störung von jemand anderem verursacht wird – nicht, dass es seine eigene Hand ist, die sich so bösartig verhält.

Das Alien-Hand-Syndrom ist selten, und es ist normalerweise mit einer Schädigung des Gehirns verbunden – entweder mit plötzlichen Schäden, wie sie durch einen Schlaganfall verursacht werden, oder durch eine fortschreitende Degeneration wie bei der Alzheimer-Krankheit. Typischerweise ist dieser Schaden mit Regionen des Gehirns verbunden, die unerwünschte Bewegungen verhindern oder die beiden Gehirnhälften in die Lage versetzen, miteinander zu kommunizieren, um die Aktivitäten der Gliedmaßen zu koordinieren (jede Gehirnhälfte steuert in erster Linie die Bewegung einer anderen Hand). Auch wenn Goldstein das neurologische Problem nicht eindeutig bestimmen konnte, lag seine Begründung nicht weit davon entfernt.

Als ich zum ersten Mal über das Alien-Hand-Syndrom las, war ich Student und war in einem Psychologiekurs eingeschrieben, der einige Grundlagen der Neurowissenschaften behandelte. Der Kurs war meine erste wirkliche Beschäftigung mit dem Studium des Gehirns, und das Alien-Hand-Syndrom haute mich regelrecht um. Nicht nur, dass ich noch nie etwas von dieser Krankheit gehört hatte, sondern ich hatte mir auch niemals vorgestellt, dass diese Art von ungewöhnlichem und kontraproduktivem Verhalten aus dem Gehirn hervorgehen könnte. Ich war fasziniert. Ich kann nicht behaupten, dass das Lesen über das Alien-Hand-Syndrom der eine Moment war, in dem ich mich entschied, mich mit Gehirnforschung zu beschäftigen, aber es hat mich auf jeden Fall dazu bewogen, mehr über dieses unglaublich mysteriöse Organ zu erfahren. Und danach dauerte es nicht lange, bis ich mich entschied, einen Doktortitel in Neurowissenschaften zu erwerben. Aber ich war mit meiner neu entdeckten Besessenheit vom Gehirn nicht allein. Etwa zur gleichen Zeit, als ich begann, Vollzeit zu studieren, erreichte die Neurowissenschaft so etwas wie eine Blütezeit der Popularität.

Eine kleine Untergruppe der Bevölkerung – wie die Wissenschaftsliebhaber, Neurowissenschaftler und solche Typen – war schon immer vom Gehirn begeistert gewesen, aber das allgemeine Interesse an den Neurowissenschaften breitete sich in den 1990er und 2000er Jahren sehr viel mehr aus. In den 1990er Jahren ermöglichten neue Methoden der *Neuro-Bildgebung,* auch *Neuroimaging* – ein Begriff, der sich auf zahlreiche Ansätze bezieht, die es Wissenschaftlern ermöglichen, Bilder des Gehirns zu erzeugen – erstmals die Erstellung von visuellen Darstellungen der Hirnaktivität, und die daraus resultierenden farbigen Bilder weckten das Interesse von Wissenschaftlern und der allgemeinen Öffentlichkeit gleichermaßen. Ebenfalls in den 1990er Jahren wurden Antidepressiva, die zur Beeinflussung der Gehirnfunktion entwickelt worden waren, als gängige medizinische Behandlungsmethoden außerordentlich populär. Sie gaben Anlass zu der Hoffnung, dass unsere Gehirne manipuliert werden könnten, um problematische psychische Störungen zu behandeln - oder einfach, um uns ein möglichst glückliches psychisches Leben zu ermöglichen. Und neue technologische Fortschritte deuteten auf noch erstaunlichere Fortschritte in der Zukunft hin.

Diese Entwicklungen förderten die Begeisterung für die Neurowissenschaften. Die Menschen begannen zu erkennen, dass, wenn die Grundlage unserer Persönlichkeit und die Gründe für unser Verhalten auf das Gehirn zurückgeführt werden können, der beste Weg uns selbst zu verstehen, darin bestehen könnte, mehr Wissen über die Funktionsweise des Gehirns zu erwerben. Plötzlich war der Forschungszweig der Neurowissenschaften »in«.

Diese aufstrebenden Gehirn-Enthusiasten sollten jedoch bald erkennen, dass genaue Informationen über das Gehirn nicht so leicht zu erhalten sind. Viele Bücher über die Neurowissenschaften sind auf einem Niveau geschrieben, das für den Durchschnittsmenschen - oder sogar für angehende Neurowissenschaftler - zu schwer zu verstehen ist. Um das Problem noch zu verschärfen, geht das für die Öffentlichkeit geschriebene Material manchmal zu weit in die entgegengesetzte Richtung: Es vereinfacht die Beschreibungen des Gehirns so sehr, dass diese das Organ oder seine Funktionen nicht mehr genau wiedergeben. Und die Informationen, die in den populären Medien zu finden sind, sind oft aufgebauscht, was den Leser zu einer verzerrten Wahrnehmung dessen führt, was die Neurowissenschaften wirklich leisten können.

Ich hoffe, dass dieses Buch Ihr Interesse, etwas über das Gehirn zu lernen, befriedigt und gleichzeitig diese Extreme vermeidet. Es wurde für Leser ohne neurowissenschaftlichen Hintergrund (beziehungsweise überhaupt keinen wissenschaftlichen Hintergrund) geschrieben. Gleichzeitig habe ich versucht, die

Art der übermäßigen Vereinfachung zu vermeiden, die zu einem ungenauen oder unvollständigen Verständnis des Gehirns führt. Und ich habe mich bemüht, die aufregende Wahrheit über den aktuellen Stand der neurowissenschaftlichen Forschung zu präsentieren, ohne zu übertreiben, was wir bisher erreicht haben – oder was wir in Zukunft erreichen könnten.

Das Buch ist in zehn Kapitel gegliedert, von denen jedes eine andere Funktion des Gehirns behandelt. Durch die Erläuterung dieser Funktionen helfe ich Ihnen, ein grundlegendes Verständnis der Funktionsweise des Gehirns zu entwickeln, und führe Sie in eine lange Liste von Hirnregionen, -mechanismen und mehr ein. Am Ende des Buchs sollten Sie über genug neurowissenschaftliche Kenntnisse verfügen, um sich über neue Entwicklungen auf dem Gebiet zu informieren, mit einem Freund über Hirnfunktionen zu plaudern und vielleicht sogar die Gründe für einige der Dinge, die Sie tun, besser zu verstehen.

Ungeachtet dessen ist die Neurowissenschaft ein riesiges Thema, und obwohl wir viel über das Gehirn gelernt haben, gibt es noch viel mehr darüber, das noch nicht geklärt ist. Trotz des Titels ist dieses Buch also zwangsläufig nur eine Einführung und kein vollständiger Überblick zu allen Einzelheiten des Organs. Ich hoffe sehr, dass dieses Buch Sie zum Nachdenken über all die interessanten, eigentümlichen und geradezu erstaunlichen Dinge anregt, die das Gehirn tut, sodass Sie, wenn Sie es zu Ende gelesen haben, mehr Fragen haben werden, als Sie anfangs hatten – denn diese Fragen könnten Sie dazu veranlassen, sich weiter mit der Neurowissenschaft zu beschäftigen. Aber selbst wenn Sie die Antworten auf all diese Fragen gefunden haben, werden die Dinge, die Sie über das Gehirn nicht verstehen, immer noch exponentiell zahlreicher sein als die Dinge, die Sie verstehen. Um ehrlich zu sein, ist die vollständige Entschlüsselung des Gehirns wahrscheinlich keine Leistung, die wir noch zu unseren Lebenszeiten vollbringen werden. Selbst unsere größten Neurowissenschaftler verstehen nur einen Bruchteil dessen, was es über die Funktionsweise des Gehirns zu wissen gibt.

Ich hoffe jedoch, dass dieses Buch Ihnen dabei hilft, ein besseres Verständnis für die Merkmale und Eigenheiten dieser drei Pfund schweren Masse voller seltsamem faltigen Gewebe zu entwickeln, die in Ihrem Schädel sitzt. Das Gehirn ist bei Weitem nicht perfekt, aber es hat eine einzigartige Fähigkeit, viele der ihm zugewiesenen Aufgaben zu erfüllen. Das ist einer der unzähligen Gründe, warum jemand wie ich sein Leben dem Unterrichten anderer Menschen über das Gehirn widmet – ich kann mir einfach nichts Interessanteres auf der Welt vorstellen, womit ich meine Zeit verbringen könnte, als darüber zu sprechen oder zu schreiben.

1 Angst

Als Forscher der Universität von Iowa in den frühen 1990er Jahren erstmals auf SM trafen (die Initialen werden verwendet, um ihre Anonymität zu schützen), beschrieben sie sie als 30-jährige Frau mit durchschnittlicher Intelligenz und einem fröhlichen Gemüt. Diese Beschreibung ist zwar nicht weiter bemerkenswert, aber die Wissenschaftler interessierten sich wegen eines merkwürdigen Wahrnehmungsmangels für SM: Sie hatte Schwierigkeiten, in den Gesichtern anderer Menschen Emotionen zu erkennen. Dies war besonders deutlich, wenn es um Angst ging – SM schien einfach nicht in der Lage zu sein, allein anhand des Gesichtsausdrucks zu erkennen, wann jemand Angst hatte.[2]

Für die meisten Menschen ist es eine natürliche Fähigkeit, Emotionen in den Gesichtern anderer Menschen zu sehen – und eine Fähigkeit, auf die wir uns bei fast jeder sozialen Interaktion stark verlassen. Daher waren die Forscher von SMs Defizit fasziniert und überzeugten sie, an einigen Tests teilzunehmen. Bald erkannten sie, dass ihre Schwierigkeiten bei der Erkennung von Angst viel tiefer gingen als nur bis zum Gesichtsausdruck. Die Emotion selbst schien ihr völlig fremd zu sein.

Ein Beispiel hierfür ist eine Erfahrung, die SM nicht lange vor dem Treffen mit Wissenschaftlern der Universität von Iowa gemacht hatte. Sie ging gegen 22 Uhr allein nach Hause, in einer Gegend, die von Drogen und Kriminalität geprägt war (ein Ort, an dem viele Menschen sich schon nicht wohlfühlen würden, wenn sie nachts allein mit *dem Auto durchfahren* würden). Als sie an einem Park vorbeikam, rief ein Mann, den sie als »unter Drogen stehend« beschrieb, ihr von einer Bank aus etwas zu.

Die meisten von uns würden in dieser Situation den Kopf senken und weitergehen – wahrscheinlich etwas schneller als zuvor. SM jedoch näherte sich dem Mann selbstbewusst. Als sie nahe an ihn herangekommen war, sprang er plötzlich auf, packte sie an ihrer Bluse und riss sie auf die Bank hinunter. Er drückte ihr ein Messer an die Kehle und zischte: »Ich werde dich aufschneiden, du Schlampe!«

Stellen Sie sich vor, Sie hätten in SMs Schuhen gesteckt – was hätten Sie in diesem Moment gedacht und gefühlt? Wenn Sie wie die meisten von uns sind, hätte Ihr Herz angefangen zu rasen, Ihre Atmung wäre schnell und flach geworden, und Ihr Gehirn wäre von hektischen, panischen Gedanken überflutet worden.

SM hat nichts von all diesen Dingen erlebt. Sie reagierte auf die Drohung des Mannes mit den Worten: »Wenn Sie mich töten wollen, müssen Sie zuerst an den Engeln meines Gottes vorbei.« Vielleicht eingeschüchtert von ihrer gelassenen (und zugegebenermaßen etwas seltsamen) Reaktion oder vielleicht, weil er gar nicht vorgehabt hatte, etwas Drastisches zu tun, ließ der Mann SM gehen. Sie ging in gemächlichem Tempo nach Hause, als ob nichts besonders Traumatisches passiert wäre – verärgert, aber nicht ängstlich.[3]

SM ist keine körperlich imposante Erscheinung, und sie hat kein spezielles Kampfsporttraining absolviert, das ihr in einer Situation, in der ihr ein Messer an die Kehle gehalten wird, Selbstvertrauen geben würde. Aber Angst scheint einfach nicht zu ihrem emotionalen Repertoire zu gehören. Sie erinnert sich an Fälle, in denen sie als Kind Angst hatte, aber nie in ihrem Erwachsenenleben.

Wissenschaftler haben auf verschiedene Arten versucht, SM Angst zu entlocken – einige waren dabei wissenschaftlich konventionell, andere weniger.[4] Nachdem SM ihnen zum Beispiel gesagt hatte, dass sie keine Schlangen und Spinnen mag, brachten die Forscher sie in eine exotische Tierhandlung, die eine Auswahl an sich schlängelnden und krabbelnden Tierarten anbot. Anstatt sich zu fürchten, war sie sehr neugierig und bat wiederholt darum, die Schlangen anfassen zu dürfen, obwohl man ihr sagte, dass diese gefährlich seien. Sie versuchte auch, eine Vogelspinne zu berühren – eine Tat, die selbst diejenigen von uns, die am wenigsten arachnophob sind, ein wenig beunruhigen könnte.

Die Forscher brachten SM in ein Spukhaus im Waverly Hills Sanatorium in Louisville, Kentucky, das von Anhängern paranormaler Phänomene als einer der Orte in den Vereinigten Staaten eingestuft wird, wo es am häufigsten spukt. Während viele von uns wahrscheinlich in der Lage sind, durch ein Spukhaus zu gehen, ohne echte Angst zu haben, reicht es in der Regel aus, Menschen in Kostümen aus schwach beleuchteten Ecken hervorspringen zu lassen, um uns zumindest ein paar Mal zu erschrecken, und einige von uns würden vielleicht sogar einen kleinen Schrei loslassen. Aber SM ging mit einem Lächeln im Gesicht durch das Spukhaus und lachte oft über die kostümierten Kreaturen, die sich bemühten, sie zu erschrecken. Sie überraschte sogar eines der »Geschöpfe«, indem sie ihm an den Kopf stupste, weil sie wissen wollte, wie sich dessen Kostüm anfühlte.

Schließlich ließen die Forscher SM mehrere Gruselfilme wie *The Ring*, *Blair Witch Project* und *Shining* sehen. Sie fand die Filme unterhaltsam und manchmal aufregend, aber nicht beängstigend. Die Anzahl der ängstlichen Reaktionen, die sie zeigte, während sie sechs Filme anschaute, die normalerweise als beängstigend eingestuft werden, war: Null.

Aufgrund ihrer Unfähigkeit, Angst zu empfinden, ist SM zu einer der bekanntesten medizinischen Kuriositäten der heutigen Zeit geworden. Mittlerweile ist sie Mitte 50 und wurde in den letzten 25 Jahren ausgiebig untersucht, in der Hoffnung, dass ihr Mangel an Angst uns etwas über die Ursache der Angst bei gesunden Patienten sagen kann.

Aber es gibt noch eine weitere Information über SM, die für das Verständnis ihres Zustands entscheidend ist: Sie leidet an einer sehr seltenen genetischen Störung namens Urbach-Wiethe-Krankheit. Die Urbach-Wiethe-Krankheit ist normalerweise nicht tödlich, aber sie kann das Gehirn schädigen – vor allem den Teil des Gehirns in der Nähe der Schläfe, den sogenannten *Temporallappen.* Tief im Inneren des Temporallappens befindet sich eine Region, die *Amygdala* genannt wird, die für das Verständnis von Angst – und das Fehlen von Angst bei SM – von entscheidender Bedeutung sein könnte.

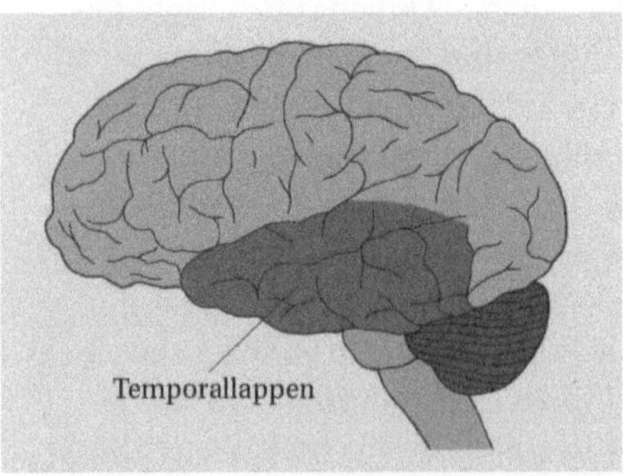

Der Mandelkern des Gehirns

Das Wort Amygdala bedeutet »Mandelkern«. Sie erhielt ihren Namen, weil sie ein bisschen wie eine Mandel geformt ist. Die Amygdala ist nicht sichtbar, wenn man die Oberfläche des Gehirns betrachtet; man braucht ein Skalpell und etwas Geschick bei der Gehirndissektion, um an sie heranzukommen. Und obwohl wir oft über *die* Amygdala sprechen, gibt es eigentlich zwei davon - eine in jedem Temporallappen. Wie viele andere Teile des Gehirns (das in zwei Hälften unterteilt ist, die als *Gehirnhälften* bezeichnet werden und eine gewisse Symmetrie aufweisen), ist die Amygdala das Opfer einer seltsamen neurowissenschaftlichen Konvention, sich auf doppelte Strukturen im Singular zu beziehen.

Man nimmt an, dass jede Amygdala etwa 12 Millionen der etwa 86 Milliarden Neuronen (Nervenzellen) des Gehirns[5] enthält - die Zellen, die die Grundbausteine des Gehirns bilden. Dennoch ist die Amygdala keine sehr auffällige Struktur. Sie wurde erst Anfang des 19. Jahrhunderts als eigenständige Hirnregion erkannt. Auch danach dauerte es bis zur Mitte des 20. Jahrhunderts, bis die Forscher begannen, die Amygdala mit bestimmten Funktionen in Verbindung zu bringen. Seither ist ihr Bekanntheitsgrad jedoch stark angestiegen.

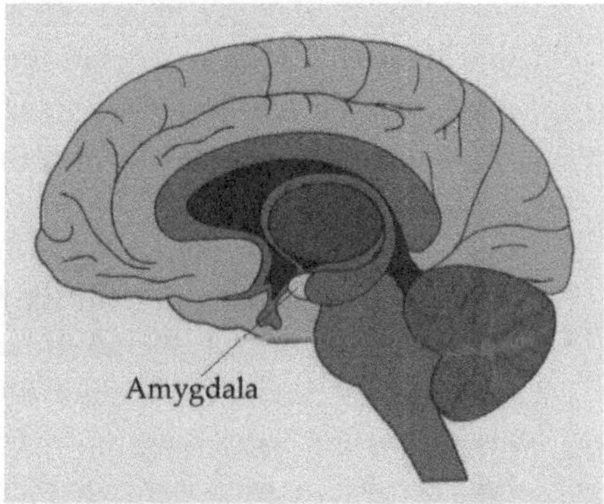

Affen, Meskalin und die Amygdala

In den 1930er Jahren hatte sich ein deutsch-amerikanischer Psychologe namens Heinrich Klüver der psychedelischen Droge Meskalin verschrieben. Meskalin kommt in einem kleinen Kaktus namens Peyote vor, der im Südwesten der Vereinigten Staaten und in Mexiko beheimatet ist. Seine Wirkungen ähneln in vielerlei Hinsicht denen des Halluzinogens LSD. Klüvers Interesse an Meskalin entsprang seiner Neugier auf lebendige mentale Bilder – etwas, das Meskalin bekanntermaßen erzeugt. Seine Begeisterung schien jedoch mehr als nur professionell zu sein, und seine Experimente umfassten häufig die Einnahme der Droge selbst.[6]

Als Klüver seine Forschungen mit Meskalin fortsetzte, wurde er neugierig, welcher Teil des Gehirns von der Droge beeinflusst wurde. Er hatte den Verdacht, dass sich das Objekt im Temporallappen befinden könnte. Diese Vermutung basierte auf seiner Beobachtung, dass die Injektion hoher Dosen von Meskalin bei Affen Nebenwirkungen hervorrufen konnte, die den Symptomen einer Temporallappenepilepsie ähnelten – eine Art von Anfallsleiden, die den Temporallappen befällt.

Um seine Hypothese zu überprüfen, rekrutierte Klüver einen jungen Neurochirurgen, Paul Bucy, der Teile des Temporallappens der Affen entfernen sollte. Klüver war der Meinung, dass, wenn der Temporallappen für die Wirkung von Meskalin ausschlaggebend sei, dessen Entfernung die Wirksamkeit des Medikaments zunichtemachen sollte. Klüver war natürlich nicht bewusst, dass sein Name aufgrund dieses Experiments in fast jedem einführenden neurowissenschaftlichen Lehrbuch, das heute veröffentlicht wird, zu finden sein würde.

Klüvers und Bucys erstes Subjekt war eine aggressive Affendame namens Aurora. Bucy entfernte den größten Teil von Auroras linken und rechten Temporallappen. Danach waren die Wissenschaftler schockiert über die Veränderungen in Auroras Verhalten. Plötzlich wurde der widerspenstige und feindselige Affe friedlich und zahm. Sie zeigte eine Vielzahl ungewöhnlicher Verhaltensweisen, aber von größter Bedeutung war, dass sie keine Wut oder Angst mehr zu verspüren schien. Als Klüver und Bucy diese Forschung veröffentlichten,[7] wurde dies die erste bekannte Studie, die Bereiche im Temporallappen mit starken emotionalen Empfindungen in Verbindung brachte.[8] Die Auswirkungen der Art von Schädigung der Temporallappen, die Aurora zugefügt wurden, wurden als Klüver-Bucy-Syndrom bekannt.

Ein paar Jahrzehnte später, in den 1950er Jahren, fand der britische Neuropsychologe Larry Weiskrantz heraus, dass er viele der von Klüver und Bucy beobachteten Effekte reproduzieren konnte, indem er bei Affen nur die Amygdalae (Plural für *Amygdala*) entfernte.[9] Zum ersten Mal begann diese bis dahin wenig bekannte Region die Aufmerksamkeit der Forscher zu erregen.

Weiskrantz kam zu dem Schluss, dass die Amygdala wichtig sein könnte, damit Affen erkennen können, ob etwas gut oder schlecht ist – eine Ansicht, die tatsächlich mit einer der Funktionen übereinstimmt, die moderne Neurowissenschaftler der Struktur zuschreiben. Viele Wissenschaftler nach Weiskrantz übersahen jedoch die Verbindung mit positiven Emotionen und konzentrierten sich vor allem auf negative Erfahrungen. Vor allem eine Emotion wurde immer wieder mit der Amygdala in Verbindung gebracht: die Angst.

Über Angst lernen

Viele der frühen Beweise, die die Amygdala mit der Angst in Verbindung bringen, stammen aus Studien, die sich mit einer Art des Lernens, der sogenannten *Angstkonditionierung*, befassten. Bei diesen Experimenten nimmt man etwas, das eine Versuchsperson (sagen wir einfach eine Ratte, da Ratten oft als Versuchstiere für diese Experimente eingesetzt werden) nicht als gut oder schlecht empfindet (wie ein Piepton). Nun versucht man, diesen neutralen Reiz mit etwas zu verbinden, das die Ratte als kategorisch schlecht betrachtet (wie ein leichter elektrischer Schlag). Dies kann man erreichen, indem man den Ton wiederholt spielt, bevor man der Ratte einen kleinen Elektroschock verpasst.

Wenn man dies oft genug tut, wird die Ratte schließlich beginnen, Anzeichen von Angst zu zeigen, wenn der Ton abgespielt wird - unabhängig davon, ob der Elektroschock sofort erfolgt oder nicht. Dieser Prozess, bei dem das Verhalten als Reaktion auf einen zuvor neutralen Reiz (wie den Ton) häufiger auftritt, wird als *Konditionierung* bezeichnet. Konditionierung bedeutet, dass man lernt, eine Verbindung zwischen zwei Dingen herzustellen, die vorher keine starke geistige Verbindung hatten. Da das Lernen in diesem Fall eine Angstreaktion beinhaltet, wird der Prozess als *Angstkonditionierung* bezeichnet.

Als Wissenschaftler ihre Aufmerksamkeit auf die Rolle der Amygdala bei der Angstkonditionierung richteten, kamen viele zu ähnlichen Ergebnisse: Eine Schädigung der Amygdala oder der Nervenbahnen, die sie mit anderen Teilen des Gehirns verbinden, stört das angstbezogene Lernen.[10] Wenn man zum Beispiel die Amygdala einer Ratte beschädigt und dann versucht, sie dazu zu bringen, einen Ton als Zeichen dafür zu erkennen, dass ein elektrischer Schock kurz bevorsteht, wird die Ratte nicht lernen, diese Assoziation herzustellen. Egal wie oft auf den Ton ein Schock erfolgt, die Ratte mit den beschädigten Amygdalae wird nicht ängstlich reagieren, wenn sie nur den Ton gehört hat.

Andere Studien (an Ratten mit intakten Amygdalae) ergaben, dass die Neuronen in der Amygdala aktiver waren, wenn der Ton abgespielt wurde.[11] Und Studien mit Menschen zeigten ähnliche Ergebnisse: Die Amygdala wird aktiviert, wenn Menschen lernen, etwas zu fürchten.[12] Die Beweise deuteten also auf eine Rolle der Amygdala beim Erlernen von angsteinflößenden Dingen hin. Sie scheint dabei zu helfen, Erinnerungen zu schaffen, die es uns erlauben, die potenziell gefährlichen Dinge in der Welt zu erkennen.

Die Amygdala als Gefahrenmelder

Wir haben also festgestellt, dass die Amygdala eine entscheidende Rolle beim *Erlernen* der Angst spielt. Aber was ist mit dem *Erleben* von Angst? Ist die Amygdala auch an der Erzeugung der Emotion beteiligt? Die Beweise legen nahe, dass dies der Fall ist. Die Amygdala ist aktiv, sobald wir mit etwas Bedrohlichem konfrontiert werden. Sie erzeugt nicht nur Erinnerungen an beängstigende Erlebnisse, die uns widerfahren sind, sondern hilft uns auch, Bedrohungen überhaupt erst zu erkennen und darauf zu reagieren.[13]

Die typische Reaktion auf etwas Beängstigendes wird oft als *Kampf- oder Fluchtreaktion* bezeichnet. Dies hat den einfachen Grund, dass der Körper bei der Begegnung mit etwas Bedrohlichem reflexartig wachsam und energiegeladen wird, sodass man auf die Bedrohung mittels Kampf oder – für die Pazifisten unter uns – durch Weglaufen reagieren kann. Diese Art der Reaktion war in prähistorischen Zeiten von entscheidender Bedeutung, als die meisten Bedrohungen, denen die damaligen Menschen begegneten, tatsächlich Situationen waren, bei denen es um Leben und Tod ging (zum Beispiel von einem Löwen gejagt zu werden). Weil sie unserem Körper hilft, in solchen Situationen selbsterhaltend zu handeln, hat die Kampf- oder Fluchtreaktion unserer Spezies dabei geholfen, die Zeiten zu überleben, in denen überall tödliche Gefahren lauerten.

Die Amygdala kann eine zentrale Rolle bei der Einleitung einer Kampf- oder Fluchtreaktion spielen. Der Prozess beginnt, sobald die Amygdala von unseren Sinnen (beispielsweise von den Augen) Informationen über unsere Umgebung erhält. Wenn sich etwas potenziell Gefährliches oder Bedrohliches in der Nähe befindet, senden die Neuronen in der Amygdala Signale an andere Teile des Gehirns, die dafür sorgen, dass wir uns energiegeladen, wachsam und besorgt fühlen. So führen zum Beispiel zahlreiche Neuronen aus der Amygdala in eine andere Struktur, den sogenannten *Hypothalamus*: Dieser kleine, aber komplexe Teil des Gehirns kann den Zustand des Körpers verändern, indem er die Ausschüttung von Hormonen steuert, die Veränderungen wie eine Erhöhung der Herzfrequenz und eine Erhöhung der Atemfrequenz bewirken. Die Pupillen erweitern sich, die Leber beginnt, mehr Glukose zu produzieren, und Dinge, die im Moment nicht wichtig sind - wie der Speichelfluss, um den Verdauungsprozess zu starten -, werden gehemmt.

All diese physiologischen Veränderungen sind logisch. Sie bereiten unseren Körper auf den Kampf oder die Flucht vor, indem sie dafür sorgen, dass die Sauerstoffversorgung hoch ist, die Muskeln bereit sind, sich zusammenzuziehen, genügend Energie (in Form von Glukose) für die Handlungen des Körpers zur Verfügung steht, die Pupillen genügend Licht hereinlassen, um wichtige Merkmale der Umgebung zu erkennen, und so weiter.

Es ist eine komplexe Reaktion, die unglaublich schnell abläuft und uns dabei hilft, mit einer Vielzahl von Gefahren umzugehen. Leider ist unser Gehirn jedoch nicht sehr wählerisch bei dem, was es als ausreichend bedrohlich erachtet, damit eine Kampf- oder Fluchtreaktion ausgelöst wird. Die meisten von uns stoßen nicht so oft auf Bedrohungen, die wir wirklich bekämpfen oder vor denen wir weglaufen müssen. Aber unser Gehirn nutzt diese relativ friedliche Phase in der Geschichte der Menschheit nicht, um seine Fähigkeiten zur Erkennung von Bedrohungen zu lockern. Stattdessen lässt es uns Kampf- oder Fluchtreaktionen als Reaktion auf Dinge wie soziale Missverständnisse oder sogar unsere eigenen ängstlichen Gedanken erleben.

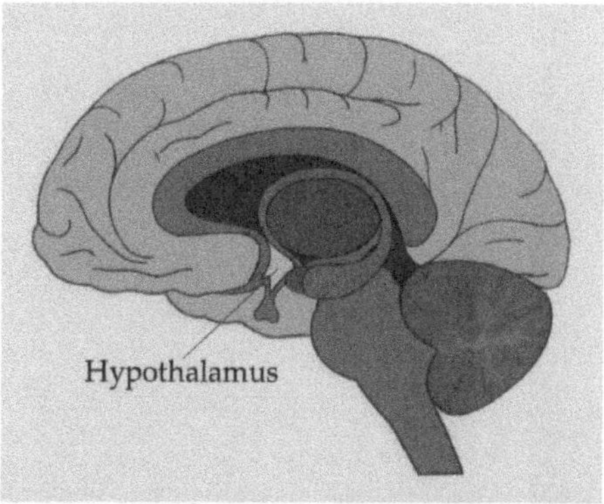

Dennoch müssen wir sowohl das Positive wie auch das Negative daran in Kauf nehmen, da die Kampf- oder Fluchtreaktion bereits vor dem Aufkommen unserer Spezies ein wesentlicher Bestandteil des Überlebens war. Und es könnte ja auch schlimmer sein. Wenn unser Mechanismus zur Erkennung von Bedrohungen gut funktioniert, haben wir die außergewöhnliche Fähigkeit, eine Umgebung zu scannen, und alles, was gefährlich sein könnte, sofort zu erkennen und innerhalb von Sekunden darauf zu reagieren. So beeindruckend das auch ist – eine noch erstaunlichere Eigenschaft dieses Systems ist, dass die Amygdala Bedrohungen erkennen und eine Kampf- oder Fluchtreaktion auslösen kann, bevor wir uns überhaupt bewusst sind, dass dies geschieht.

Angst, bevor wir es merken

Stellen Sie sich vor, Sie haben große Angst vor Spinnen (für viele von Ihnen wird dies nicht viel Fantasie erfordern). Und nun stellen Sie sich vor, Sie gehen in einen kalten, dunklen Keller, der von Spinnweben durchzogen ist. Das Licht funktioniert nicht, also benutzen Sie eine Taschenlampe, um sich im Keller zu bewegen. Während Sie den Lichtstrahl der Taschenlampe über den Boden gleiten lassen, landet er unerwartet auf einer riesigen 15 cm großen Spinne, die über den Boden auf Sie zu krabbelt.

Wenn Sie Angst vor Spinnen haben (und selbst wenn Sie keine haben), würde dies wahrscheinlich eine fast augenblickliche Reaktion auslösen. Wahrscheinlich würden Sie aufschreien, sich umdrehen, um wegzurennen, und – wenn Sie so ähnlich sind wie ich – auf der Treppe hinfallen. Gleichzeitig würden die zuvor erwähnten Veränderungen in Ihrem Körper auftreten: erhöhte Herzfrequenz, schnellere Atmung, erweiterte Pupillen usw. Und es ist plausibel (wenn nicht sogar wahrscheinlich), dass diese Reaktionen durch die Aktivität der Amygdala ausgelöst wurden.

Wenn jemand Sie bitten würde, eine fortlaufende Liste mit allem zu erstellen, was in Ihrem Gehirn während dieses Vorfalls geschehen ist, würde diese vermutlich so aussehen: Sie würden wahrscheinlich denken, dass Sie, bevor Sie sich erschrocken haben, ganz bewusst erkannt haben, dass sich eine Spinne im Keller befindet. Wie hätten Sie sonst gewusst, dass Sie Angst haben müssen?

Einige Untersuchungen legen jedoch nahe, dass die Amygdala aktiviert wird und eine Angstreaktion auslösen kann, bevor wir uns überhaupt bewusst sind, dass es etwas gibt, wovor wir uns fürchten müssen.[14]

Um zu verstehen, wie dies funktionieren könnte, möchte ich Ihnen einen anderen Teil des Gehirns vorstellen: die *Großhirnrinde*, die oft einfach als *Cortex* bezeichnet wird. Die Großhirnrinde besteht aus der äußeren Oberfläche des Gehirns (an ihrer dicksten Stelle ist sie etwa 4,5 mm dick), also ist sie wahrscheinlich der Teil des Gehirns, dessen Anblick Sie am ehesten gewohnt sind. Das Gewebe der Großhirnrinde faltet sich wiederholt in sich selbst und bildet die Täler und Grate, die die Oberfläche des Gehirns durchziehen. Der Cortex ist also der Teil des Gehirns, der ihm sein charakteristisches wurmartiges Aussehen verleiht.

Cortex ist ein lateinisches Wort, das wörtlich *Rinde* bedeutet (wie die Rinde eines Baums). Die frühen Neuroanatomen wählten diesen Begriff, weil man ursprünglich nicht glaubte, dass der Cortex viel mehr als eine Hülle ist, welche die wichtigeren Bereiche des Gehirns umgibt. Heute ist es jedoch allgemein anerkannt, dass der Cortex entscheidend ist für viele der höheren kognitiven Aktivitäten (zum Beispiel Entscheidungsfindung, Gedächtnis, Urteilsvermögen, Planung, Problemlösung), die wir normalerweise mit dem menschlichen Denken verbinden, sowie für eine ganze Reihe anderer Funktionen: von der Sinneswahrnehmung bis zur Bewegung.

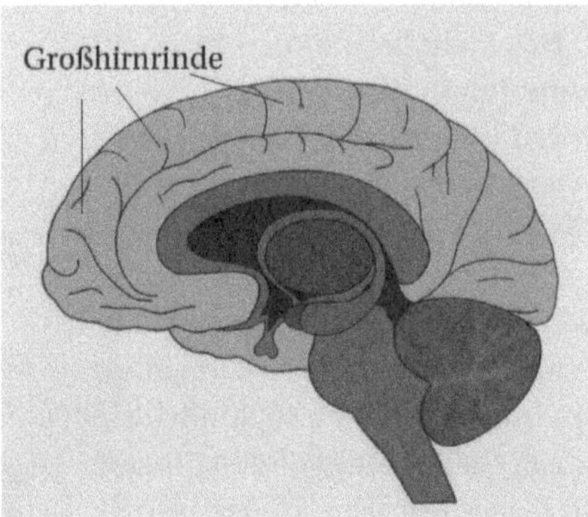

Bei den meisten Dingen, auf die wir in unserer Umgebung stoßen, werden die visuellen Informationen unserer Augen an die visuellen Verarbeitungsbereiche im Cortex geschickt. Der Cortex hilft, alles um uns herum zu identifizieren, was wichtig genug sein könnte, um beachtet zu werden. Dann sendet er Informationen an eine Vielzahl anderer Hirnregionen, um uns bei der Koordinierung einer Reaktion zu unterstützen. Wenn es zum Beispiel in der Nähe etwas gibt, das besonders bedrohlich erscheint, kann der Cortex Signale an Regionen wie die Amygdala senden, um diese zu veranlassen, einige der zuvor erwähnten Pfade zu aktivieren (beispielsweise zum Hypothalamus), um eine Kampf- oder Fluchtreaktion einzuleiten.

Auf diese Weise spielt der Cortex eine wesentliche Rolle bei der Identifizierung von Dingen in der Umgebung, die beachtet werden müssen, und regelt, wie damit umgegangen wird. Es wird auch angenommen, dass die Verarbeitung im Cortex in erster Linie bewusst ist – wenn visuelle Informationen den Cortex erreicht haben und dieser etwas Beachtenswertes identifiziert hat, sind wir uns der Anwesenheit dieses Gegenstandes oder dieser Person in der Umgebung bewusst.

Ein alternativer Weg dieser Informationen wurde in dem zuvor beschriebenen Szenario mit der Spinne (oder einer ähnlich beängstigenden Erfahrung) beschrieben: Hierbei werden Informationen aus den Augen direkt an die Amygdala gesendet, bevor der Cortex in diese eingeweiht wird. Da diese Informationen also nicht von der Großhirnrinde verarbeitet werden, sind wir uns ihrer nicht bewusst. Die Amygdala ist jedoch immer noch in der Lage, auf Dinge in der Umwelt zu reagieren, die bedrohlich sein könnten. Sie kann also immer noch eine Kampf- oder Fluchtreaktion auslösen und uns sogar zu einer grundlegenden Reaktion veranlassen, zum Beispiel dazu, vor Angst zu schreien oder in die andere Richtung wegzulaufen.

Natürlich nimmt der Cortex auch in der letztgenannten Situation die visuelle Information wahr, es dauert nur ein wenig länger (und mit »wenig« meine ich sehr wenig – die Amygdala könnte einen Sekundenbruchteil vor dem Cortex aktiviert werden). Tatsächlich geschieht alles so schnell, dass wir nicht einmal merken würden, dass unsere Angstreaktion einsetzt, bevor wir überhaupt erkennen, dass wir uns vor etwas fürchten.

Die Angst kontrollieren

Wenn Sie eine Kampf- oder Fluchtreaktion erleben, reagiert Ihr Gehirn oft auf physiologische Anzeichen wie einen beschleunigten Puls damit, dass es Ihr Gefühl von Angst und Gefahr verstärkt. Es erkennt, dass eine erhöhte Herzfrequenz gewöhnlich dann auftritt, wenn etwas Bedrohliches in der Nähe ist, und sieht daher den schnelleren Puls als Bestätigung dafür an, dass in der Umgebung eine Gefahr besteht (das ist ein Zirkelschluss, da die erhöhte Herzfrequenz ja überhaupt erst durch die Bedrohung verursacht wurde – aber unser Gehirn ist oft unlogisch). Dies kann zu einem Teufelskreis führen, in dem die Kampf- oder Fluchtreaktion die Angst tatsächlich verstärkt, die wiederum die

Kampf- oder Fluchtreaktion verstärkt und so weiter. Eine Möglichkeit, Ihre Ängste zu kontrollieren, besteht darin zu lernen, wie Sie Ihren Körper beruhigen können. Tiefes Atmen, Achtsamkeitsmeditation und andere Entspannungstechniken können vor oder während angstauslösender Ereignisse angewendet werden, um körperlich ruhig zu bleiben. Dadurch wird es wahrscheinlicher, dass Sie auch emotional einen Zustand der Ruhe und Gelassenheit erreichen können.

Warum hat unser Gehirn also eine Art und Weise entwickelt, Angst so schnell zu verarbeiten, dass einige der wichtigsten Teile unseres Gehirns als Letzte erfahren, dass es überhaupt etwas gibt, wovor man sich gerade fürchten muss? Einmal mehr geht es hierbei ums Überleben – nicht um unser Überleben in der heutigen Zeit, sondern um das Überleben unserer alten Primatenvorfahren vor langer, langer Zeit. In den Tagen unserer prähistorischen Vorfahren hat die Fähigkeit, zurückzuspringen und einer hervorschnellenden Schlange auszuweichen, ohne vorher innezuhalten und darüber nachzudenken, ob die Schlange eine Bedrohung darstellt oder nicht, den Unterschied zwischen Leben und Tod ausgemacht. Diejenigen, die die Fähigkeit hatten, Bedrohungen auf diese schnelle Weise zu erkennen, haben viel wahrscheinlicher überlebt. Und da sie mit größerer Wahrscheinlichkeit überlebt haben, war es auch wahrscheinlicher, dass sie sich fortpflanzen und dadurch Nachkommen produzieren, die ähnliche Eigenschaften besitzen – und ein Gehirn, das die Fähigkeit hat, Bedrohungen schnell zu erkennen.

Das »Angstzentrum«

Als sich herausstellte, welche umfassende Rolle die Amygdala beim Erlernen von Angst, beim Erkennen von Bedrohungen und beim Initiieren geeigneter Reaktionen auf Gefahren spielte, begannen einige Forscher, die Amygdala als »Angstzentrum« des Gehirns zu betrachten.

Diese Sichtweise der Amygdala fand sogar den Weg aus der wissenschaftlichen Gemeinschaft in die Populärkultur. In einer Episode der beliebten Fernsehserie *Boston Legal* aus dem Jahr 2007 stand ein Polizist vor Gericht, weil er einen unbewaffneten Schwarzen erschossen hatte, nachdem er eine Getränkedose mit einer Waffe verwechselt hatte.[15] Glücklicherweise stand ein Sachverständiger zur Verfügung, der die Amygdala-Aktivität des Verdächtigen analysierte, während dieser Bilder von Menschen verschiedener Ethnien betrachtete (mithilfe eines bildgebenden Verfahrens, das als funktionelle Magnetresonanztomografie oder fMRT bezeichnet wird, welches die Visualisierung der Gehirnaktivität ermöglicht). Auf der Grundlage dieses Beweises behauptete der Sachverständige, er könne mit »äußerster Genauigkeit« feststellen, dass der Angeklagte ein Rassist sei, da die Amygdala aktiver sei, wenn dem Verdächtigen Bilder von Menschen dunkler Hautfarbe gezeigt würden. (Hier ist eine gesunde künstlerische Freiheit am Werk, da solcherlei Beweise auf Basis der Neurobildgebung nichts dergleichen beweisen und – hoffentlich – vor Gericht nicht akzeptiert werden würden.)

Ein weiteres Beispiel dafür, wie die Amygdala ihren Weg in die Populärkultur findet, ist im Film *Avengers: Age of Ultron* von 2015 zu sehen. In einer Szene spricht der Androide Vision mit Wanda (alias Scarlet Witch), die versucht, sich mit den Avengers zusammenzuschließen, obwohl sie in der Vergangenheit gegen sie gekämpft hat. Verständlicherweise sind die Avengers ein wenig misstrauisch gegenüber Wanda, und Vision erklärt ihr, dass sie eine »unfreiwillige Reaktion in ihrer Amygdala erleben. Sie können nicht anders, als sich vor dir zu fürchten«.[16]

Die Amygdala nimmt also eine besondere Stellung unter den Gehirnregionen ein, da es kaum etwas anderes gibt, das der nichtwissenschaftlichen Gemeinschaft so vertraut geworden ist. Aber die Vorstellung, dass die Amygdala eine spezialisierte Hirnregion ist, die der Angst gewidmet ist, und dass sämtliche Ängste durch die Amygdala verarbeitet werden, ist problematisch: Denn das scheint nicht wahr zu sein.

Jenseits der Angst

Wenn wir von einem Angstzentrum im Gehirn sprechen, so impliziert dieser Begriff, dass der Bereich ausschließlich der Entstehung von Angst gewidmet ist und dass jedes Angstgefühl auf dieses Zentrum zurückgeführt werden kann. Inzwischen gibt es jedoch viele Anhaltspunkte, die darauf hindeuten, dass die Amygdala viel mehr tut, als nur ängstliche Emotionen zu erzeugen.

Zum Beispiel wird die Amygdala zwar aktiviert, wenn wir ängstliche Erinnerungen haben. Sie ist aber auch daran beteiligt, etwas über positive Dinge abzuspeichern, zum Beispiel eine Belohnung, die in einem Experiment verdient wurde, oder wie es sich anfühlt, ein Suchtmittel einzunehmen. Dementsprechend hat man in Experimenten festgestellt, dass Schäden an der Amygdala das Lernen über negative Dinge beeinträchtigen können, während sich in anderen Experimenten zeigen ließ, dass solche Schäden auch die Fähigkeit untergraben, Erinnerungen an angenehme Dinge zu erzeugen.[17]

Daher glauben Neurowissenschaftler heute, dass die Funktion der Amygdala komplexer ist als die eines einfachen Bedrohungsdetektors/Angstgenerators. Es wird angenommen, dass sie generell an der Bewertung von Dingen in der Umwelt beteiligt ist, um deren Wichtigkeit zu bestimmen - also, ob sie eine positive oder negative Bedeutung haben. Zudem ist sie dann dafür zuständig, die emotionalen Reaktionen auf die Dinge, die unsere Aufmerksamkeit erregen, zu steuern und gleichzeitig Erinnerungen über deren Bedeutung zu bilden. Es scheint also, dass die Amygdala an unseren Erfahrungen mit Dingen beteiligt ist, die irgendeine Bedeutung haben - und nicht nur mit denen, die Angst erzeugen.

Außerdem scheint eine funktionierende Amygdala nicht einmal notwendig zu sein, damit jemand Angst verspürt. Erinnern Sie sich an SM, die Frau, die keine Angst spüren konnte? Nachdem Wissenschaftler jahrelang versucht hatten, SM Angst zu entlocken, gelang ihnen dies schließlich 2013. Tatsächlich waren sie ein bisschen zu erfolgreich. SM zeigte nicht nur Angst, sie hatte sogar eine ausgewachsene Panikattacke.[18]

Die Panik war eine Folge des Einatmens von Luft, die zu etwa 35 Prozent aus Kohlendioxid (CO_2) bestand. In der Regel führt dies dazu, dass jemand das Gefühl hat, nicht genug Luft zu bekommen, und es ist nicht überraschend, dass dies mit Angst und Panikreaktionen einhergeht. Aber angesichts der Gleichgültigkeit von SM gegenüber anderen potenziell beängstigenden Erfahrungen, erwarteten die Forscher, dass sie gegenüber der CO_2-Inhalation ähnlich gleichgültig sein würde. Das war sie aber nicht.

Die Wissenschaftler führten den gleichen Test mit zwei anderen Patienten durch, die eine Amygdala-Schädigung hatten, und auch sie hatten Panikattacken. Dies deutet darauf hin, dass Menschen auch ohne eine funktionierende Amygdala zumindest einige Arten von Angst erleben können.

Seit der erstmaligen Beschreibung des Falles von SM sind auch andere Fälle bekannt geworden, bei denen die Amygdala beschädigt war, bei denen die Fähigkeit zur Erfahrung von Angst jedoch erhalten blieb. So beschrieben Wissenschaftler zum Beispiel in einer 2012 veröffentlichten Arbeit ein Zwillingspaar, deren Amygdalae durch die Urbach-Wiethe-Krankheit stark geschädigt worden war.[19] Während einer der Zwillinge so furchtlos wie SM zu sein schien, hatte der andere ein relativ normales Gefühl der Angst. Als die Forscher das Gehirn des letzteren Zwillings untersuchten, stellten sie fest, dass andere Teile des Gehirns aktiviert waren, wenn die Patientin Dinge tat, wie beispielsweise Bilder von ängstlichen Gesichtern zu betrachten. Es scheint, dass das Gehirn der Frau andere Bereiche benutzte, um die Aufgaben zu erfüllen, die normalerweise der Amygdala zugeschrieben werden.

Eine Vielzahl anderer Hinweise deutet nun darauf hin, dass es mehrere Gehirnbereiche gibt, die an der Verarbeitung von Angst beteiligt sind. Und es scheint, dass manche dieser Hirnregionen einige der Dinge tun können, die auch die Amygdala tut (zum Beispiel eine Kampf- oder Fluchtreaktion auszulösen). Angst ist also nicht spezifisch für die Amygdala, und die Amygdala ist nicht notwendig, um Angst zu empfinden. Dies legt nahe, dass die Bezeichnung der Amygdala als »Angstzentrum« ein wenig irreführend ist.

Eine neue Sichtweise der Angst

Die meisten Neurowissenschaftler sind mittlerweile nicht mehr der Ansicht, dass unser Gehirn aus »Zentren« besteht, in denen wir die wesentlichen Anlagen für unsere kognitiven Funktionen lokalisieren können. Stattdessen gehen sie davon aus, dass komplexe Funktionen das Ergebnis der Aktivität großer Netzwerke von Neuronen sind, die über weite Teile des Gehirns verteilt sind. Jeder einzelne Bereich des Gehirns kann an vielen Netzwerken und damit an vielen Funktionen beteiligt sein. Und oft scheint es, dass mehrere Regionen des Gehirns die gleiche Aufgabe erfüllen können.

Unabhängig davon wird die Amygdala immer noch als sehr wichtige Struktur in Bezug auf Angst angesehen. Sie arbeitet einfach mit einer Vielzahl anderer Teile des Gehirns zusammen, und die Entwicklung von Angst hängt wahrscheinlich von diesen Verbindungen und nicht nur von der Amygdala ab. Gleichzeitig kann das Gehirn zumindest einige Arten von Angst ohne eine funktionierende Amygdala wahrnehmen, indem es sich auf andere Hirnregionen verlässt, die bei typischen Angstreaktionen ebenfalls eine Rolle spielen könnten. Und diese Qualifizierung »einiger Arten von Angst« ist wichtig, da die Forscher nun auch glauben, dass das genaue Netzwerk, das an der Entwicklung von Angst beteiligt ist, tatsächlich davon abhängt, was die Angst verursacht. Die Angst vor Schmerz zum Beispiel könnte ein anderes Netzwerk aktivieren als die Angst vor einer Person, die uns angreifen will.

Das macht das Verständnis der Emotion natürlich noch komplizierter, denn nun müssen Neurowissenschaftler nicht mehr nur nach einem Ort im Gehirn suchen, der die Angst vermittelt – oder auch nur nach einer Gruppe von Hirnregionen, die die Emotion verarbeiten. Stattdessen müssen sie für jede Art von Angst ein anderes Netzwerk von Hirnregionen identifizieren. Und wer kann schon sagen, wie viele verschiedene Arten von Angst es wirklich gibt?

Fehlgeleitete Angst

Angst ist also kompliziert. Außerdem ist sie ein bisschen unangenehm, nicht wahr? Niemand möchte sie wirklich erleben (es sei denn, man hat vollständige Kontrolle darüber, wie wenn man sich entscheidet, einen Gruselfilm anzusehen, den man jederzeit anhalten kann), und manchmal scheint es, als wäre das Leben ohne sie einfacher.

Aber gleichzeitig ist die Angst eine äußerst wichtige Emotion. Sie dient als notwendige Warnung, um uns zu informieren, wenn etwas in unserer Umgebung nicht stimmt – und wenn es möglicherweise etwas gibt, das eine echte Bedrohung für uns darstellen könnte. Denken Sie an die Zeiten in Ihrem Leben, in denen Sie sich entschieden haben, etwas Gefährliches zu vermeiden, weil es zu riskant war, und Sie dann hinterher froh waren, diese Entscheidung getroffen zu haben. Angst ist zumindest ein Teil der Grundlage für solche Entscheidungen, und die Fähigkeit, diese Entscheidungen treffen zu können, kann wichtig sein – manchmal sogar lebensrettend. Dies ist so weitläufig anerkannt, dass wir oft über die Bedeutung eines »gesunden Gefühls der Angst« sprechen, wenn es um bestimmte riskante Verhaltensweisen geht.

Spinnen, Schlangen und evolutionsbedingte Ängste

Haben Sie sich jemals gefragt, warum die Angst vor Schlangen und Spinnen so verbreitet ist, obwohl die meisten dieser Kreaturen heute kaum noch eine Bedrohung für uns darstellen? Viele Wissenschaftler glauben, dass diese Ängste bis zu einem gewissen Grad instinktiv sind. Demnach könnten, obwohl es in der modernen Welt selten ist, dass jemand durch einen Schlangen- oder Spinnenbiss stirbt, die Tiere für unsere alten Primatenvorfahren gefährlich gewesen sein. Unsere Vorfahren besaßen Charaktereigenschaften, die es wahrscheinlicher machten, eine natürliche Furcht vor Schlangen und Spinnen zu empfinden, und aus diesem Grund waren sie wohl vorsichtiger gegenüber diesen Tieren und daher weniger gefährdet, bei einem unvorhergesehenen Angriff zu sterben. Diese Merkmale sind dann über Generationen weitergegeben worden, was zu einer heute meist irrationalen Angst führt.

Wir brauchen also die Angst. Aber wie so ziemlich alles, was in Maßen von Vorteil ist, kann zu viel Angst ein Problem sein. Übermäßige Angst kann die Form einer Phobie annehmen, bei der man von einer intensiven irrationalen Ängstlichkeit vor einer bestimmten Sache geplagt wird. Oder sie nimmt die Form einer allgemeinen Angst ein, bei der man sich wegen sehr vieler Dinge Sorgen macht, bis ein Punkt erreicht ist, an dem die Angst das Leben dieses Menschen verzehrt. Und manchmal scheint der Prozess, Erinnerungen an eine beängstigende Erfahrung zu bilden, ein bisschen *zu* gut zu funktionieren, sodass die Erinnerung kaum noch aus dem Kopf zu bekommen ist.

Dazu das Beispiel des Falls eines 29-jährigen israelischen Mannes (wir nennen ihn Noam), der Opfer eines schrecklichen Angriffs in der Innenstadt von Jerusalem wurde. Am 2. Juli 2008 entführte ein palästinensischer Bauarbeiter einen Frontlader (ein Baufahrzeug mit einer großen Schaufel an der Front zum Aufladen von Material) und begann, Fahrzeuge auf der Straße anzugreifen. Zuerst rammte der Angreifer den Frontlader in ein Auto, in dem eine Mutter und ihr Kind saßen, und enthauptete dabei die Mutter. Dann kippte er zwei Linienbusse auf die Seite, wodurch die Fahrgäste in den Bussen eingeschlossen wurden. Am Ende wurde der Täter angeschossen und getötet – dies aber erst, nachdem drei Opfer tot und dreißig weitere verwundet worden waren.

Noam war Fahrgast in einem der Busse. Er reagierte während des Ereignisses mutig und half anderen Passagieren aus den Bussen, bevor er sich selbst in Sicherheit brachte. Er wurde nicht verletzt, konnte aber dennoch das traumatische Erlebnis nicht aus seinem Kopf bekommen. Noam litt immer wieder völlig unerwartet daran, intensiv an den Angriff denken zu müssen (Flashbacks), und er begann von außerordentlich lebhaften Albträumen geplagt zu werden. Während dieser Rückblenden

(Flashbacks) und Albträume war er in der Lage, sich selbst an die kleinsten Details des Ereignisses zu erinnern; die intensive Realität der Bilder war verstörend. Wenn die Rückblenden auftraten, hatte er starke Kampf- oder Fluchtreaktionen, die ihm das Gefühl vermittelten, dass er sich wieder mitten in diesem Angriff befand. Er entwickelte Schlafstörungen und Konzentrationsschwierigkeiten und wurde sehr »schreckhaft«. Selbst kleinste Überraschungen verunsicherten ihn.[20]

Dies ist ein klassischer Fall von posttraumatischer Belastungsstörung oder PTBS. PTBS ist eine psychische Erkrankung, bei der jemand ein traumatisches Ereignis erlebt und danach das Ereignis durch Rückblenden und Albträume oder Ähnliches immer wieder neu durchlebt. Die wiederkehrenden Erinnerungen an das Ereignis führen mit der Zeit zu negativen Gefühlen und Symptomen, von denen einige den Symptomen einer Depression ähneln – wie sich isoliert zu fühlen, Schwierigkeiten zu haben, positive Emotionen zu erleben und sich selbst die Schuld für das traumatische Ereignis zu geben. Zu den Symptomen können auch Schlaf- und Konzentrationsstörungen, ständige Unruhe sowie Reizbarkeit oder Aggression gehören. PTBS kann schwerwiegende Störungen verursachen und bei etwa der Hälfte der Betroffenen zu deutlichen Einschränkungen des normalen Lebens führen.

Es ist wissenschaftlich immer noch nicht genau geklärt, was PTBS verursacht, aber die meisten Hypothesen drehen sich auf die eine oder andere Weise um die Amygdala. Dies könnte natürlich zum Teil auf eine Voreingenommenheit zurückzuführen sein. Wissenschaftler sind sich der Verbindungen zwischen der Amygdala und der Angst bewusst, und sind daher eher geneigt, die Forschung auf die Amygdala als Ursache dieser angstbedingten Störung zu konzentrieren.

Wenn man die Gehirne von PTBS-Patienten in einem bildgebenden Verfahren betrachtet, während der Patient einer Situation ausgesetzt ist, die mit dem Trauma zusammenhängt, wie zum Beispiel ein Foto oder eine Geschichte, die das Ereignis beschreibt, zeigt sich, dass die Amygdala währenddessen hyperaktiv ist.[21] Tatsächlich neigen die Amygdalae dieser Patienten dazu, auf eine Vielzahl von angstbezogenen Dingen, wie den ängstlichen Gesichtsausdruck, den SM nicht erkennen konnte, allgemein zu stark zu reagieren.[22]

Ein Teil dessen, was bei PTBS passiert, könnte also sein, dass die Amygdala übermäßig erregbar ist und die Erinnerung an das vergangene Ereignis weiterhin als genauso bedrohlich wie das ursprüngliche Ereignis betrachtet wird.

Aber natürlich »handelt« die Amygdala nicht allein. Es gibt zum Beispiel einen anderen Teil des Gehirns, den sogenannten *präfrontalen Cortex*, der wahrscheinlich bei der Regulierung der Amygdala-Aktivität eine Rolle spielt. Der präfrontale Cortex ist der Teil der Großhirnrinde, der sich ganz vorne am Gehirn befindet. Man geht davon aus, dass er besonders wichtig für einige der vorhin erwähnten höheren kognitiven Funktionen ist, die dem Cortex zugeschrieben werden (wie Urteilsvermögen und Problemlösung). Es gibt Verbindungen, die vom präfrontalen Cortex zur Amygdala verlaufen, von denen man annimmt, dass sie der Amygdala dabei helfen zu erkennen, wenn etwas keine unmittelbare Bedrohung darstellt. Diese Verbindungen könnten dazu beitragen, die Aktivität der Amygdala dann einzuschränken, wenn der präfrontale Cortex diese Aktivität für unnötig hält. Dieser Mechanismus könnte bei Patienten mit PTBS gestört sein.

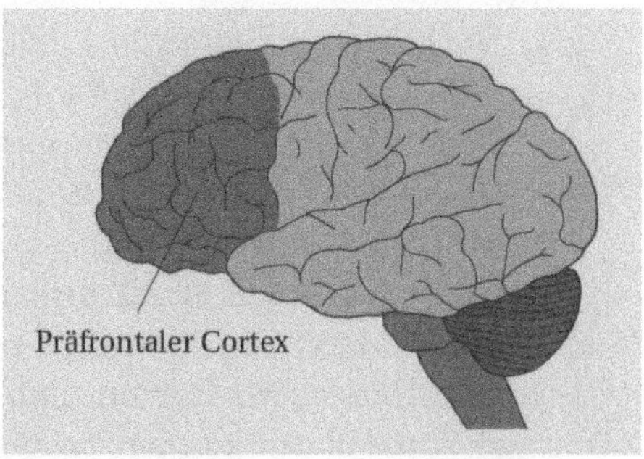

Man geht auch davon aus, dass bei PTBS bereits etwas falsch läuft, wenn der Patient seine ursprüngliche Erinnerung an das Ereignis ausbildet. Es ist, als ob diese Erinnerung *zu gut* gebildet wird, wodurch eine dauerhafte, lebendige Darstellung des traumatischen Erlebnisses entsteht, die jedes Detail lebendig erscheinen lässt, sobald beim Patienten die Erinnerung einsetzt. Diese pathologisch starke Gedächtnisbildung wird oft mit der Wirkung eines Neurotransmitters namens *Noradrenalin* in Verbindung gebracht.

Neurotransmitter sind chemische Substanzen, mit deren Hilfe Neuronen miteinander kommunizieren. Es wird angenommen, dass es über 100 verschiedene Neurotransmitter gibt, aber über die meisten von ihnen wissen wir nur sehr wenig. Noradrenalin ist eine der bekannteren dieser Substanzen im Gehirn: Eine seiner anerkannten Funktionen besteht darin, viele der physiologischen Reaktionen einer Kampf- oder Fluchtreaktion auszulösen. Wissenschaftler glauben auch, dass Noradrenalin die Amygdala dazu anregen kann, die Bildung starker Erinnerungen zu fördern, die mit emotionalen Ereignissen verbunden sind. Wenn ein besonders intensives Ereignis eintritt, nimmt die Noradrenalin-Aktivität zu, wodurch die Amygdala überstimuliert wird und die sich bildende Erinnerung ebenfalls besonders intensiv wird. PTBS scheint also ein Fall zu sein, bei dem das Gehirn eine zu gute Arbeit bei etwas leistet, das in Maßen nützlich ist. Es ist wertvoll für das Überleben, sich an die Details von etwas Traumatischem erinnern zu können – unsere Jäger- und Sammler-Vorfahren hätten diese Art von Informationen nutzen können, um sich an Tiere, Lebensmittel und Orte zu erinnern, die sie meiden sollten. Aber bei PTBS ist die Erinnerung an das, was vermieden werden sollte, weitaus stärker, als nützlich und sinnvoll gewesen wäre.

Dieses Beispiel dafür, wie das Gehirn eine Strategie entwickelt, das Überleben zu fördern, und diese dann hartnäckig bis zu einem Punkt überstrapaziert, an dem sie schädlich wird, ist kein Einzelfall. Man könnte argumentieren, dass viele unserer psychischen Störungen als Verhaltensweisen begannen, die in geringer Ausprägung von Vorteil sind. Aber das Gehirn hat die fast kindliche Tendenz, sich zu sehr an Vorgehensweisen zu klammern, die sich in der Vergangenheit als nützlich erwiesen haben, und nicht zu erkennen, wenn deren Nutzen nachgelassen hat. Unser Hirn ist so zufrieden damit, dass das, was es tut, uns momentan am Leben erhält, dass es manchmal nicht erkennt, dass es unsere langfristige psychische (und manchmal physische) Gesundheit gegen das eintauscht, was es als kurzfristige Sicherheit empfindet.

2
Gedächtnis

Jill Price war keine besonders gute Schülerin, als sie jünger war. In der Highschool bekam sie meist nur Dreien. Sie mochte Wissenschaft nie, kam in Geometrie kaum mit und hatte Mühe, sich wichtige geschichtliche Daten zu merken (was aus Gründen, die Sie bald verstehen werden, besonders überraschend ist). »Ich musste hart lernen«, sagt sie. »Ich bin kein Genie.«[23]

Aber wenn man ihr die richtigen Fragen stellt, könnte man meinen, dass sie genau das ist. Wenn man Jill ein zufälliges Datum von 1980 an (als Jill 14 Jahre alt war) bis heute nennt, kann sie einem sagen, welcher Wochentag es war und auf jedes bemerkenswerte historische Ereignis hinweisen, das sich an diesem Tag ereignet hat. Zudem kann sie eine vollständige Beschreibung ihres Tagesablaufs geben – einschließlich, in einigen Fällen, trivialer Details wie dem, was sie zu Abend gegessen hat. Bemerkenswerterweise stammen alle diese Informationen direkt aus ihrem eigenen Kopf.

Als die Forscher ihr zum Beispiel das Datum 27. April 1994 nannten, antwortete sie: »Das war ein Mittwoch ... Ich war unten in Florida. Ich wurde aufgefordert, hinzufahren und mich von meiner Großmutter zu verabschieden, von der alle dachten, dass sie sterben würde ... Ich fuhr am 25. nach Florida, das war ein Montag. Dies war auch das Wochenende, an dem Nixon gestorben war.«[24] Prüfen Sie ruhig nach, ob die Wochentage korrekt sind, und Nixon ist tatsächlich am 22. April gestorben. Forscher haben Jill zu Dutzenden von Daten befragt, und sie kann für jedes einzelne ähnliche Angaben machen.

Wie schafft sie dieses Kunststück? Lernt sie Kalenderdaten ihrer Tagebücher und chronologische Listen wichtiger Ereignisse auswendig? Das vermuten viele, wenn ihnen Jills Talent zum ersten Mal demonstriert wird; denn anders lässt es sich nicht erklären. Aber sie hat einige der herausragendsten Gedächtnisforscher der Welt davon überzeugt, dass ihr erstaunliches autobiografisches Gedächtnis authentisch, unbeabsichtigt und vielleicht sogar außerhalb ihrer Kontrolle ist.

Jill erkannte zum ersten Mal im Alter von etwa zwölf Jahren, dass ihre Erinnerung an die Ereignisse ihres Lebens außerordentlich lebendig war. Mit 14 Jahren begann sie, die Fähigkeit zu entwickeln, detaillierte Erinnerungen an jeden Tag ohne offensichtliche Anstrengung zu sammeln. Warum diese außergewöhnliche Erinnerungsfähigkeit 1980 begann, ist unklar, aber von diesem Zeitpunkt an beschreibt sie ihr Gedächtnis als automatisch: »Sag mir den Tag und ich sehe ihn. Ich kehre zu dem Tag zurück und sehe einfach den Tag und das, was ich an diesem Tag gemacht habe.«[25]

Jill wandte sich Anfang der 2000er Jahre mit einer E-Mail bezüglich ihrer Gedächtnisleistungen an den renommierten Gedächtnisforscher James McGaugh. Nachdem McGaugh und seine Kollegen einen Artikel veröffentlicht hatten, der Jills höchst ungewöhnliche Situation beschrieb, meldeten sich mehrere andere Personen, die angaben, dasselbe Phänomen erlebt zu haben. Der Zustand ist inzwischen als hyperthymestisches Syndrom oder HSAM (engl. highly superior autobiografical memory), also ein extrem gut ausgebildetes autobiografisches Gedächtnis, bekannt. Forscher haben aber immer noch nicht genau herausgefunden, was die Ursache dafür ist.

Und obwohl HSAM einem wie eine Art Geschenk erscheinen könnte, ist es für Jill oft schwierig, damit zu leben. »Meine Erinnerung hat mein Leben bestimmt«, sagt sie. »Ich empfinde es als eine Last. Mein ganzes Leben geht mir jeden Tag durch den Kopf.«[26]

Der Fall von Jill Price stellt somit eine Extremsituation dar, in der sich das Gedächtnis tatsächlich nachteilig auswirken kann. Im Allgemeinen ist das Gedächtnis jedoch ein wesentlicher Bestandteil eines gesunden, funktionierenden Gehirns. Unsere Erinnerungen definieren schließlich, wer wir sind, bestimmen unser aktuelles Handeln und haben einen großen Einfluss auf unsere allgemeine Lebenszufriedenheit. Und die Tatsache, dass das Gedächtnis ein so grundlegender Teil des Bewusstseins ist, macht es für die Neurowissenschaften äußerst interessant.

Grundlagen des Gedächtnisses

Psychologen und andere Gedächtnisforscher haben schon lange erkannt, dass das Gehirn in unserem täglichen kognitiven Leben verschiedene »Arten« von Gedächtnisleistungen nutzt. Die wahrscheinlich einfachste Art, diese verschiedenen Formen des Gedächtnisses zu klassifizieren, ist einfach die Aufteilung in zwei Kategorien: *Langzeit-* und *Kurzzeitgedächtnis*.

Das Kurzzeitgedächtnis wird genutzt, wenn wir auf neue Informationen stoßen und unser Gehirn diese für eine kurze Zeit (etwa 30 Sekunden oder weniger) festhält. Während das Gehirn diese Informationen bewahrt, können wir sie dazu verwenden, Aufgaben zu erfüllen, oder wir können etwas mit ihnen tun (sie uns zum Beispiel merken oder aufschreiben), um sie später wiederzuverwenden. Wenn Sie beispielsweise in einem Restaurant etwas bestellen, können Sie Ihr Kurzzeitgedächtnis nutzen, um den Namen des gewünschten Gerichts im Gedächtnis zu behalten, nachdem Sie die Speisekarte abgelegt haben und auf die Rückkehr des Kellners warten. Und wenn Sie wie ich sind, müssen Sie sich vielleicht die Speisekarte noch einmal ansehen, um sich an den Namen dieses Gerichts zu erinnern, wenn der Kellner zurückkommt - denn die Informationen haben Ihr Kurzzeitgedächtnis zwar erreicht, sind aber wieder verschwunden, da Sie sie nicht sofort benutzt haben.

So wird man ein Gedächtniskünstler

Möchten Sie gerne die Art von Gedächtnis haben, die es Ihnen erlaubt, die Gedächtnisweltmeisterschaften zu gewinnen? (Ja, es gibt wirklich Gedächtnisweltmeisterschaften.) Es gibt eine Mnemotechnik, die aus dem antiken Griechenland stammt, die unter Gedächtnisweltmeistern ganz hoch im Kurs steht. Sie wird Loci-Methode genannt. Um sie anzuwenden, erstellen Sie einfach ein geistiges Bild eines Orts, den Sie gut kennen (wie ein Zimmer in Ihrem Haus). Nehmen Sie dann eine Liste von Dingen, an die Sie sich erinnern wollen, und verknüpfen Sie sie in Ihrem Kopf mit verschiedenen Dingen in diesem Raum. Um sich zum Beispiel an Äpfel auf Ihrer Einkaufsliste zu erinnern, könnten Sie sich den Türknauf als Apfel vorstellen. Sie werden erstaunt sein, wie leicht Sie sich auf diese Weise eine Einkaufs- oder eine Aufgabenliste merken können. Gedächtnisweltmeister haben sie unter anderem dafür eingesetzt, um sich zum Beispiel die Reihenfolge eines gemischten Kartenspiels in etwas mehr als 21 Sekunden einzuprägen!

Erinnerungen, die unser Gehirn über Tage, Wochen oder sogar ein ganzes Leben lang beibehält, fallen in die Kategorie des Langzeitgedächtnisses. Auf diese Art des Gedächtnisses werden wir uns in diesem Kapitel in erster Linie konzentrieren, da es das ist, woran die meisten von uns wahrscheinlich denken, wenn wir überlegen, was das Gedächtnis eigentlich ist. Diese Erinnerungen bilden unseren Bezugsrahmen, unsere Wahrnehmung von uns selbst und das Wissen, auf das wir uns in unserem täglichen Leben stützen müssen.

Die Unterscheidung zwischen Kurz- und Langzeitgedächtnis ist ziemlich bekannt, aber Gedächtnisforscher würden argumentieren, dass es noch andere Arten von Gedächtnis gibt. Das sensorische Gedächtnis zum Beispiel ist eine schnell verblassende Form des Gedächtnisses, die sensorische Informationen (also Wahrnehmung wie etwa Sehen oder Berührung) gerade lange genug speichert, um dem Gehirn Zeit zu geben, relevante Informationen daraus zu extrahieren.

Auch wenn Sie sich dessen nicht bewusst sind, sind Sie wahrscheinlich sehr vertraut mit einer gewöhnlichen Demonstration des sensorischen Gedächtnisses. Sie können es sehen, wenn Sie eine Wunderkerze (oder ein anderes kleines helles Licht) nehmen und sie in einem dunklen Raum bewegen. Wenn Sie die Wunderkerze hin- und herschwenken, werden Sie feststellen, dass sie eine kurze, schnell verblassende Lichtspur hinter sich herzieht. Diese Lichtspur wird durch kein physikalisches Phänomen verursacht; die »Lichtspur« ist nicht wirklich vorhanden. Es ist eine Manifestation Ihres sensorischen Gedächtnisses, das sich kurz an das Bild des sich bewegenden Lichts an der Stelle erinnert, an der es sich einen Sekundenbruchteil zuvor jeweils befand.

Viele Gedächtnisforscher glauben inzwischen auch, dass es noch eine andere Form des Gedächtnisses gibt, die länger als das Kurzzeitgedächtnis, aber nicht so lange wie das Langzeitgedächtnis anhält. Diese Art des Gedächtnisses, das als Mittelzeitgedächtnis bezeichnet wird, ist dafür verantwortlich, Informationen zu speichern, die man länger als 30 Sekunden im Kopf hat, die aber wahrscheinlich auch nicht wochen- oder jahrelang andauern werden. Zum Beispiel erinnern Sie sich wahrscheinlich daran, was Sie heute Morgen zum Frühstück gegessen haben, aber ich würde nicht erwarten, dass Sie sich an die Einzelheiten dieser Mahlzeit erinnern, wenn ich Sie in einem Jahr danach frage (es sei denn, es ist etwas sehr Ungewöhnliches während des heutigen Frühstücks passiert).

Das scheinen zwar schon genug Kategorien zu sein, aber die Forschung klassifiziert das Gedächtnis zusätzlich nach der Art der gespeicherten Informationen. Hierbei wird in der Regel hauptsächlich zwischen deklarativem und nicht deklarativem Gedächtnis unterschieden. Das deklarative Gedächtnis besteht aus Erinnerungen über aufgenommene Informationen. Diese Information kann rein sachlich sein (zum Beispiel, dass es sieben Kontinente auf der Welt gibt) oder sie kann autobiografisch sein (zum Beispiel, dass Ihre Eltern an Ihrem 16. Geburtstag eine Überraschungsparty für Sie veranstaltet haben).

Das nicht-deklarative Gedächtnis besteht aus Erinnerungen, die auf unbewusste Weise das Verhalten lenken. Aktionen wie Schuhe zubinden, Zähne putzen oder Fahrrad fahren fallen in diese Kategorie. Natürlich hat Ihr Gehirn eine Erinnerung daran, wie man diese Dinge erledigt, aber es ist auch nicht etwas, auf das Sie sich bewusst stützen müssen, um eine dieser Aufgaben zu erledigen (der Versuch, sie zu erledigen, während Sie bewusst über jeden Schritt nachdenken, könnte die Dinge tatsächlich sogar schwieriger machen).

Verbindungen bilden, Erinnerungen schaffen

Damit das Gehirn eine Erinnerung erzeugen kann, muss es in der Lage sein, Assoziationen herzustellen. Mit anderen Worten, es muss die Fähigkeit haben, Verbindungen zwischen Dingen wie Sinneswahrnehmungen, Konzepten und emotionalen Zuständen (oder einer Kombination davon) zu bilden, die vorher vielleicht keine Verbindung zueinander hatten. Und wenn die Erinnerung dauerhaft und nützlich sein soll, muss sie diese Verbindungen so herstellen, dass selbst die geringste Anregung eine lebendige Erinnerung daran ermöglicht.

Diese Verbindungen werden auf der Ebene der Neuronen hergestellt. Um zu verstehen, wie sie gebildet werden, müssen wir zunächst ein wenig darüber sprechen, wie die Neuronen miteinander kommunizieren. Die meisten Neuronen in unserem Gehirn - auch diejenigen, die regelmäßig kommunizieren - kommen nicht wirklich miteinander in Kontakt. Stattdessen sind sie durch einen mikroskopisch kleinen Raum getrennt, den man den *synaptischen Spalt* nennt. Der synaptische Spalt ist sehr winzig und erzeugt einen Abstand von nur etwa 20 bis 40 Nanometern zwischen den Neuronen. Zum Vergleich: Ein menschliches Haar ist etwa 80 000 bis 100 000 Nanometer breit.

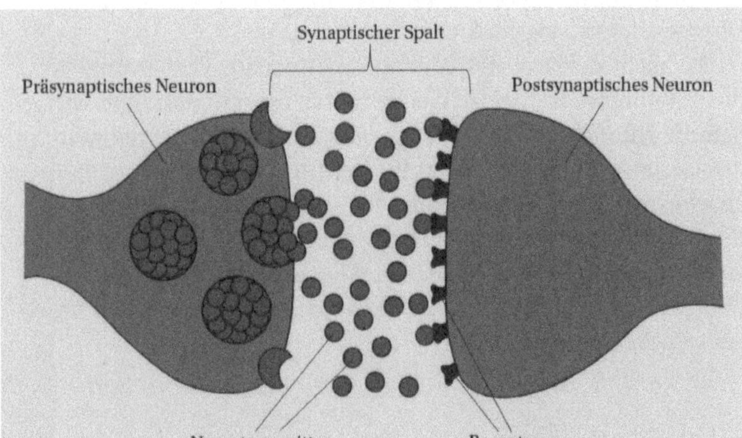

Um über den synaptischen Spalt hinweg zu interagieren, setzt ein Neuron - das sogenannte *präsynaptische Neuron,* das so heißt, weil es dem synaptischen Spalt vorausgeht, wenn wir Dinge in Bezug auf die Richtung betrachten, in die die Nachricht gesendet wird - Neurotransmitter frei. Diese wandern durch den Spalt und verbinden sich mit Proteinmolekülen, den sogenannten *Rezeptoren,* auf der anderen Seite des Spalts (*postsynaptisches Neuron*). Wenn sich Neurotransmitter an Rezeptoren anlagern, können sie das postsynaptische Neuron beeinflussen, wodurch es mehr oder weniger wahrscheinlich wird, dass das Neuron aktiviert und dazu veranlasst wird, die Nachricht an ein anderes Neuron weiterzuleiten. Die gesamte Kommunikationsstruktur, die sich an der Verbindungsstelle zwischen den beiden Neuronen bildet (bestehend aus dem präsynaptischen Neuron, dem postsynaptischen Neuron und dem synaptischen Spalt), wird als *Synapse* bezeichnet.

Kehren wir nun zu dem Prozess zurück, wie die Verbindungen zwischen den Neuronen hergestellt werden, und betrachten zunächst den Mechanismus in einer sehr vereinfachten Weise. Stellen Sie sich vor, dass Sie in Ihrem Gehirn einzelne Neuronen haben, die jeweils einem bestimmten Konzept zugeordnet sind. Zum Beispiel haben Sie ein Neuron, das das Konzept der Amygdala (über das wir im vorigen Kapitel gesprochen haben) erzeugt, und Sie haben ein weiteres Neuron, das das Konzept der Angst repräsentiert.

Natürlich arbeiten die Neuronen in Ihrem Gehirn nicht wirklich auf diese Weise. An etwas so Komplexes wie Angst zu denken - oder sogar an etwas so Einfaches wie eine einzelne Hirnregion - würde viele, viele Neuronen miteinbeziehen. Aber stellen Sie sich nun mir zuliebe die Vereinfachung vor.

Nehmen wir an, dass es in Ihrem Kopf überhaupt keine Verbindung zwischen dem Amygdala-Neuron und dem Angst-Neuron gegeben hat, bevor Sie das letzte Kapitel dieses Buchs gelesen haben. Die Neuronen, die diese Konzepte repräsentierten, hatten noch nie zuvor miteinander kommuniziert (oder vielleicht hatten Sie vor diesem Buch noch nie etwas von der Amygdala gehört, sodass es in Ihrem Gehirn noch nicht einmal ein Neuron gab, das sie repräsentierte). Aber als Sie das Kapitel lasen, begann Ihr Gehirn, eine Assoziation oder eine Verbindung zwischen den Konzepten herzustellen.

Am Ende des Kapitels hatten die beiden Neuronen begonnen, miteinander zu »sprechen«. Sie bildeten eine neue »synaptische Verbindung«, sodass, wenn Sie jetzt den Begriff Amygdala sehen, das Neuron, das sie repräsentiert, sofort das Neuron stimuliert, das die Angst repräsentiert. Es wurde eine Verbindung zwischen zwei Konzepten hergestellt, die zuvor in Ihrem Gehirn nicht miteinander verbunden waren. Und sie wurde aufgrund von Veränderungen in der Organisation der Synapsen gebildet.

Das Gedächtnis und ... Meeresschnecken?

Wie ich schon sagte, ist dies eine extreme Vereinfachung in Bezug auf das menschliche Gehirn. Aber die Neurowissenschaftler sind zu der Erkenntnis gelangt, dass das Gedächtnis von der Ausbildung neuer synaptischer Verbindungen und der Stärkung bestehender synaptischer Verbindungen zwischen Neuronen abhängig ist. Diese Erkenntnis haben sie unter anderem dadurch gewonnen, dass sie sich viel einfachere Nervensysteme angeschaut haben, bei denen Erinnerungen durch die Interaktion von nur Dutzenden von Neuronen hergestellt werden können.

Aplysia californica ist eine Meeresschnecke, und es ist wenig überraschend, dass diese Art von Wesen Sie kaum dazu inspirieren würde, poetisch über die Schönheit der Natur zu werden. Sie ist rundlich wie eine Wurzelknolle, weich wie Brei und wirkt schleimig - die meisten Menschen würden beim Gedanken daran, sie zu berühren, erschaudern. Aber Aplysia hat eine wesentliche Rolle dabei gespielt zu verstehen, wie das menschliche Gedächtnis funktioniert.

Aplysia hat ein relativ einfaches Nervensystem mit nur etwa 20 000 Neuronen (im Vergleich zu den geschätzten 86 Milliarden Neuronen im menschlichen Gehirn oder sogar den 75 Millionen, die in einem Maushirn gefunden werden). Die Größe des Nervensystems von Aplysia macht es also relativ einfach, damit zu arbeiten. Aber Aplysia ist auch sehr groß für eine Schnecke (erwachsene Tiere messen im Durchschnitt über 17 cm und wiegen typischerweise mehr als 1 Kilogramm[27]) und ihre Neuronen sind riesig - sie gehören zu den größten im Tierreich. Sie haben einen Durchmesser von bis zu einem Millimeter, was etwas

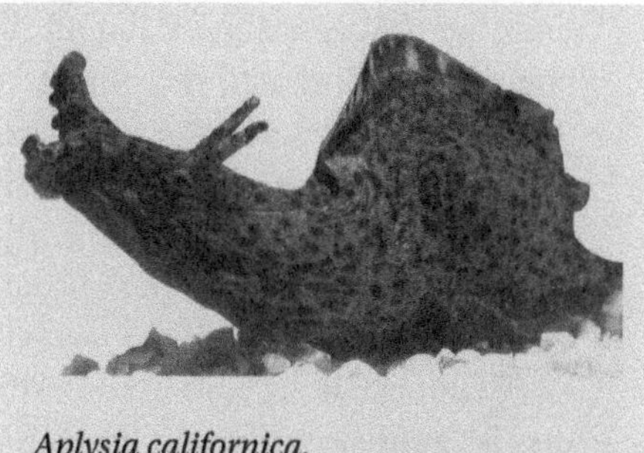

Aplysia californica.
Mit freundlicher Genehmigung des National Human Genome Resource Institutes

kleiner als die Breite eines Zehncentstücks ist (zum Vergleich: die meisten unserer Neuronen haben einen Durchmesser, der nur einen Bruchteil des Durchmessers eines menschlichen Haares beträgt). Und Aplysia hat die Fähigkeit, Erinnerungen zu erzeugen, wodurch Forscher ein vereinfachtes, leicht zu studierendes System erhalten, in dem sie die Gedächtnisbildung in Aktion betrachten können.

Um zu verstehen, wie dies untersucht wird, müssen wir ein wenig über die Anatomie von Meeresschnecken wissen (ich weiß, das ist wahrscheinlich nicht der Grund, warum Sie dieses Buch in die Hand genommen haben, aber ich fasse mich kurz). Die Aplysia hat eine Kieme (für die Atmung), die am Rücken entlangläuft. Die Kieme ist mit einem Stück Haut bedeckt, das Mantel genannt wird, und aus dem Ende des Mantels ragt eine fleischige Tülle hervor, die als Siphon bekannt ist. Der Siphon dient dazu, Abfälle, einschließlich Meerwasser und Fäkalien, vom Tier wegzuleiten. Im Wesentlichen sorgt der Siphon dafür, dass Aplysia nicht auf sich selbst kackt.

Wenn man den Siphon einer Aplysia berührt, zeigt sie eine reflexive Wirkung, die darin besteht, den Siphon und die Kieme von der Berührung wegzuziehen. Das ist in etwa das, was wir tun würden, wenn wir etwas Heißes berühren. Aplysia allerdings schreckt nicht schnell zurück, sondern zieht ihre Kiemen auf eine lethargische, zitternde Art und Weise in ihren Körper ein, die für eine Schnecke etwas passender ist.

Wenn man den Siphon einige Male hintereinander berührt, dann wird Aplysias Reaktion allmählich weniger intensiv. Sie beginnt zu erkennen, dass diese Berührung eigentlich nichts Schädliches ist. Sie bildet eine Erinnerung, die die Berührung mit der Bedeutung »kaum schädlich« assoziiert, sodass der Kiemenrückzugsreflex schwächer wird.

Wenn man ihr jedoch beim Berühren des Siphons auch einen kleinen elektrischen Schock versetzt, geschieht das Gegenteil. Die Schnecke lernt, dass Ihre Berührung mit Schmerz verbunden ist, und sie reagiert danach heftiger auf diese Berührung, auch wenn kein Schock ausgeübt wird. Wenn man die Berührung mehrmals mit dem elektrischen Schock verbindet, wird das Tier tage- oder sogar wochenlang eine übertriebene Reaktion auf eine

Berührung des Siphons zeigen – unabhängig davon, ob es seit der ersten Serie von Schocks überhaupt nochmals geschockt wurde oder nicht. Auf diese Weise hat die Schnecke ein Langzeitgedächtnis für die potenzielle Gefahr Ihrer Berührung geschaffen.

Neurowissenschaftler haben ziemlich genau herausgefunden, wie die Neuronen der Aplysia diese Erinnerung erzeugen können. Wenn die Schnecke zum ersten Mal sensibel wird in Bezug auf eine Berührung, gepaart mit einem Schock, werden die Verbindungen zwischen sensorischen Neuronen, die die Berührung erkennen, und motorischen Neuronen, die die Bewegung des Reflexes steuern, verstärkt. Die sensorischen Neuronen beginnen, mehr Neurotransmitter-Moleküle freizusetzen, wenn sie stimuliert werden, was zu einer stärkeren Reaktion der motorischen Neuronen führt.

Um das Langzeitgedächtnis auszubilden, das die Sensibilität für Berührung bis zu Wochen nach einer Reihe von Schocks erhöht, treten einige umfangreichere Veränderungen auf. Die sensorischen Neuronen der Schnecke setzen nach der Stimulation nicht nur mehr Neurotransmitter frei, sondern es entstehen auch mehr synaptische Verbindungen zwischen den sensorischen und motorischen Neuronen, die am Reflex beteiligt sind. Diese neuen synaptischen Verbindungen bieten mehr potenzielle Kommunikationswege zwischen den sensorischen und motorischen Neuronen, wodurch diese Kommunikation mit größerer Wahrscheinlichkeit stattfindet und dabei auch schneller und effizienter wird. Die synaptischen Veränderungen, die die Interaktionen zwischen den Neuronen erleichtern, werden als *Langzeitpotenzierung* bezeichnet, weil sie die Synapsen für einen langen Zeitraum stärker – oder wirksamer – machen. Und wir glauben, dass dasselbe im menschlichen Gehirn passiert, wenn Erinnerungen geschaffen werden.

Eine große Anzahl von Neuronen in unserem Gehirn hat die Fähigkeit zu erkennen, wenn eingehende Signale über eine bestimmte synaptische Verbindung ungewöhnlich häufig sind. Diese Häufigkeit wird als wichtig erachtet – sie deutet darauf hin, dass eine Verbindung hergestellt werden sollte (zum Beispiel zwischen Ereignissen, Konzepten oder sogar Erinnerungen). Wenn also eine Synapse immer wieder aktiviert wird, setzen die beteiligten Neuronen Mechanismen in Gang, die die Kommunikation untereinander erleichtern. Dies ist die Langzeitpotenzierung.

Im Gegensatz zur Meeresschnecke ist unser Gedächtnis jedoch im Allgemeinen mehr als eine einfache reflexartige Assoziation. Unsere Erinnerungen enthalten Informationen über sensorische Erfahrungen, emotionale Zustände, persönliche Hintergründe und so weiter. Daher umfassen sie normalerweise viel größere Netzwerke von Neuronen im gesamten Gehirn.

Dennoch wird angenommen, dass die Langzeitpotenzierung eine wesentliche Komponente der menschlichen Gedächtnisbildung ist. Und sie scheint vor allem in einer Struktur namens *Hippocampus* aufzutreten, die für ein gesundes Gedächtnis entscheidend ist.

Das Seepferdchen des Gehirns

Der Hippocampus befindet sich im Temporallappen (wie Sie ja wissen, ist dies der Teil des Gehirns, der sich in der Nähe der Schläfe befindet), weit unterhalb der Gehirnoberfläche. Es gibt einen Hippocampus auf jeder Seite des Gehirns, also haben wir keinen Hippocampus, sondern zwei Hippocampi.

Der Hippocampus besteht aus einem schmalen, C-förmigen Abschnitt des Hirngewebes, der wie ein Seepferdchen aussieht, wenn man ihn aus dem Gehirn herauspräpariert. Daher stammt auch der Name, denn Hippocampus bedeutet auf Latein Seepferdchen. Obwohl er einen relativ kleinen Teil des Gehirns ausmacht, spielt der Hippocampus eine unglaublich wichtige Rolle bei der Bildung von Erinnerungen.

Eine Möglichkeit, die Bedeutung des Hippocampus für das Gedächtnis zu bewerten, besteht darin, Fälle zu untersuchen, in denen Schäden an seiner Struktur zu Amnesie (Vergessen) führten. Und es gibt vielleicht kein besseres Beispiel für diese Art von Defizit als Clive Wearing.

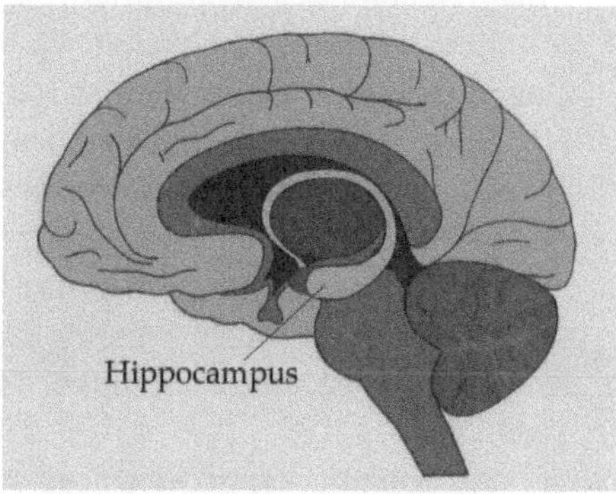

Im Frühjahr 1985 war Wearing Ende 40. Er war ein versierter Dirigent, Musiker und Musikwissenschaftler – und auch als Produzent für BBC Radio tätig. Als Wearing die ersten Symptome der Krankheit entwickelte, die schließlich seine Hippocampi dezimierten, tat er sie als Nebenwirkung der zu harten Arbeit ab. Als sich die Symptome verschlimmerten und diese Erklärung weniger plausibel wurde, dachte er, er hätte sich vielleicht eine verschleppte Erkältung oder Grippe zugezogen. Auf keinen Fall konnte er wissen, dass dies der Beginn einer lebensverändernden Krankheit war.

Die ersten Symptome waren Kopfschmerzen, die für Wearing nicht ungewöhnlich waren. Er führte sie normalerweise auf den Stress seines straffen Arbeitspensums zurück. Die Kopfschmerzen wurden jedoch bald so stark, dass sie ihn vom Schlafen abhielten - und das war nicht normal. Dann entwickelte er Fieber, das bis zu 40 °C anstieg und mehrere Tage lang um 38 °C schwankte. Als er nach und nach verwirrt wurde und ein Delir entwickelte, war klar, dass dies ernster war als selbst der schwerste Fall von Grippe. Er begann, zwischen bewussten Zuständen und Bewusstlosigkeit hin und her zu driften, und sein Arzt wies ihn ins Krankenhaus ein.

Zunächst überrascht durch die plötzliche Verschlechterung, stellten die Ärzte im Krankenhaus schließlich die Diagnose Herpes-simplex-Enzephalitis. Enzephalitis ist ein allgemeiner Begriff für eine Infektion des Gehirns. Sie kann verschiedene Ursachen haben, aber im Fall der Herpes-simplex-Enzephalitis ist der Verursacher das Herpesvirus - oft derselbe Virusstamm, der die lästigen Fieberbläschen produziert, die zu den ungünstigsten Zeiten auftreten. Es ist nicht bekannt, wie oder warum in einigen seltenen Fällen das Virus ins Gehirn wandert.

Obwohl die Ärzte zunächst pessimistisch waren, was seine Überlebenschancen betraf, erholte sich Wearing schließlich von der Virusinfektion und der daraus resultierenden Enzephalitis. Doch das Virus und die von ihm ausgelöste Immunantwort hatten verheerende Folgen. Wearing hatte signifikante Hirnschäden davongetragen, und seine Hippocampi waren besonders betroffen.

Die Schädigung ist allerdings so selektiv, dass die meisten von Wearings allgemeinen kognitiven und sonstigen Fähigkeiten noch intakt sind. Aber er leidet jetzt an der schlimmsten Form einer Amnesie, die jemals dokumentiert wurde: Er ist nicht in der Lage, neue Langzeiterinnerungen zu entwickeln, und ist daher in den etwa 30 Sekunden des Kurzzeitgedächtnisses gefangen. Seine neuen Erinnerungen verblassen innerhalb von Sekunden, nachdem sie gebildet wurden, unabhängig davon, wie viel Aufmerksamkeit er ihnen schenkt.

Häufig vergisst Wearing mitten in einem Gespräch, worum es in diesem Gespräch geht. Nachdem er die Karten für eine Solitärpartie ausgelegt hat, wird er plötzlich erstaunt sein, dass die Karten ausgeteilt wurden (er vergisst es). Wenn er etwas in seine Hand nimmt, die Hand schließt und wieder öffnet, ist er oft verwirrt über die Magie, die offenbar am Werk war, um einen Gegenstand in seine Hand zu legen, ohne dass er es bemerkt.

Interessanterweise hat Wearing einige Erinnerungen aus seiner Vergangenheit bewahrt. Er kann zum Beispiel immer noch Klavier spielen. Und er weiß, wer seine Frau ist. Aber er hat die Erinnerungen einer recht großen Zeitspanne vor der Krankheit verloren. Er ist sich zum Beispiel bewusst, dass er Kinder hat, glaubt aber, dass sie viel jünger sind, als sie wirklich sind. Für ihn ist es, als ob ein großer Teil seines Lebens vor der Enzephalitis nie stattgefunden hätte, und er geht davon aus, dass alles um ihn herum genauso aussehen sollte wie Jahre vor seinem Krankenhausaufenthalt – eine Zeit, an die er sich immer noch erinnert.

Seine Unfähigkeit, neue Erinnerungen zu schaffen, beeinträchtigt ihn jedoch extrem. Wearing bleibt in einer ewigen Schleife stecken, in der er sich immer wieder – den ganzen Tag über – plötzlich fühlt, als würde er gerade aus einem langen Koma aufwachen. Seine Tagebücher sind unheimlich und bestehen aus einer Zeile nach der anderen, in der er Dinge aufschreibt wie »4:45 Uhr, zum ersten Mal ganz wach« und »11:22 Uhr, zum ersten Mal ganz wach (trotz des oben Gesagten)«[28]. Jedes Mal, wenn sein Gedächtnis sozusagen wie bei einem Reset zurückgesetzt wird, denkt er wieder, dass er gerade aufgewacht sei, und jedes Mal glaubt er, dass das aktuelle Erwachen das einzige wirkliche Erwachen ist, das er je erlebt hat.

Das Leben einer Erinnerung

Umfassende Beweise und eine Reihe bekannter Fälle wie der von Clive Wearing unterstützen die Vorstellung, dass der Hippocampus eine äußerst wichtige Struktur für das Gedächtnis darstellt. Aber was genau tut er? Da wird es schon etwas komplizierter. Um zu versuchen, das nachzuvollziehen, verfolgen wir das Leben einer Erinnerung von ihrem Anfang an bis zu dem Punkt, an dem sie im Gehirn gespeichert wird.

Eine Erinnerung beginnt als ein charakteristisches Muster der Hirnaktivität, das eine sensorische Erfahrung in Kombination mit anderen kontextuellen Informationen darstellt, die zu diesem Zeitpunkt verfügbar sind – wie zum Beispiel der Stimmungszustand, die persönliche Vorgeschichte (die hilft dabei, zu bestimmen, warum die Erfahrung bedeutsam ist) usw. Nehmen wir als Beispiel eine Erinnerung an einen besonders angenehmen Ausflug zum Strand. Die Erinnerung könnte darin bestehen, auf dem Sand in der Sonne zu liegen, dem Umgebungsgeräusch der rollenden Wellen und gelegentlich einer Möwe zu lauschen, wobei eine sanfte Brise weht, die die ausgeprägten Gerüche von Meeresluft, vermischt mit Sonnencreme, mit sich bringt. Diese sensorischen Daten werden mit Informationen darüber kombiniert, was zum Zeitpunkt des Ausflugs sonst noch in Ihrem Leben vor sich ging. (Waren Sie zum Beispiel von der Arbeit sehr gestresst, und dieser Ausflug war eine große Erleichterung? War dies eine einsame Zeit in Ihrem Leben oder eine glückliche Zeit? Waren Sie krank oder gesund?)

All diese Informationen werden als Aktivität in verschiedenen Teilen des Gehirns kodiert, angefangen bei Bereichen, die hauptsächlich der Verarbeitung sensorischer Informationen dienen, bis hin zu Bereichen mit höherer Kognition. Aber zu diesem Zeitpunkt handelt es sich nur um ein kurzlebiges Aktivitätsmuster – und nicht um eine Langzeiterinnerung. Und genau hier kommt der Hippocampus ins Spiel.

Wir *nehmen an*, dass Folgendes passieren könnte – und es ist wichtig, das Wort »annehmen« zu betonen, denn obwohl wir wissen, dass der Hippocampus für die Gedächtnisbildung wichtig ist, sind die Feinheiten seiner Rolle immer noch nicht vollständig verstanden. Also, wir nehmen an, dass der Hippocampus Informationen über die Teile des Gehirns erhält, die während dieser Erfahrung am Strand aktiviert wurden. Dann erstellt er eine Art Aufzeichnung darüber, welche Hirnareale aktiviert wurden, und speichert diese Aufzeichnung dann auf eine Weise, die es erlaubt, in Zukunft wieder darauf zuzugreifen. Diese »archiviert« der Hippocampus schließlich gemeinsam mit anderem, damit verwandtem Wissen.

Die Erinnerung an den Strandausflug kann beispielsweise zusammen mit Erinnerungen an andere Strandausflüge oder andere angenehme Erfahrungen oder andere Dinge, die Ihnen in diesem Sommer passiert sind, gespeichert werden. Diese »Verschachtelung« der Informationen erlaubt es, schnell Assoziationen zwischen ähnlichen Erfahrungen, ähnlichen Konzepten usw. herzustellen, und ermöglicht so die unglaubliche Fähigkeit unseres Gehirns, Verbindungen zwischen verschiedenen Erinnerungen herzustellen – etwas, das nicht nur das Erinnern, sondern auch unsere Lernfähigkeit drastisch verbessert.

Sobald der Hippocampus genau abgespeichert hat, welche Teile des Gehirns während der ursprünglichen Erfahrung stimuliert wurden, wartet er darauf, dass etwas eintritt, das die Erinnerung weckt (zum Beispiel ein Tagtraum von der Zeit am Strand, der Geruch von Sonnencreme, ein Gespräch, bei dem Sie gefragt werden, was Sie den Sommer über getan haben). Diese Erinnerungssignale reaktivieren Teile des Gehirns, die an der ursprünglichen Erfahrung beteiligt waren. Gleichzeitig wird der Hippocampus diese neue Aktivierung als Teil des ursprünglichen Aktivitätsmusters erkennen. Dann wird er die Informationen über das gesamte Netzwerk abrufen, das bei der ersten Gedächtnisbildung stimuliert wurde – und es reaktivieren.

Jedes Mal, wenn das neuronale Netzwerk erneut aktiviert wird, werden die Verbindungen zwischen den beteiligten Neuronen ein wenig stärker. Es wird angenommen, dass dieser Prozess der Reaktivierung und Stärkung der *Gedächtniskonsolidierung* zugrunde liegt, bei der die ursprüngliche Erinnerungsspur in etwas umgewandelt wird, das dauerhaft und langlebig ist.

Neben der Tatsache, dass die Reaktivierung des Gedächtnisses während des bewussten Denkens zur Konsolidierung des Gedächtnisses beiträgt, gibt es auch Hinweise darauf, dass Schlaf eine wichtige Rolle spielt. Studien haben ergeben, dass dieselben Neuronen, die während einer ersten Erfahrung angeschaltet werden, auch im Tiefschlaf reaktiviert werden.[29] Dies hat Neurowissenschaftler zu der Hypothese geführt, dass unser Gehirn während des Schlafs daran arbeitet sicherzustellen, dass wichtige Erinnerungen vom Vortag in einen Langzeitspeicher übertragen werden.

Wo werden Erinnerungen gespeichert?

Die Rolle des Hippocampus bei der Gedächtniskonsolidierung wird manchmal mit der des Dirigenten eines Orchesters verglichen. Wenn ein Gedächtnis noch relativ jung ist, reagiert der Hippocampus auf ein Erinnerungssignal, indem er die Aktivität der zugehörigen Hirnteile koordiniert, so wie der Dirigent die Aktivität eines Orchesters koordiniert.

Aber wenn ein Orchester ein Musikstück immer und immer wieder geübt hat, braucht es nicht mehr allzu viel Hilfe vom Dirigenten, um das Stück zu spielen. Ebenso sind die Verbindungen zwischen den mit der Erinnerung verbundenen Hirnregionen stark genug, um von sich aus aktiviert zu werden, wenn die Erinnerung viele Male wiedergegeben wurde. Irgendwann scheint die Fähigkeit, die Erinnerung abzurufen, weniger vom Hippocampus abhängig zu sein.

Man nimmt also an, dass die Langzeitspur des Gedächtnisses im gesamten Cortex gespeichert ist, in demselben Netzwerk von Hirnregionen, die ursprünglich während des Erlebnisses aktiviert wurden. Dies könnte der Grund dafür sein, dass eine Schädigung des Hippocampus oft Probleme mit der Gedächtniskonsolidierung und dem Verlust der neuesten Erinnerungen verursacht, wohingegen länger zurückliegende Erinnerungen intakt bleiben können.

Der Rest der Geschichte

Bei all dieser Konzentration auf den Hippocampus ist es wichtig zu beachten, dass das Gedächtnis nicht nur auf diese eine Hirnregion beschränkt ist. Es gibt auch andere Bereiche des Gehirns, die ebenfalls eine wichtige Rolle spielen. Sie werden feststellen, dass diese Art der Funktionsverteilung in diesem Buch immer wieder beschrieben wird, und das liegt daran, dass es sich anscheinend um eine übliche Organisationsstrategie für das Gehirn handelt.

Man nimmt zum Beispiel an, dass die Teile des Gehirns, die den Hippocampus umgeben, einzigartige und wichtige Beiträge zu deklarativen Erinnerungen liefern. Und das nicht-deklarative Gedächtnis scheint auf ganz andere Hirnregionen angewiesen zu sein, eine Hypothese, die durch Fälle wie den von Clive Wearing gestützt wird. Wearing hat erhebliche Schäden am Hippocampus erlitten, jedoch nie nicht-deklarative Erinnerungen wie seine Fähigkeit, Klavier zu spielen, verloren. Man nimmt an, dass diese Art von Erinnerungen auch andere Bereiche wie die Basalganglien und das Kleinhirn betreffen, Strukturen, auf die wir zurückkommen, wenn wir über Bewegung sprechen.

Wenn wir also einige der Wege des deklarativen Gedächtnisses skizzieren, haben wir nur an der Oberfläche gekratzt. Das Gedächtnis ist eine komplizierte Funktion, und wir sind noch weit davon entfernt zu verstehen, wie all seine unterschiedlichen Variationen funktionieren.

Wir wissen jedoch, dass es mit das Schlimmste ist, was uns passieren kann, wenn wir unsere kognitiven Fähigkeiten verlieren. Wenn wir der Fähigkeit beraubt werden, uns die Momente unseres Lebens in Erinnerung zu rufen, verlieren wir auch die Fähigkeit, unseren gegenwärtigen Erfahrungen einen Kontext hinzuzufügen. In den extremen Fällen kann dies dazu führen, dass das Leben wie eine sinnlose Leere erscheint. Nichts veranschaulicht die verheerenden Folgen des Gedächtnisverlusts besser als die Alzheimer-Demenz, eine Krankheit, welche das gesunde menschliche Verhalten und die Unabhängigkeit nach und nach zunichtemacht, bis die Patienten in einen Geisteszustand zurückkehren, der an die Hilflosigkeit der Kindheit erinnert.

Alzheimer

Unsere technologischen Fortschritte im Gesundheitswesen im vergangenen Jahrhundert haben zu einer erheblichen Verlängerung der Lebensdauer des Menschen geführt. Für Amerikaner weißer Hautfarbe, die um 1900 geboren wurden, lag die Lebenserwartung beispielsweise bei knapp 50 Jahren. Heute liegt sie bei knapp 80.[30] Ein Nachteil dieser verlängerten Lebenserwartung ist jedoch, dass sie uns anfälliger für Krankheiten macht, von denen ältere Menschen betroffen sind (weil mehr von uns es bis zu einem Alter schaffen, in dem wir wahrscheinlich von solchen Krankheiten betroffen sein werden).

Die Alzheimer-Demenz ist eine dieser Erkrankungen, und ihre Prävalenz hat in den letzten Jahrzehnten stetig zugenommen, da der Anteil der über 65-Jährigen an der Gesamtbevölkerung gestiegen ist. Sie betrifft überwiegend (wenn auch nicht ausschließlich) ältere Menschen, und jeder zehnte über 65-Jährige leidet an der Krankheit.[31] Aus Gründen, die noch nicht vollständig geklärt sind (und die nicht nur damit zusammenhängen, dass Frauen tendenziell länger leben), ist die Krankheit häufiger bei Frauen anzutreffen. Schätzungen zufolge liegt das Risiko, an Alzheimer zu erkranken, für jemanden, der heute 45 Jahre alt ist, bei Frauen bei 1:5 und bei Männern bei 1:10.[32]

Alzheimer ist eine Art von Demenz, ein Begriff, der allgemein für eine Erkrankung verwendet wird, die mit Gedächtnisverlust und anderen kognitiven Schwierigkeiten verbunden ist. Es gibt eine Reihe verschiedener Arten von Demenz, die jeweils unterschiedliche Ursachen und eine unterschiedliche Abfolge von pathologischen Veränderungen im Gehirn aufweisen. Alzheimer ist nur eine Variante, und obwohl wir einiges darüber wissen, was bei dieser Demenz im Gehirn passiert, um Alzheimer von anderen Demenzarten zu unterscheiden, wissen wir immer noch nicht, warum die Krankheit einige Menschen betrifft, aber andere nicht. Bei einem kleinen Bruchteil der Alzheimer-Fälle kann die Krankheit eindeutig mit Vererbung in Verbindung gebracht werden, aber bei den meisten Patienten ist die Ursache der Erkrankung unbekannt. Obwohl es mehrere bekannte Risikofaktoren gibt – von einer spezifischen genetischen Veranlagung bis hin zum Rauchen, wiederholten Kopfverletzungen und bestehenden kardiovaskulären Krankheiten –, sind wir immer noch unsicher, wie diese Faktoren zur Alzheimer-Krankheit beitragen. Und der mit Abstand größte Risikofaktor bleibt ein Faktor, den wir nicht vermeiden können: das Alter.

Eine düstere Prognose

Wenn wir älter werden, funktioniert unser Gehirn einfach nicht mehr so gut, und die frühen Symptome von Alzheimer sind manchmal nur schwer vom typischen altersbedingten Verfall zu unterscheiden. Aber die Krankheit unterscheidet sich im Verlauf schon bald von normalem Altern, da sich der Zustand des Patienten weiter verschlechtert – oft sehr schnell –, bis die geistigen Fähigkeiten nur noch wenig Ähnlichkeit mit dem kognitiven Zustand vor der Krankheit aufweisen.

Die bekanntesten Anzeichen der Alzheimer-Krankheit sind Gedächtnisdefizite. In der Regel treten dabei frühzeitig Probleme auf, neue deklarative Erinnerungen zu schaffen. Patienten in diesem Stadium vergessen Gespräche manchmal bereits, kurz nachdem diese stattgefunden haben, und neigen dazu, sich zu wiederholen. Sie können sich nur schwer an Termine erinnern oder stellen fest, dass sie ständig Dinge verlegen. In diesem Stadium können Alzheimer-Patienten jedoch häufig immer noch ältere Erinnerungen abrufen – auch nicht-deklarative Erinnerungen (zum Beispiel die Fähigkeit, Schuhe zu binden oder mit Besteck zu essen). Aber mit der Zeit wird das gesamte Gedächtnis beeinträchtigt, und selbst die dauerhaftesten Erinnerungen können ausgelöscht werden.

Funktionieren Gehirntrainingsspiele?

In den letzten Jahrzehnten haben mehrere Unternehmen damit begonnen, Produkte zu vermarkten, die angeblich das Gedächtnis verbessern und sogar das Risiko einer Alzheimer-Erkrankung senken können sollen. Der zusätzliche Nutzen dieser Produkte: Es handelt sich um Spiele (manchmal auch als *Gehirntrainingsspiele* oder Gehirnjogging bezeichnet), die im Allgemeinen sehr viel Spaß machen. Das Problem mit den Behauptungen ist jedoch, dass es kaum gute wissenschaftliche Belege gibt, die sie stützen. Zwar untermauern einige Studien die Behauptungen der Unternehmen, die Gehirntrainingsspiele herstellen. Aber bei genauerer Betrachtung sind diese Studien durch einige starke Einschränkungen nur begrenzt aussagekräftig (so wurden beispielsweise nur sehr kleine Personengruppen getestet). Im Moment können wir wohl nur mit Sicherheit sagen, dass man durch das Spielen von Gehirntrainingsspielen besser darin wird, Gehirntrainingsspiele zu spielen. Die Forschung hat nicht gezeigt, dass dies zu allgemeineren Verbesserungen der Kognition führt oder das Risiko von Alzheimer verringert.[33]

Andere kognitive Fähigkeiten - einige, die sich auf das Gedächtnis stützen, und andere, die es nicht tun - sind ebenfalls gestört. Der Wortschatz schrumpft, und die Kommunikation wird schwierig. Die Fähigkeit zu lesen und zu schreiben kann stark beeinträchtigt sein. Die Patienten können unvorhersehbare Stimmungsschwankungen erleben, die von Apathie und Depression bis hin zu Wutausbrüchen reichen. Das Denken wird oft wahnhaft, und bis zu 20 Prozent der Patienten leiden sogar an optischen Halluzinationen.[34]

Auch die Beweglichkeit bleibt von der Krankheit nicht verschont. Mit der Zeit wird es für die Patienten immer schwerer, sich zu bewegen, und sie scheitern selbst an den einfachsten Tätigkeiten der Selbstversorgung. Grundlegende motorische Funktionen wie Kauen und Schlucken bereiten Probleme, und es kommt schließlich zu Inkontinenz.

Am Ende (wenn ein Patient bis zu diesem Punkt überlebt) sind fast alle Hirnfunktionen in irgendeiner Weise eingeschränkt, und die Patienten sind bei den meisten oder allen Aspekten des täglichen Lebens auf die Hilfe von Pflegepersonal angewiesen.

Die Krankheit ist grundsätzlich tödlich. Obwohl wir immer noch nicht wissen, was Alzheimer verursacht (außer in den seltenen Fällen, in denen sie vollständig auf die Gene zurückgeführt werden kann), haben die Neurowissenschaftler ein wenig darüber gelernt, was im Gehirn passiert, wenn die Krankheit voranschreitet.

Neurodegeneration und Alzheimer

Die Alzheimer-Krankheit wird als *neurodegenerative Erkrankung* klassifiziert, eine Krankheitskategorie, die durch die Degeneration und das Absterben von Nervenzellen definiert ist. Bei Alzheimer betrifft die Neurodegeneration sehr viele Hirnregionen, was zu einer allgemeinen Atrophie des Gehirns führt.

Diese Schrumpfung des Gehirns ist oft mit dem bloßen Auge erkennbar. Wenn man das Gehirn eines an Alzheimer gestorbenen Menschen neben das von jemandem legt, der an natürlichen Ursachen gestorben ist, kann man die unterschiedliche Größe und die allgemeine Verkümmerung des Alzheimer-Hirns erstaunlich deutlich sehen (siehe Bild).

Während alle Regionen des Gehirns für die bei der Alzheimer-Krankheit auftretenden Neurodegeneration anfällig sind, sind einige anfälliger als andere. Besonders empfindlich sind der Hippocampus und seine Umgebung, die äußerste Schicht der Großhirnrinde und eine Gruppe von Neuronen, die sich in der Nähe der Vorder- und Unterseite des Gehirns befinden und als *Nucleus basalis* bezeichnet werden. Der Begriff *Nucleus* wird verwendet, um eine Gruppe von Neuronen im zentralen Nervensystem (eine Bezeichnung, die Gehirn und Rückenmark einschließt) zu bezeichnen, die eine gewisse anatomische oder funktionelle Beziehung zueinander haben. Der Nucleus basalis besteht

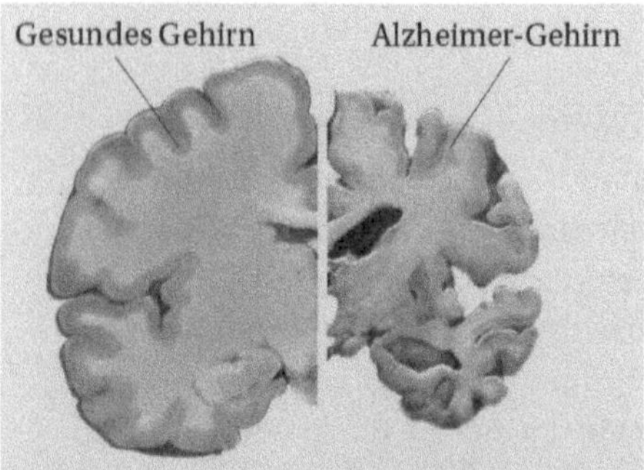

Ein Vergleich von Hirnschnitten eines gesunden Gehirns und des Gehirns einer Person, die an schwerer Alzheimer-Demenz gelitten hat. Bild mit freundlicher Genehmigung des National Institute on Aging/National Institutes of Health.

aus sehr vielen Neuronen, die den Neurotransmitter Acetylcholin produzieren. Dies erklärt, warum bei der Behandlung der Alzheimer-Krankheit häufig Medikamente eingesetzt werden, die den Acetylcholinspiegel im Gehirn erhöhen.

Die Symptome der Alzheimer-Krankheit werden also durch das Absterben von Nervenzellen verursacht, das sich über einen Großteil des Gehirns erstreckt. Und mit dem Fortschreiten der Krankheit nimmt der Verlust von Neuronen immer stärker zu, was erklärt, warum sich die Symptome mit der Zeit immer weiter verschlechtern.

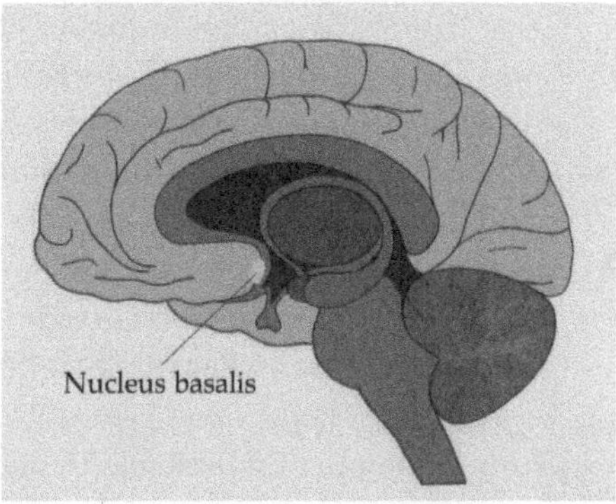

Aber eine wirklich wichtige Frage, die noch nicht beantwortet ist, lautet: Warum sterben die Nervenzellen überhaupt? Seit Jahren haben Neurowissenschaftler auf einige andere auffällige Merkmale des Gehirns von Alzheimer-Patienten hingewiesen, die zum Absterben von Neuronen führen, aber die genauen Mechanismen sind immer noch ungeklärt.

Plaques, Neurofibrillen und absterbende Neuronen

Einer der Gründe, warum die Alzheimer-Krankheit als einzigartige Form der Demenz gilt, ist, dass es einige pathologische Veränderungen gibt, die in einem Alzheimer-Hirn auftreten, die bei anderen Demenzformen nicht auftreten, zumindest nicht im gleichen Maße. Das auffälligste dieser Merkmale ist die ungewöhnliche Tendenz, dass Proteine zu unlöslichen Clustern verklumpen.

Im Alzheimer-Gehirn sammelt sich eine Gruppe kleiner Peptide (im Wesentlichen eine kleinere Version eines Proteins), die als Beta-Amyloid oder β-Amyloid bezeichnet wird, außerhalb der Neuronen in großen dichten Strukturen, den sogenannten *amyloiden Plaques*, an. Normalerweise können als Proteasen bezeichnete Enzyme solche unerwünschten Peptide und Proteine entfernen. *Amyloid-Plaques* sind jedoch resistent gegen den Abbau durch Proteasen, sodass sie sich im Verlauf der Erkrankung immer weiter im Gehirn vermehren.

Innerhalb der Neuronen erscheinen Cluster einer anderen Art von Protein. Das Protein, das hier verantwortlich ist, heißt Tau. Das *Tau-Protein* spielt normalerweise eine Rolle beim Transport von Materialien durch die Zelle, aber bei Alzheimer verliert es seine normale Funktion und verklumpt in Strukturen, die als *Neurofibrillenbündel* bekannt sind. Wie die Amyloid-Plaques sind diese Fibrillenbündel resistent gegen den Abbau durch das Gehirn – bis zu dem Punkt, an dem sie selbst nach dem Absterben des Neurons, in dem sie sich befinden, zurückbleiben wie eine Erinnerung an das vergangene Neuron.

Amyloid-Plaques und Neurofibrillenbündel häufen sich mit fortschreitender Erkrankung. Daher weisen Neurowissenschaftler seit Jahren auf diese Proteinablagerungen als Ursache für den neuronalen Tod bei Alzheimer hin. Und obwohl es guten Grund zur Annahme gibt, dass sowohl Amyloid-Plaques als auch Neurofibrillenbündel zum Krankheitsverlauf beitragen, wissen wir in Wahrheit immer noch nicht genau, welche Rolle sie spielen.

Einige Neurowissenschaftler glauben, dass Amyloid-Plaques aktiv die Neuronen vergiften und dadurch ihre Degeneration und ihren Tod verursachen. Aber andere argumentieren, dass stattdessen frei bewegliche Aβ-Peptide der Übeltäter sein könnten, und die Plaques in Wirklichkeit ein (erfolgloser) Versuch des Gehirns sind, diese toxischen Peptide abzuscheiden, um den Schaden zu begrenzen, den diese dem Gehirn zufügen können.

Es gibt ähnliche Debatten über die Rolle von Neurofibrillenbündeln. Die Ausbreitung von Neurofibrillenbündeln im gesamten Gehirn korreliert sogar noch deutlicher mit der Neurodegeneration und den Alzheimer-Symptomen als das Auftreten von Amyloid-Plaques,[35] aber derzeit ist noch nicht genau klar, wie die Fibrillenbündel zur Entstehung der Alzheimer-Krankheit beitragen.

Jahrelang diskutierten Neurowissenschaftler über die relative Bedeutung von Amyloid-Plaques und Neurofibrillenbündel bei der Alzheimer-Krankheit, aber jetzt scheint es wahrscheinlich, dass beide Anomalien zur Gesamtpathologie beitragen – vielleicht sogar auf synergistische Weise. Dennoch bleiben viele Fragen offen, was wahrscheinlich ein Grund dafür ist, dass wir noch keine zufriedenstellende Behandlung für die Erkrankung gefunden haben. Tatsächlich ist keine der uns heute zur Verfügung stehenden Behandlungsmethoden in der Lage, auch nur das Fortschreiten der Neurodegeneration im Gehirn eines Alzheimer-Patienten zu stoppen. Daher versuchen wir, die Symptome zu behandeln – und selbst die Wirksamkeit dieses Ansatzes ist begrenzt.

Die Alzheimer-Krankheit ist ein eindrucksvoller Beweis dafür, wie wichtig das Gedächtnis wirklich ist. Es gibt nichts Herzzerreißenderes, als einen Patienten mit Alzheimer im Spätstadium zu sehen, der seine Erinnerungen verliert, die für ihn als Mensch unverzichtbar erscheinen. Die Patienten können ihre Lebensleistungen, die Namen ihrer Freunde oder sogar die Gesichter ihrer Kinder vergessen. Und solche Fälle lassen uns erkennen, dass es fast unmöglich ist, sich ein Leben ohne Erinnerung vorzustellen.

3
Schlaf

1983 kam ein gut aussehender 53-jähriger Mann namens Silvano in das Neurologische Institut in Bologna, Italien, und bat verzweifelt um Hilfe. Silvano war sich sicher, dass er sterben würde – aufgrund von Schlafmangel.[36]

Zuerst wussten die Ärzte nicht, was sie von Silvanos Behauptung halten sollten. Schließlich wusste jeder, dass Menschen nicht an Schlaflosigkeit sterben. Wenn jemand lange genug unter Schlafentzug litt, schlief er schließlich einfach ein. Es war ein sich selbst korrigierendes Problem, oder zumindest nahm das die medizinische Gemeinschaft damals an.

Aber Silvano hatte beobachtet, wie sein Vater und seine zwei Schwestern einer seltsamen Krankheit erlagen, die mit einer fortschreitenden Verschlimmerung der Schlaflosigkeit einherging. Da sie immer weniger geschlafen hatten, hatte sich ihr körperlicher und kognitiver Gesundheitszustand deutlich verschlechtert. Das Ausbleiben des Schlafs schien untrennbar mit ihrem Verfall verbunden zu sein, und die Folgen waren fatal.

Als er 52 Jahre alt geworden war, ohne dass es Anzeichen dafür gab, dass auch er an dieser mysteriösen Störung litt, hatte Silvano angefangen sich sicher zu fühlen. Doch seine Hoffnungen wurden in seinem dreiundfünfzigsten Lebensjahr zunichte gemacht, als die von ihm befürchteten Symptome auftraten. Plötzlich reduzierte sich seine reguläre Nachtruhe von fünf bis sieben Stunden Schlaf unfreiwillig auf zwei bis drei Stunden. Ein paar Monate später schlief er nur noch eine Stunde pro Nacht. Nur einen Monat später schlief er überhaupt nicht mehr.

Silvanos Verfall ging schnell voran. Als die letzten Spuren normalen Schlafs verschwunden waren, war seine Müdigkeit so stark, dass er seine Arbeit nicht mehr ausüben konnte. Er entwickelte ein chronisches, leichtes Fieber. Er begann, Schwierigkeiten beim Sprechen zu haben.

Es vergingen drei weitere Monate der Schlaflosigkeit. Silvano begann, ein Zittern in seinen Armen zu spüren. Sein Gang wurde unbeholfen und instabil. Nach fünf Monaten vollständiger Schlaflosigkeit fiel Silvano in einen Stupor.

Sein Fieber verschlimmerte sich, seine Atmung wurde unregelmäßig, seine Herzfrequenz hoch und unregelmäßig. Mehrere Organe seines Körpers waren gestört und versagten. Er war weniger als einen Monat später tot – neun Monate, nachdem die ersten Symptome aufgetreten waren.

Durch den Verlauf von Silvanos Krankheit verunsichert, stellten die Ärzte schließlich fest, dass sie es mit etwas zu tun hatten, das vorher nicht bekannt gewesen war: ein Zustand, der offenbar in Familien vorkam und eine sich allmählich verschlimmernde Schlaflosigkeit verursachte. Sie nannten es *tödliche familiäre Schlaflosigkeit*.

Mit der Zeit wurden immer mehr Fälle bekannt, und die Wissenschaftler erkannten, dass die außerordentlich seltene Krankheit in der Regel durch eine genetische Mutation verursacht wird, die von den Eltern auf die Nachkommen übertragen wird. Wenn ein Elternteil daran erkrankt ist, hat sein Kind eine 50-prozentige Chance, die Mutation ebenfalls zu bekommen. In jüngerer Zeit wurden jedoch auch Fälle ohne eindeutige familiäre Verbindung identifiziert, was die Forscher zu der Erkenntnis führte, dass die Krankheit manchmal spontan auftreten kann.[37]

Da inzwischen bekannt ist, dass jeder an dieser Störung leiden kann – auch wenn sie nicht in der Familie vorkommt –, wird die Erkrankung heute als *tödliche Schlaflosigkeit* (ohne familiären Zusammenhang) bezeichnet. Die Krankheit verursacht den neuronalen Tod in mehreren Bereichen des Gehirns, von denen angenommen wird, dass sie eine wichtige Rolle beim Schlaf spielen. Die tödliche Schlaflosigkeit ist nicht nur eine der beängstigendsten neurologischen Erkrankungen, die ich kenne (wenn Sie das nicht so empfinden, denken Sie beim nächsten Mal daran, wenn Sie Probleme beim Einschlafen haben), sondern sie unterstreicht auch, wie wichtig der Schlaf für das Gehirn ist. Es ist schwierig, die genaue Rolle zu bestimmen, die Schlaflosigkeit beim Tod durch die Krankheit spielt, da bei dieser Erkrankung Neuronen in verschiedenen Teilen des Gehirns absterben – etwas, das auch den Tod herbeiführen kann. Unabhängig davon scheint die Schlaflosigkeit den Zustand des Patienten zumindest zu verschlimmern und dazu beizutragen, dass seine letzten Monate auf Erden zur Hölle werden.

Warum schlafen wir?

Es ist also klar, dass unser Gehirn stark vom Schlaf abhängig ist, aber warum ist er so notwendig? Mit anderen Worten, was ist der wahre Zweck des Schlafs?

Wissenschaftler haben sich bemüht, eine endgültige Antwort auf diese Frage zu finden. Anstatt auf eine übergreifende Theorie über den Grund des Schlafs zu verweisen, hat die Forschung zu einer Reihe verschiedener Hypothesen geführt. Eine weithin akzeptierte Vorstellung ist zum Beispiel, dass Schlaf eine regenerative Funktion hat. Während wir uns im Wachzustand befinden, verbrauchen unser Körper und unser Gehirn gierig Vorräte an wichtigen Ressourcen. Wir verwenden Aminosäuren zur Synthese von Proteinen, Adenosintriphosphat (ATP) zur Energiegewinnung, Glukose zur Herstellung von mehr ATP und so weiter. Während des Schlafs kann der Körper (und erst recht das Gehirn) eine Pause von diesem enormen Energiebedarf einlegen und sich darauf konzentrieren, die geleerten Speicher dieser essenziellen Substanzen wieder aufzufüllen.

Darüber hinaus ist der Schlaf eine Zeit, in der der Energieverbrauch aufgrund des geringeren Bedarfs des Körpers reduziert werden kann. Beim Menschen ist es evolutionär gesehen sinnvoll, dass dieser Zeitraum nachts stattfindet. Da wir keine gute Nachtsicht haben (zumindest im Vergleich zu einigen der natürlichen Raubtiere unserer alten menschlichen Vorfahren), wäre die Nacht die unproduktivste Zeit, um zu jagen und Nahrung zu sammeln, und auch die gefährlichste Zeit, um diese Dinge zu tun. Man kann also sagen, dass die Kosten des nächtlichen Wachseins den Nutzen überwogen haben.

Deshalb sind Wiederherstellung und Energieeinsparung als Gründe für unseren Schlaf sinnvoll. Studien legen jedoch nahe, dass Schlaf auch andere Funktionen hat. Jüngste Forschungen belegen zum Beispiel die Rolle des Schlafs bei der Entfernung potenziell toxischer Abfallprodukte – wie die im letzten Kapitel diskutierten problematischen Aβ-Peptide – aus dem Gehirn.[38] Und eine seit Langem bestehende (und gut begründete) Hypothese legt nahe, dass Schlaf eine entscheidende Rolle bei der Festigung von Erinnerungen spielt.

Was ist es also? Schlafen wir, um Energie »aufzutanken«, Energie zu sparen, giftige Substanzen loszuwerden, Erinnerungen zu bilden oder etwas ganz anderes? Wie bei den meisten Fragen in den Neurowissenschaften (und genau wie bei den Multiple-Choice-Fragen, die meine Studenten so hassen), lautet die Antwort wahrscheinlich »alles oben Genannte«. Obwohl die Forscher weiterhin nach mehr Gewissheit über den Zweck des Schlafs streben, sind sich die meisten darin einig, dass ein Verhalten, das einen so bedeutenden Teil unseres Lebens einnimmt und überlebenswichtig ist, wahrscheinlich eine Vielzahl wichtiger Funktionen erfüllt. So hat sich der Zweck des Schlafs als eine Art Rätsel erwiesen. Noch rätselhafter ist jedoch die Frage, warum wir uns so entwickelt haben, dass wir ein Drittel unseres Lebens ohne Bewusstsein sein müssen, um diesen Zweck zu erreichen. Es kann noch lange dauern, bis wir eine völlig zufriedenstellende Antwort auf diese Frage finden. Schließlich ist es schwierig – und vielleicht sogar unmöglich –, den wahren Ursprung eines Verhaltens zu erkennen, von dem die Wissenschaftler glauben, dass es vor Hunderten von Millionen Jahren bei einem entfernt verwandten menschlichen Vorfahren begonnen haben könnte.

Die Ursprünge der Schlafforschung

Anstatt zu viel Zeit mit potenziell unbeantworteten Fragen zu verbringen, haben sich viele Neurowissenschaftler darauf konzentriert zu verstehen, was im Gehirn während des Schlafs geschieht und welche Auswirkungen der Schlaf auf das Gehirn hat. Überraschenderweise verdanken wir vieles von dem, was wir über die Hirnaktivität während des Schlafs wissen, einem deutschen Neuropsychiater, der sehr daran interessiert war zu erfahren, ob das menschliche Gehirn zur Telepathie fähig ist.

Hans Berger war der Stereotyp eines deutschen Wissenschaftlers: zurückhaltend, akribisch und diszipliniert. Raphael Ginzberg, ein junger Arzt, der unter Bergers Aufsicht am Universitätsklinikum Jena in Deutschland arbeitete, sagte, Berger sei ein angespannter Mann, der über nichts anderes als über die Arbeit spreche. Ginzberg beschrieb Bergers Festhalten an Gewohnheiten mit den Worten: »Er würde nie einen Schritt tun, der nicht seiner Routine entspricht. Seine Tage ähneln einander wie zwei Wassertropfen. Jahr für Jahr hält er die gleichen Vorträge. Er ist die Personifizierung der Statik.«[39]

So langweilig Berger oberflächlich betrachtet auch erscheinen musste, so sehr trieb ihn doch die intensive Leidenschaft an, die Geheimnisse des Gehirns zu enthüllen. Sein Eifer beruhte auf einem Vorfall aus dem späten 19. Jahrhundert, als Berger gerade 19 Jahre alt war. Da er sich nicht sicher war, welchen Weg er im Leben einschlagen sollte, hatte sich Berger zum Militär gemeldet. Eines Morgens wurde er bei einer Trainingsübung vom Pferd geworfen und fast vom Rad eines Artilleriegeschützes zerquetscht. Er hatte das Glück, lebendig davonzukommen, und war sogar unverletzt.

Am selben Tag wurde Bergers Schwester von der Befürchtung überwältigt, dass ihm etwas Schreckliches passiert sei. Sie war so verzweifelt, dass sie ihren Vater überzeugte, Berger ein Telegramm zu schicken, um sicherzustellen, dass es ihm gut ging. Es war das erste Telegramm, das Berger je von seiner Familie erhalten hatte, und er meinte, es könne kein Zufall sein, dass seine Schwester noch am selben Tag so besorgt um seine Sicherheit war, an dem diese tatsächlich gefährdet gewesen war. Er war überzeugt, dass er seine Schwester irgendwie telepathisch über seine Gefahr informiert hatte.[40]

Für Berger bedeutete dies, dass das Gehirn Zugang zu einer einzigartigen Art von Energie haben musste, die Nachrichten über große Entfernungen senden konnte. Er widmete den Großteil seines restlichen Lebens der Suche nach einem Weg, diese Energie zu quantifizieren, und dies führte zu einer der großen Entdeckungen der Neurowissenschaften.

Auch wenn Bergers Überlegungen vielleicht die Folge dieser angeblich übernatürlichen Erfahrung waren, so stützte er seine Experimente auf solide theoretische Grundlagen. Sein Hauptaugenmerk galt der Frage, wie das Gehirn Energie produziert und nutzt. Er erkannte, dass die Energienutzung in hohem Maße von der Blutversorgung des Gehirns abhängt, und stellte die Hypothese auf, dass die Energie, die das Gehirn aus dem Blut erhält, in elektrische Energie umgewandelt wird, die von den Neuronen genutzt werden kann.

Es stimmt natürlich, dass die Aktivierung von Neuronen eine Art von elektrischer Energie beinhaltet – obwohl die elektrischen Signale in den Neuronen eher der Elektrizität in einer Batterie als der in einem Stromkabel ähneln. Wenn Neurotransmitter Rezeptoren auf einem Neuron stimulieren, wird ein elektrisches Signal im Inneren des Neurons erzeugt, das als *Aktionspotenzial* bezeichnet wird. Das Aktionspotenzial setzt sich entlang des röhrenförmigen Fortsatzes eines Neurons fort, das als *Axon* bezeichnet wird. Und wenn es das Ende des Axons erreicht, bewirkt es die Freisetzung von Neurotransmittern. Diese chemischen Substanzen können dann Rezeptoren auf einem anderen Neuron aktivieren, um den Prozess von Neuem zu beginnen. Auf diese Weise werden Signale im gesamten Nervensystem verbreitet.

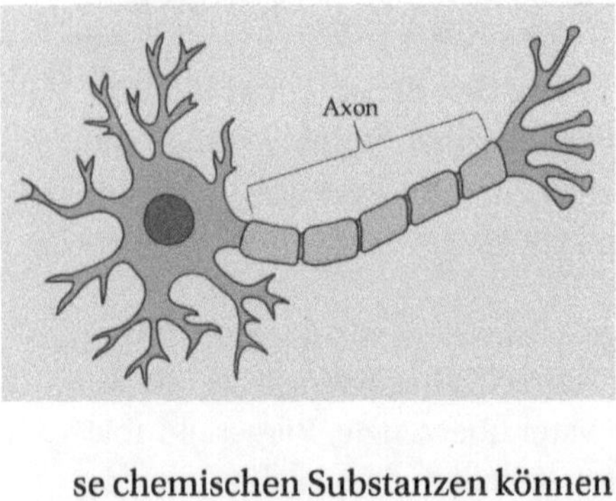

Berger war davon besessen, diese elektrische Aktivität messen zu können. Er glaubte fest an die Idee der Energieerhaltung und dachte, dass genaue Messungen aller energetischen Ein- und Ausgänge des Gehirns (zum Beispiel Elektrizität, Wärme) eine gewisse Menge an Energie ungeklärt lassen würden. Diese Restenergie, so Berger, müsse die psychische Energie sein, die Dinge wie Telepathie ermöglicht.

Berger arbeitete mehrere Jahrzehnte lang an der Perfektionierung einer Methode zur Messung der elektrischen Aktivität des Gehirns. Ende der 1920er Jahre hatte er ein Gerät entwickelt, das er *Elektrenkephalogramm* nannte und das genau dazu in der Lage zu sein schien. Mit diesem Gerät erzeugte er Aufzeichnungen der Hirnaktivität von einer Reihe von Patienten und Angestellten des Krankenhauses, in dem er arbeitete, sowie von sich selbst und seinem Sohn. Im April 1929 veröffentlichte er einen Bericht über seine Ergebnisse: Damit war das Gerät geboren, was als Elektroenzephalogramm oder EEG bekannt werden sollte.

Bergers EEG sollte sich zu einer revolutionären neuen Methode in den Neurowissenschaften entwickeln, aber leider sollte er diesen Tag nicht mehr erleben. Bergers Bericht über das EEG stieß zunächst auf Skepsis. Viele Wissenschaftler dachten, dass das, was auf dem EEG angezeigt wurde, nur eine Art elektrisches Artefakt sei, das eigentlich keine Hirnaktivität darstellte. Im Jahr 1938, als Berger Mitte 60 war, begann sich sein Gesundheitszustand zu verschlechtern. Er litt an einer Herzmuskelschwäche (Herzinsuffizienz), und ihm wurde schließlich Bettruhe verordnet. Bedrückt darüber, dass er weder forschen noch klinisch arbeiten konnte, beging er 1941 Suizid.

Schlafmessung mittels EEG

Nicht allzu lange, nachdem das EEG entdeckt worden war, begannen einige der weniger zweifelnden Forscher, es zu verwenden, um zu untersuchen, was im Gehirn während des Schlafs vor sich geht. Die meisten Wissenschaftler gingen in jenen frühen Tagen davon aus, dass der Schlaf eine Zeit darstellt, in der sich das Gehirn für die Nacht bis zum nächsten Morgen im Prinzip abschaltet. Daher wurde nicht erwartet, dass die Messungen der Gehirnaktivität während des Schlafs viel darstellen würden.

Die EEG-Aufzeichnungen zeigten jedoch etwas ganz Unerwartetes. Die mit dem EEG durchgeführten Messungen dokumentierten, dass die Gehirnaktivität nicht aufhörte, wenn jemand einschlief. Stattdessen setzte sie sich während der ganzen Nacht fort und zeigte einzigartige Muster, die damit zusammenzuhängen schienen, wie lange die Person geschlafen hatte und wie tief sie schlief. Auf der Grundlage dieser Beobachtungen schlugen die Forscher vor, dass der Schlaf in mehrere Stadien unterteilt werden kann, die jeweils durch charakteristische Anzeichen im Gehirn und im Körper gekennzeichnet sind.

Heute denken wir im Allgemeinen, dass der Schlaf aus vier Hauptphasen besteht. Wenn wir wach sind, ist unsere Gehirnaktivität das, was wir als *desynchronisiert* bezeichnen. Zu diesem Zeitpunkt können die Neuronen in unserem Gehirn mit einer großen Gruppe von Menschen in einem Auditorium verglichen werden, die alle mit der Person neben ihnen im Gespräch sind. Es ist eine Kakophonie von Stimmen ohne erkennbaren Rhythmus, und sie wird von Neuronen im gesamten Gehirn verursacht, die alle zu verschiedenen Zeiten Aktionspotenziale (elektrische Impulse) abfeuern.

Auf einem EEG sieht dieser Wachzustand wie ein Haufen eng gezogener Schnörkel aus. Die EEG-Aktivität wird in Wellenformen dargestellt, und die Wellenformen des Wachzustandes sind in der Regel hochfrequent (pro Sekunde treten sehr viele von ihnen auf) und haben eine geringe Amplitude (die Wellenberge und -täler zeigen keine großen Ausschläge).

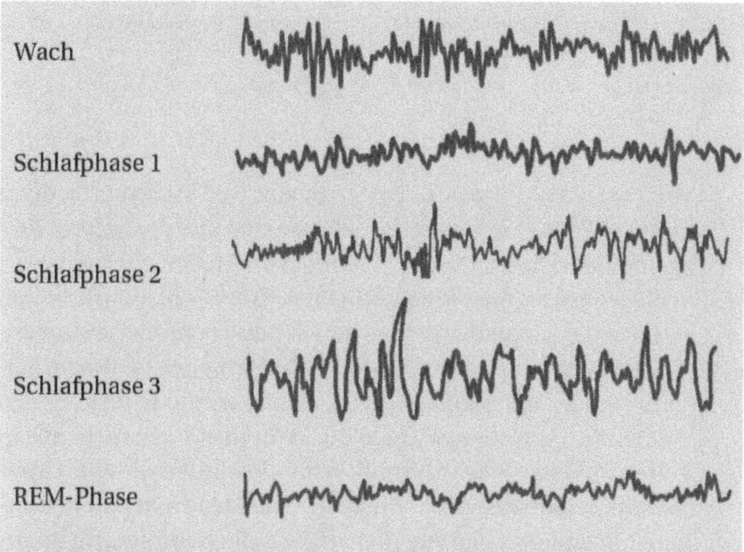

Die Hirnaktivität während verschiedener Schlafstadien, gemessen mit einem EEG.

Wenn man die Augen schließt und zu dösen beginnt, tritt man in die Schlafphase 1 ein. Die Herzfrequenz nimmt ab, und die Muskeln werden entspannter. Phase 1 dauert im Allgemeinen weniger als 10 Minuten und ist eine sehr leichte Schlafphase. Während dieser Phase hat die Gehirnaktivität jedoch bereits begonnen, sich etwas mehr zu synchronisieren. Die Hirnwellen erscheinen auf dem EEG in einem regelmäßigeren Rhythmus, und die Frequenz der Wellen ist etwas niedriger als im Wachzustand.

In der Schlafphase 2 erscheinen einige einzigartige Merkmale auf dem EEG. Im Allgemeinen ähneln die Wellenformen des Schlafs der Phase 2 dem Schlaf der Phase 1, aber gelegentlich kommt es zu einer schnellen Abfolge von Wellen, die als *Schlafspindel* bezeichnet wird. Zusätzlich treten periodisch Wellen mit scharfen Spitzen und Tälern auf, die sich von der übrigen EEG-Aktivität abheben. Diese sind als *K-Komplexe* bekannt. Es ist immer noch nicht klar, was diese Merkmale bedeuten oder warum sie in erster Linie Merkmale der Schlafphase 2 sind.

Phase 2 ist ebenfalls eine relativ leichte Schlafphase, die sich jedoch ändert, wenn man in Phase 3 eintritt. Die Schlafphase 3

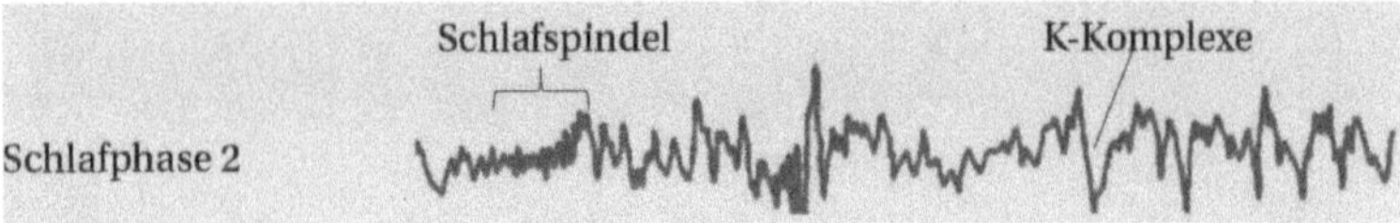

wird oft als *Slow-Wave-Schlaf* bezeichnet, weil in diesem Stadium ein EEG Wellen mit hoher Amplitude und viel niedrigerer Frequenz aufzeichnet. Dadurch nehmen die Wellen ein langsames schleifenartiges Aussehen an. In Phase 3 des Schlafs unterscheidet sich die Hirnaktivität stark von der desynchronisierten Aktivität des Wachzustandes. Wenn wir die Neuronen in diesem Stadium wieder mit Menschen vergleichen würden, die in einem Auditorium sprechen, würden die Menschen nicht mehr alle in getrennte Gespräche verwickelt sein – sie würden wie eine Gruppe von Gregorianischen Mönchen im Einklang miteinander singen. Mit anderen Worten: Anstatt dass alle Neuronen zu unterschiedlichen Zeiten aktiviert werden, feuern in Phase 3 Gruppen von Neuronen zusammen im Schlaf Aktionspotenziale in einem rhythmischen Muster ab. Zu diesem Zeitpunkt schläft man tief, daher wird Phase 3 auch als Tiefschlafphase bezeichnet. Es wird angenommen, dass Phase 3 ein besonders wichtiges Stadium für einige der oben erwähnten regenerativen Effekte des Schlafs ist, um uns dieses erfrischende Gefühl zu geben, wenn wir aus der Nachtruhe aufwachen.

Die letzte Schlafphase ist der REM-Schlaf (Rapid Eye-Movement = schnelle Augenbewegungen). Im REM-Schlaf passiert etwas Seltsames. Der Körper scheint sich für jeden äußeren Beobachter im tiefsten Stadium des Schlafs zu befinden – der einzige scheinbare Widerspruch dazu ist die schnelle Bewegung der Augen unter den Augenlidern. Die Muskeln sind völlig erschlafft; wenn jemand den Arm des Schlafenden hochheben und loslassen würde, würde dieser kraftlos wieder auf das Bett fallen. Was der außenstehende Beobachter jedoch nicht sehen kann, ist, dass die Hirnaktivität in diesem Stadium sehr ähnlich aussieht, wie sie im Wachzustand erscheint.

Tatsächlich wurde der REM-Schlaf wegen der offensichtlichen Diskrepanz zwischen der Aktivität des Gehirns und des Körpers als »paradoxer Schlaf« bezeichnet. In diesem Stadium des Schlafs erleben wir im Allgemeinen unsere lebhaftesten Träume, und es gibt einige Hinweise darauf, dass die Augenbewegungen des REM-Schlafs den Augenbewegungen entsprechen, die wir machen, um die visuellen Szenen in unseren Träumen zu verinnerlichen.[41]

Nächtliche Bewegungen

Träume treten oft während des REM-Schlafs auf und es könnte sein, dass unsere Augen auf Traumbilder so reagieren, als ob sie wirklich direkt vor ihnen wären. Also gibt es offenbar einen guten Grund dafür, dass unsere Muskelaktivität in dieser Zeit gehemmt wird. Wenn das nicht der Fall wäre, würde unser Körper nämlich anfangen, sich so zu verhalten wie im Traum - wir würden uns also bewegen, während das Bewusstsein in seliger Unkenntnis darüber bleibt, was der Körper tut.

Genau das kann bei Patienten passieren, die an einer REM-Schlaf-Verhaltensstörung, oder RBD (REM Sleep Behavior Disorder), leiden. In diesem Zustand kann das Gehirn die Muskeln während des REM-Schlafs nicht hemmen. Stattdessen behalten sie ihren normalen Muskeltonus bei, was zu einer Reihe von Verhaltensweisen führen kann, die von unbeabsichtigten Arm- und Beinbewegungen bis hin zum vollständigen Ausleben von Träumen reichen können (dieser Zustand unterscheidet sich vom Schlafwandeln, das während des REM-Schlafs üblicherweise nicht auftritt und normalerweise relativ banale Verhaltensweisen wie das Aufsetzen im Bett oder das ruhige Umhergehen im Haus beinhaltet). Es ist nicht überraschend, dass das Ausleben von Träumen sowohl für die Person mit RBD als auch für jeden, der mit ihr ein Bett teilt, gefährlich sein kann. Mitten in der Nacht könnte jemand mit RBD über den Boden und über Möbel springen, auf eine Wand einschlagen oder einen Mitbewohner in den Schwitzkasten nehmen. In all diesen Fällen bewegt sich der Körper des RBD-Patienten wie in einem Traum (was auch Dinge wie die Abwehr eines Angreifers beinhalten könnte).

Es kann auch Probleme geben, wenn während des REM-Schlafs *zu viele* Muskeln gehemmt werden. Viele Menschen haben die Erfahrung gemacht - normalerweise beim Aufwachen, obwohl es auch beim Einschlafen passieren kann -, dass ihr Gehirn wach und bei Bewusstsein ist, sie aber ihren Körper nicht bewegen können. Sie können mehrere Sekunden (oder sogar Minuten) im Bett liegen, unfähig, sich zu bewegen, was häufig zu eskalierender Angst führt. Manche Menschen beschreiben auch halluzinatorische Erfahrungen, wie den Anblick oder das Gefühl eines Eindringlings im Raum oder das Gefühl, vom eigenen Körper wegschweben.

Dieser Zustand wird als *Schlaflähmung* bezeichnet. Obwohl sie noch nicht vollständig verstanden wird, wird angenommen, dass sie dadurch verursacht werden könnte, dass einige Teile des Gehirns erregt werden, während andere noch im REM-Schlaf sind. Wenn dies zum Beispiel jemandem beim Aufwachen passieren würde, wären die Muskeln immer noch gehemmt, während die Person wach und sich ihrer bewusst wird, und Aspekte eines traumähnlichen Bewusstseins könnten sich in den wachen Geist einschleichen. Glücklicherweise klingt die Lähmung im Allgemeinen ziemlich schnell ab, obwohl die Episoden beängstigend sein können. Der Zustand ist normalerweise kein Anzeichen für ein ernsthaftes zugrunde liegendes Problem. In den meisten Fällen kommt er nicht einmal regelmäßig vor.

Das schlafende Gehirn

Das Aufkommen des EEG half den Forschern zu erkennen, dass Schlaf nicht nur eine Ruhezeit für das Gehirn ist. Es war jedoch eine Menge zusätzlicher Arbeit erforderlich, um zu bestimmen, in welchen Anteilen des Gehirns die elektrischen Schwingungen erzeugt werden, die man auf einem EEG im Laufe der Nacht sehen kann.

In den 1930er Jahren führte ein Neurowissenschaftler namens Frederic Bremer einige Experimente an Katzen durch, bei denen große Fortschritte bei der Identifizierung dieser Gehirnregionen gemacht wurden. Bei Bremers Experimenten wurde eine Struktur, der sogenannte *Hirnstamm*, auf verschiedenen Ebenen chirurgisch durchtrennt. Der Hirnstamm sieht ein bisschen wie ein Stiel aus, der das Gehirn mit dem Rückenmark verbindet. Durch das Durchschneiden teilte Bremer das Gehirn effektiv in zwei Teile (und trennte es vom Körper). Je nachdem, wo der Schnitt vorgenommen wurde, mussten natürlich Hilfsmittel wie künstliche Beatmung eingesetzt werden, um den Tod der Tiere zu verhindern, und nach dem Eingriff waren die Tiere natürlich nicht mehr lebensfähig. Aber Bremer konnte das Gehirn nach diesen Operationen immer noch am Leben erhalten, und konnte mithilfe eines EEGs feststellen, ob das Gehirn weiterhin die für die Schlafstadien charakteristischen Aktivitäten aufwies.

Bremer stellte fest, dass das Gehirn der Katze in einen kontinuierlichen Slow-Wave-Schlaf versetzt wurde, wenn er den Schnitt hoch oben am Hirnstamm, in einem Bereich namens Mittelhirn, durchführte. Wenn er jedoch quer durch den Hirnstamm direkt über dem Rückenmark auf der Höhe einer Struktur schnitt, die als *Medulla oblongata* (oft kurz Medulla genannt) bezeich-

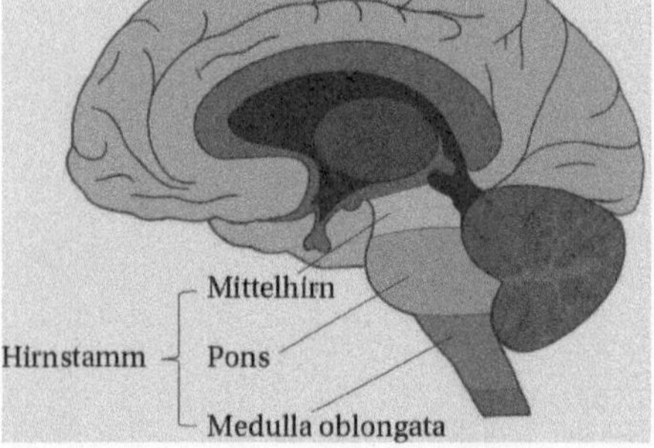

net wird, zeigte das Gehirn des Tieres immer noch Aktivität, die auf Wachzustand, Non-REM-Schlaf und REM-Schlaf hinwies.

Diese Ergebnisse legten nahe, dass der Teil des Gehirns, der sich oberhalb des Mittelhirns befindet, in der Lage ist, Slow-Wave-Schlaf zu erzeugen, während der Abschnitt des Hirnstamms zwischen Rückenmark und Mittelhirn in der Lage ist, Wachheit und REM-Schlaf zu fördern.

Konkretere Untersuchungen

Die Hirnregionen oberhalb des Mittelhirns werden manchmal kollektiv als *Vorderhirn* bezeichnet, weil sie sich aus einer Gruppe von Strukturen entwickeln, die sich bei einem sich entwickelnden Embryo nahe der Vorderseite des Gehirns befinden. Das Vorderhirn umfasst das gesamte Hirngewebe, aus dem die Gehirnhälften bestehen, zusammen mit einer Reihe anderer Strukturen wie dem Hypothalamus und dem Thalamus. Wir werden den Thalamus in Kapitel 7 eingehender untersuchen, aber bis dahin sollten Sie wissen, dass es sich um eine zentral gelegene Struktur handelt, durch die die meisten Informationen aus dem Hirnstamm geleitet werden müssen, bevor sie die Großhirnrinde erreichen.

Nachdem Bremers Forschungen darauf hinwiesen, dass das Vorderhirn besonders wichtig für den Slow-Wave-Schlaf ist, versuchten andere Wissenschaftler, den Zusammenhang weiter zu klären. Sie stellten fest, dass sie bei einem Tier durch elektrische Stimulation einiger Teile des Vorderhirns[42] Slow-Wave-Schlaf erzeugen und diesen durch Schädigung anderer Teile wieder aufheben konnten.[43] »Elektrische Stimulation« bedeutet in diesem Zusammenhang, dass ein sehr schwacher elektrischer Strom in einen bestimmten Teil des Gehirns geleitet wird. Da Neuronen elektrische Eigenschaften haben, werden sie in der Regel durch elektrische Stimulation aktiviert, sodass Neurowissenschaftler sehen können, was passiert, wenn Neuronen in einem bestimmten Teil des Gehirns »eingeschaltet« werden. Es ist erwähnenswert, dass die elektrische Stimulation von Neuronen an und für sich keine Schmerzen verursacht (wie wir noch lernen werden, verursacht die Manipulation

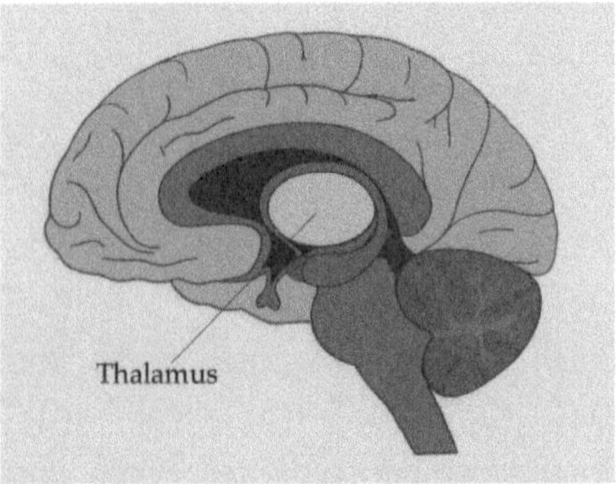

von Hirngewebe normalerweise keine Schmerzen). Es handelt sich dabei um eine gängige Forschungstechnik, die im gesamten Buch häufig zur Sprache kommen wird.

Die Forscher kamen schließlich zu der Erkenntnis, dass es Gruppen von Neuronen im Vorderhirn gibt, welche die Neurotransmitter Gamma-Aminobuttersäure (GABA) und Galanin freisetzen. GABA und Galanin gelten als hemmende Neurotransmitter, da ihre unmittelbare Wirkung auf andere Neuronen in der Regel darin besteht, dass diese Neuronen mit geringerer Wahrscheinlichkeit aktiviert werden. Daher wurde die Hypothese aufgestellt, dass die Vorderhirnregionen diese hemmenden Neurotransmitter freisetzen, um die Aktivität in anderen Teilen des Gehirns, die das Wachsein fördern, zu verringern, wodurch das gesamte Gehirn in einen Slow-Wave-Schlaf versetzt wird.

Eine Region des Hypothalamus, die als *ventrolateraler präoptischer Kern* oder VLPO bekannt ist, scheint bei dieser Art von Hemmung besonders wichtig zu sein. GABA- und Galanin-Neuronen aus dem VLPO wandern zu anderen wachheitssteigernden Neuronen im Gehirn und unterdrücken deren Aktivität. Somit scheint der VLPO eine wesentliche Rolle dabei zu spielen, andere Teile des Gehirns in den Schlaf zu versetzen.

Neuronen im Vorderhirn und insbesondere im Hypothalamus scheinen also daran mitzuwirken, unser Gehirn zu beruhigen. Aber welches Gebiet im Hirnstamm lässt es aufwachen? In den 1940er Jahren wurde entdeckt, dass ein elektrisch stimulierender Teil des Hirnstamms schnell Wachheit erzeugt.[44] Die Fortsätze der Neuronen in dieser Hirnstammregion, die später den Namen *aufsteigendes retikuläres Aktivierungssystem* (ARAS) erhalten sollte, führen vom Hirnstamm zum Thalamus, bevor sie sich auf den Weg zur Großhirnrinde machen. Dann stimulieren sie die Hirnrinde, um das Gehirn zu wecken.

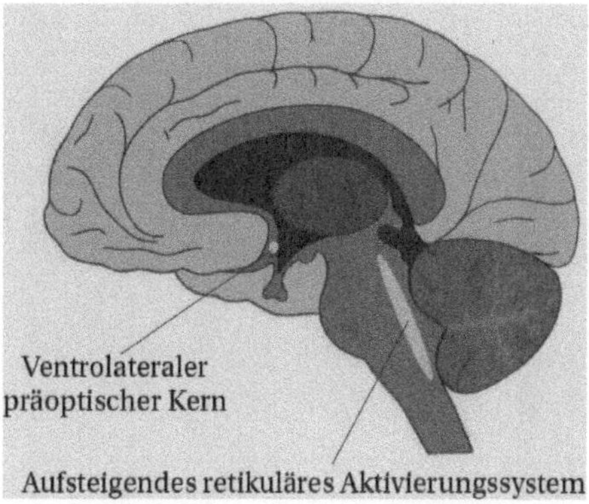

Bislang haben wir also eine Region im Vorderhirn, die den Schlaf fördert, und eine Region im Hirnstamm, die das Wachsein fördert. Aber wir brauchen noch ein paar andere Komponenten, damit dieses Schlafsystem so funktioniert, wie wir es normalerweise erwarten. Obwohl das oben erwähnte System des Vorderhirns den Slow-Wave-Schlaf induzieren kann, scheint es keinen REM-Schlaf zu verursachen. Forscher haben jedoch herausgefunden, dass es eine Region des Hirnstamms gibt, die als *Pons* bezeichnet wird, die für den REM-Schlaf unerlässlich ist. Pons ist der Teil des Hirnstamms, der sich etwas vorwölbt: daran lässt sich dieser Abschnitt des menschlichen Gehirns sehr gut erkennen. Wenn der Pons beschädigt ist, wird die REM-Schlafphase unterbrochen[45], und wenn der Bereich elektrisch stimuliert wird, fördert diese Stimulation die REM-Schlafphase.[46] Es scheint, dass die Neuronen in diesem Bereich auch für die Hemmung der motorischen Neuronen verantwortlich sind, die den Verlust des Muskeltonus während der REM-Schlafphase verursachen.

Zusätzlich zu diesen drei Regionen, die die drei grundlegenden Komponenten von Schlaf und Wachzustand ausmachen, scheint es auch eine Art »Kontrollzentrum« zu geben, das Übergänge zwischen diesen Zuständen verursacht. Forscher haben diese Art von Kontrollzentrum möglicherweise durch die Untersuchung von Narkolepsie, einer Störung übermäßiger Schläfrigkeit, entdeckt.

Narkolepsie und das Schlafkontrollzentrum

Für die meisten Menschen, die unter Schlafproblemen leiden, besteht das Problem darin, einzuschlafen oder die ganze Nacht durchzuschlafen. Aber so bedrückend Schlaflosigkeit auch sein mag, eine weniger häufige Störung namens Narkolepsie stört den Alltag oft noch mehr.

Patienten mit Narkolepsie können zu jeder Tageszeit von Schläfrigkeit und einem unwiderstehlichen Schlafbedürfnis überwältigt werden - auch nach einer kompletten Nacht voller Schlaf in der Nacht zuvor. Diese Patienten sind nicht dazu in der Lage, den Schlaf abzuwehren, der zu den ungünstigsten Zeiten auftreten kann (zum Beispiel mitten in einem Gespräch, während einer Mahlzeit oder sogar beim Autofahren). Normalerweise dauern diese Schlafperioden am Tag nicht sehr lange (bis zu etwa einer halben Stunde), und die Patienten fühlen sich danach in der Regel erfrischt - so wie die meisten Menschen sich nach einem kurzen Mittagsschlaf fühlen würden. Aber innerhalb von ein paar Stunden können sie dem gleichen übermächtigen Bedürfnis wieder ausgesetzt sein und wieder schlafen müssen.

Viele Patienten mit Narkolepsie erleben auch einen plötzlichen Verlust der Muskelkontrolle während ihres wachen Lebens. Dies führt häufig dazu, dass sie zu Boden fallen und sich für einige Sekunden bis zu mehreren Minuten nicht mehr bewegen können. Der Verlust der Muskelspannung, die als *Kataplexie* bezeichnet wird, ähnelt dem, was im normalen REM-Schlaf geschieht, und kann durch starke emotionale Reaktionen wie Lachen, Wut oder Überraschung ausgelöst werden.

Forscher haben erst durch Untersuchungen von Hunden verstanden, was Narkolepsie verursacht. Obwohl auch Hunde unter der Störung leiden können, ist übermäßige Schläfrigkeit für sie in der Regel nicht so auffällig oder problematisch wie bei Menschen (der Fauxpas, dass man eindöst, während einem jemand sagt, was für ein braver Hund man ist, ist nicht wirklich so schlimm, wie während einer wichtigen Besprechung bei der Arbeit einzuschlafen). Das auffälligste Symptom bei Hunden ist daher in der

Regel Kataplexie, die oft durch aufregende Ereignisse wie das Bereitstellen von Nahrung ausgelöst wird.

In den späten 1990er Jahren entdeckten Forscher die Ursprünge der Narkolepsie bei Hunden und führten sie auf eine Mutation in einem Gen zurück, das an der Produktion von Rezeptoren für eine Substanz namens *Hypocretin* beteiligt ist.[47] Hypocretin ist ein Neuropeptid, was einfach bedeutet, dass es ein kleines Protein ist, das als Neurotransmitter fungieren kann. Hypocretin-Neuronen befinden sich hauptsächlich im Hypothalamus, und die Mutation beim Hund bewirkt, dass die Rezeptoren für Hypocretin nicht mehr funktionieren.

Bei Menschen scheint sich die Narkolepsie auch um Hypocretin zu drehen. Aus noch unbekannten Gründen verlieren Patienten mit Narkolepsie die meisten (bis zu 95 Prozent) ihrer Hypocretin-Neuronen im Hypothalamus.[48]

Aufgrund seiner Rolle bei der Narkolepsie haben Forscher die Hypothese aufgestellt, dass Hypocretin für die Regulierung der Umschaltung des Gehirns zwischen Wach- und Schlafzustand von entscheidender Bedeutung sein könnte. Hypocretin-Neuronen senden Signale durch das gesamte Gehirn, auch an die vorhin erwähnten Bereiche, von denen angenommen wird, dass sie an der Erregung beteiligt sind. Durch die Stimulation dieser Bereiche scheint Hypocretin auch in der Lage zu sein, das Gehirn in einen Wachzustand zu versetzen. Wenn die Hypocretin-Aktivität reduziert wird, schläft das Gehirn ein.

Wenn die Hypocretin-Neuronen nicht richtig funktionieren, kommt es zu einem dysregulierten Hin- und Herwechseln zwischen Schlaf- und Wachzustand sowie zu Problemen mit Übergängen zwischen REM- und Nicht-REM-Schlaf. Man nimmt an, dass diese störenden Schwankungen für die unvorhersehbare Schläfrigkeit und die Muskelhemmung bei Narkolepsie bzw. Kataplexie verantwortlich sind. Daher scheinen Hypocretin-Neuronen eine kritische Komponente bei der Steuerung der Übergänge zwischen Schlaf- und Wachzustand zu sein.

Der Schlafschalter

Nachdem wir nun ein Netzwerk von Gehirnregionen identifiziert haben, die am Schlaf beteiligt sind, müssen wir als Nächstes die folgende Frage beantworten: Welche Faktoren veranlassen das Gehirn zu entscheiden, dass es Zeit zum Schlafen ist? Eine beliebte Hypothese, die zur Beantwortung dieser Frage entwickelt wurde, basiert auf der Vorstellung, dass die wachheitsfördernden Bereiche des Gehirns und die schlaffördernden Bereiche des Gehirns scheinbar in einem ständigen Wettbewerb miteinander stehen. Wenn wachheitsfördernde Bereiche aktiv sind, hemmen sie die schlaffördernden Bereiche und umgekehrt. Wenn eine Art von Areal aktiver wird als das andere, ist es in der Lage, den Verhaltenszustand (also den Schlaf- oder Wachzustand) zu induzieren, mit dem es verknüpft ist. Auf diese Weise erzeugen diese verschiedenen Arten von Hirnregionen einen Schalter, der sich entweder in einem »Schlaf«- oder »Wach«-Zustand befindet.

Wir alle wissen jedoch, dass wir uns nicht einfach in den Schlaf »schalten« können (oder zumindest sind die meisten von uns dazu nicht in der Lage). Stattdessen ist es ein allmählicher Prozess, bei dem wir spüren, dass wir uns zunehmend schläfriger fühlen, wenn der Tag in die Nacht übergeht.

Dem widersprechen Modelle eines Schlaf-Wach-Schalters ebenfalls nicht. Sie gehen davon aus, dass immer mehr schlaffördernde Neuronen aktiv werden, je weiter der Tag voranschreitet, und dass wir schließlich den Wendepunkt erreichen, an dem mehr schlaffördernde Neuronen als wachheitsfördernde Neuronen aktiv sind. Es gibt jedoch eine Reihe von Faktoren, die dieses Ungleichgewicht verursachen können.

Sie werden müde ...

Der Wunsch zu schlafen kann sich aus mehreren Gründen aufbauen. Stellen Sie sich zum Beispiel vor, dass Sie bis spät in der Nacht auf sind und Auto fahren. Je später es wird, desto schwerer werden Ihre Augenlider, Ihr Körper fühlt sich zunehmend träge an, Ihr Denken wird verschwommen und abgelenkt. Je länger Sie wach sind, desto mehr scheinen sich diese Effekte zu akkumulieren.

Bildschirmlicht und Schlaf

Mit der Verbreitung von Smartphones, Tablets und Laptops ist es heutzutage üblich geworden, dass die Menschen jeden Abend ihre letzten Momente des Wachseins damit verbringen, auf einen Bildschirm zu schauen. Neuere Untersuchungen legen jedoch nahe, dass dies nicht gut ist. Die Bildschirme dieser Geräte strahlen kurzwelliges blaues Licht aus, das einigen Studien zufolge den normalen Schlaf stören kann.[49] Es ist möglich, dass dies dadurch verursacht wird, dass die Ausschüttung von Melatonin unterdrückt wird, einem Hormon, von dem man annimmt, dass es an der Aufrechterhaltung des 24-Stunden-Rhythmus (der zirkadiane Rhythmus) des Körpers verantwortlich ist. Wenn Sie vor dem Zubettgehen ein lichtemittierendes elektronisches Gerät verwenden müssen, versuchen Sie daher, ein Gerät mit einem Blaulichtfilter zu verwenden (ein heute bei vielen Geräten übliches Merkmal). Dimmen Sie außerdem den Bildschirm auf die niedrigste Einstellung, die Sie tolerieren können, und versuchen Sie, das Gerät etwa 30 cm von Ihrem Gesicht entfernt zu halten. Solche Vorsichtsmaßnahmen können helfen, die negativen Auswirkungen von blauem Licht zu minimieren.

Denken Sie andererseits an die erhöhte Müdigkeit, die Sie an einem typischen Abend empfinden, wenn sich Ihre normale Schlafenszeit nähert. Diese Art von Müdigkeit ist vielleicht weniger intensiv und tritt regelmäßig auf, als würde Ihr Körper versuchen, sich an den Zeitplan einer inneren Uhr zu halten.

Beide Wahrnehmungen - Schläfrigkeit, die sich mit zunehmender Zeit im Wachzustand aufbaut, und Schläfrigkeit, die nach einer Art innerem Zeitplan verläuft - sind zutreffend. Obwohl die Wissenschaftler nicht alle Mechanismen kennen, die hinter den Ursachen für Müdigkeit stecken, wird angenommen, dass es mindestens zwei Hauptinstrumente zur Erzeugung von Müdigkeit gibt. Das eine scheint darin zu bestehen, dass sich im Laufe der Zeit eine schlaffördernde Substanz ansammelt, die während des Wachzustandes produziert wird. Das andere scheint mit einer 24-Stunden-Körperuhr verbunden zu sein, die nicht nur den Schlaf, sondern auch viele andere Verhaltensweisen reguliert.

Adenosin und Schlaf

Wenn Adenosintriphosphat, oder ATP, von den Zellen des Körpers zur Energiegewinnung verwendet wird, hinterlässt es die Substanz Adenosin. Die Zellen verwenden dieses übrig gebliebene Adenosin schließlich, um mehr ATP zu produzieren, aber im Laufe der Zeit neigt Adenosin auch dazu, sich im Gehirn aufzubauen.

Adenosin scheint schlaffördernde Wirkungen zu haben. Es kann als Neurotransmitter fungieren, indem es Rezeptoren im VLPO stimuliert, die mit dem Einsetzen des Schlafs in Verbindung stehen. Und es kann Neuronen hemmen, die Teil des retikulären Aktivierungssystems sind.

So sammelt sich Adenosin als Nebenprodukt unserer Zellen unter Verwendung von Energie an und kann auf diese Weise als Signal für das Gehirn wirken, dass die Energiespeicher zur Neige gehen. Mit anderen Worten, ein hoher Adenosinspiegel deutet darauf hin, dass viel Energie verbraucht wurde. Dies veranlasst das Gehirn, sich ausruhen zu wollen, damit diese Energiespeicher wieder aufgefüllt werden können.

Die Rolle von Adenosin als Schlafmittel hilft auch bei der Erklärung der Auswirkungen der weltweit beliebtesten stimulierenden Substanz: Koffein. Der Hauptwirkungsmechanismus von

Koffein besteht darin, die Rezeptoren für Adenosin zu blockieren, wodurch die Fähigkeit von Adenosin, das Gehirn zu beeinflussen, eingeschränkt wird. Da Adenosin typischerweise Schläfrigkeit und Schlaf fördert, führt die Blockierung dieses Effekts auf natürliche Weise zu Aufmerksamkeit und Wachheit.

Die Adenosin-Anreicherung hilft uns also zu verstehen, warum längere Wachphasen zu zunehmender Schläfrigkeit führen. Aber unser Schlafrhythmus wird nicht nur davon beeinflusst, wie lange wir wach sind. Er versucht auch, sich eng an eine 24-Stunden-Uhr zu halten, die im Gehirn ständig tickt.

24-Stunden-Rhythmus

Fast alles Leben auf unserem Planeten ist in irgendeiner Weise von der täglichen Rotation der Erde und den dadurch verursachten Sonneneinstrahlungszeiten abhängig. Daher ist es nicht verwunderlich, dass unsere Körper sich anscheinend so entwickelt haben, dass sie in einem 24-Stunden-Zyklus funktionieren. Mit anderen Worten, unser Körper hat einen Rhythmus, der seine Aktivität im Laufe des Tages steuert; dieser wird auch zirkadianer Rhythmus genannt. Unsere zirkadianen Rhythmen bestimmen nicht nur, wann wir schlafen und wann wir wach sind, sondern auch, wann wir essen, trinken und sogar, wann unser Körper Dinge wie die Freisetzung von Hormonen tut.

Damit die Aktivitäten des Körpers nach einem 24-Stunden-Zeitplan aufrechterhalten werden können, müssen das Gehirn und/oder der Körper jedoch eine Möglichkeit haben, die Tageszeit zu erkennen. In den frühen 1970er Jahren fanden Forscher heraus, dass diese Funktion in einem Paar winziger Kerne im Hypothalamus, den sogenannten *suprachiasmatischen Kernen*, enthalten zu sein scheint. Als die Wissenschaftler diese Kerne bei Ratten beschädigten, verloren die Tiere ihre Fähigkeit, einen normalen zirkadianen Rhythmus aufrechtzuerhalten.[50] Anstelle ihres typischen nächtlichen Aktivitätsmusters (Ratten sind nachtaktiv) zeigten die gehirngeschädigten Tiere kein klares Verhaltensmuster mehr, da sie über einen Zeitraum von 24 Stunden zu zufälligen Zeiten aufwachten und schliefen.

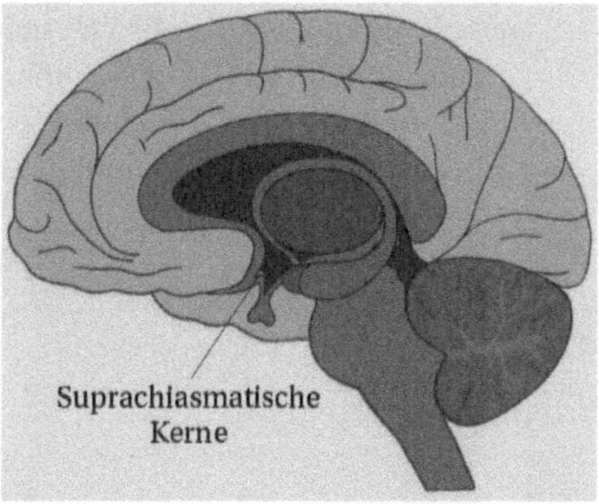

Diese Entdeckung wurde bald auch auf andere Tiere und den Menschen ausgeweitet. Wir wissen jetzt, dass die Zellen in den suprachiasmatischen Kernen die Fähigkeit haben, die Zeit zu erfassen. Dies geschieht mithilfe eines komplexen Zyklus aus Gentranskription und Proteinproduktion, der etwa 24 Stunden dauert. Die Zellen der suprachiasmatischen Kerne sind auch auf Informationen aus der Netzhaut sowie auf andere Signale angewiesen – wie die Anwesenheit des Hormons Melatonin (das bei Dunkelheit am stärksten ausgeschüttet wird) –, um ihre innere Uhr zu regulieren, wenn es scheint, dass die Lichtmenge in der Umgebung nicht mit ihrer Zeitmessung übereinstimmt. Dies kann zum Beispiel passieren, wenn man über mehrere Zeitzonen gereist ist. Dies kann die innere Uhr stören, was zu einem Jetlag führt.

Diese suprachiasmatischen Zellkerne haben Verbindungen zu anderen Bereichen des Hypothalamus (wie Gruppen von Hypocretin-Neuronen), die am Wechsel zwischen Schlaf- und Wachzustand beteiligt sind. Auf diese Weise spielen die suprachiasmatischen Nervenzellen eine wesentliche Rolle bei der Regulierung des Schlafs. Sie versuchen sicherzustellen, dass wir in einem 24-Stunden-Rhythmus bleiben, wobei der Schlaf etwa acht dieser Stunden in Anspruch nimmt.

Für viele von uns ist diese Acht-Stunden-Schätzung für den Schlaf natürlich ein Wunschdenken, was in einigen Fällen durchaus in Ordnung ist. Acht Stunden Schlaf sind für viele Menschen ein gesundes Maß an Schlaf, aber es gibt hierbei erhebliche Unterschiede, da einige Menschen weniger und andere mehr Schlaf benötigen. Es ist allerdings ein Problem, dass viele von uns Schwierigkeiten haben, selbst die minimale Menge an Schlaf zu bekommen, die wir brauchen, um tagsüber optimal funktionieren zu können. Schlaflosigkeit ist die häufigste Schlafstörung, und obwohl die potenziellen Ursachen zu zahlreich sind, um sie hier gründlich zu erforschen, könnte eine bekannte Substanz aufgrund ihrer ständig wachsenden Popularität zu vermehrten Fällen von Schlaflosigkeit führen: Koffein.

Die beliebteste Droge Amerikas

Die moderne Gesellschaft ist von Produktivität besessen. Viele von uns beginnen jeden Tag mit einer Reihe von Zielen und Vorgaben, die wahrscheinlich die Grenzen unserer verfügbaren Zeit und Fähigkeiten sprengen. Dennoch versuchen wir, jeden Tag damit zu beenden, dass alles, was auf unserer To-do-Liste steht, abgestrichen ist. Oftmals sind wir auf Koffein angewiesen, um die Energie dafür zu finden.

Schätzungen zufolge trinken bis zu 90 Prozent der Bevölkerung der Vereinigten Staaten regelmäßig koffeinhaltige Getränke. Und die Menge an Koffein, die wir trinken, scheint im Laufe der Jahre langsam nach oben zu steigen. Daten aus den Jahren 1999 bis 2010 deuten darauf hin, dass die durchschnittliche tägliche Koffeinzufuhr in diesem Zeitraum von 120 Milligramm (mg) auf 165 mg gestiegen ist.[51] Die Koffeinmenge in einem typischen koffeinhaltigen Getränk variiert, aber 120 mg entspricht etwa der Menge, die in einer Tasse Kaffee mit ca. 280 ml enthalten ist, und 165 mg kommen ungefähr in einer Tasse Kaffee von 450 ml vor.

Seit Anfang der 2000er Jahre haben in den Vereinigten Staaten auch Schlaflosigkeit und Tagesmüdigkeit zugenommen – insbesondere in bestimmten Altersgruppen. In einer Studie stiegen beispielsweise die Berichte über Schlaflosigkeit und Schlafstörungen bei den 18- bis 24-Jährigen zwischen 2002 und 2012 um mehr als 30 Prozent an.[52]

Es wäre wissenschaftlich leichtsinnig zu sagen, dass ein erhöhter Koffeinkonsum erhöhte Schlaflosigkeitsraten *verursacht*. Obwohl diese beiden Dinge miteinander korrelieren (wenn eines der beiden Dinge zunimmt, steigt auch das andere), wissen wir nicht, wie viel Einfluss Koffein wirklich auf die Schlaflosigkeitsraten hat. Es ist jedoch wahrscheinlich bei einigen Fällen von Schlafstörungen ein Faktor, und der Koffeinkonsum ist in unserer Gesellschaft so weit verbreitet, dass er unseren Schlaf beeinflussen könnte, ohne dass wir es überhaupt merken. Aber schon das Wissen um die Wirkungsweise der Droge kann uns helfen, unseren Koffeinkonsum in den Griff zu bekommen, damit er sich nicht negativ auf den Schlaf auswirkt.

Die nachklingende Wirkung von Koffein

Wie ich bereits erwähnt habe, besteht der primäre Mechanismus von Koffein darin, Rezeptoren für Adenosin zu blockieren. Auf diese Weise hindert Koffein das Adenosin daran, uns ein Müdigkeitsgefühl zu vermitteln - und führt dazu, dass wir uns wacher und aufmerksamer fühlen. Solange sich Koffein in unserem System befindet, wird der Einschlafschalter weniger wahrscheinlich aktiviert. Das kann natürlich hilfreich sein, wenn man versucht, wach zu bleiben, um etwas zu erledigen, aber problematisch, wenn die Wirkung anhält, nachdem man sich entschieden hat, ins Bett zu gehen.

Das Problem mit Koffein ist, dass es nach dem Trinken für eine relativ lange Zeit in unserem System verbleibt. Alle Drogen und auch andere Substanzen haben eine charakteristische Eigenschaft, die als *Halbwertszeit* bezeichnet wird. Schon bald nach der Einnahme einer Substanz beginnen die Enzyme im Körper, sie zu inaktivieren und aus dem Blutkreislauf zu entfernen. Die Zeit, die der Körper benötigt, um 50 Prozent der anfangs konsumierten Menge zu entfernen, ist die Halbwertszeit der Substanz. Die Halbwertszeit von Koffein variiert von Mensch zu Mensch sehr stark, beträgt aber im Durchschnitt etwa fünf Stunden. Das bedeutet: Wenn Sie eine kleine Tasse Kaffee trinken (sagen wir, sie enthält 100 mg Koffein), verringert sich die Koffeinkonzentration in Ihrem Blutkreislauf nach fünf Stunden um 50 Prozent - herunter auf 50 mg. Der Körper braucht dann weitere fünf Stunden, um wiederum 50 Prozent des restlichen Koffeins zu entfernen. Nach den ersten fünf Stunden haben Sie also 50 mg in Ihrem System, und nach weiteren fünf Stunden sind es noch 25 mg. Nach weiteren fünf Stunden ist die Menge auf 12,5 mg gesunken und so weiter.

Die lange Halbwertszeit von Koffein führt zu Problemen für Menschen, die zu spät am Tag koffeinhaltige Substanzen trinken. Wenn Sie zum Beispiel nach dem Abendessen um 18:30 Uhr eine große Tasse Kaffee trinken, die 200 mg Koffein enthält, dann haben Sie um 23:30 Uhr immer noch etwa 100 mg Koffein in Ihrem System. Wenn Sie sich zum Einschlafen hinlegen, könnte das verbleibende Koffein in Ihrem Blutkreislauf das Einschlafen erschweren.

Wie spät können Sie also noch die letzte Tasse Kaffee oder Tee oder die letzte koffeinhaltige Limonade trinken? Die Antwort hängt ausschließlich von Ihrem Körper ab. Verschiedene Menschen reagieren unterschiedlich auf Koffein, und eine Reihe von Faktoren, die von der Genetik über das Alter bis hin zur Schwangerschaft reichen, können die Halbwertszeit der Droge beeinflussen. Zum Beispiel verlängern sowohl das Alter als auch die Schwangerschaft die Wirkung von Koffein – bei Frauen im dritten Schwangerschaftsdrittel kann die Halbwertszeit bis zu 18 Stunden betragen![53] Für bestimmte Menschen ist es um 14 Uhr nicht zu spät, das letzte koffeinhaltige Getränk zu trinken. Für andere ist 12 Uhr mittags vielleicht die Grenze.

Eine Studie untersuchte die Auswirkungen von Koffein auf den Schlaf, indem sie den Teilnehmern 400 mg Koffein entweder direkt vor dem Schlafengehen, drei Stunden vor dem Schlafengehen oder sechs Stunden vor dem Schlafengehen verabreichte. Es ist nicht überraschend, dass die Einnahme dieser hohen Dosis Koffein null oder drei Stunden vor dem Schlafengehen den Schlaf erheblich störte. Selbst die Dosis, die sechs Stunden vor dem Zubettgehen eingenommen wurde, reduzierte die Gesamtschlafdauer um über eine Stunde.[54]

Melatonin für den Schlaf

Zwar gibt es heute viele verschreibungspflichtige Medikamente zur Behandlung von Schlaflosigkeit, aber wenn Sie nach einer rezeptfreien Alternative suchen, könnte Melatonin eine brauchbare Option sein.

Melatonin ist ein Hormon, das von einem Teil des Gehirns, der Zirbeldrüse, produziert wird. Man nimmt an, dass es eine wichtige Rolle bei der Regulierung des zirkadianen Rhythmus spielt. Synthetisches Melatonin wird rezeptfrei verkauft. Es gibt einige Hinweise darauf, dass es möglicherweise die Zeit bis zum Einschlafen etwas verkürzt und die allgemeine Schlafqualität verbessert.[55] Wenn Sie sich für

Melatonin entscheiden, sollten Sie dennoch vorsichtig sein. Melatonin und andere »pflanzliche« Nahrungsergänzungsmittel werden in den USA von der FDA (Food and Drug Administration) nicht reguliert. Daher gibt es nur wenig Kontrolle darüber, ob Produkte, die angeblich Melatonin enthalten, tatsächlich einen angemessenen Wirkstoffgehalt haben. Bevor Sie Melatonin einkaufen, recherchieren Sie daher ein wenig und suchen Sie sich ein seriöses Unternehmen, bei dem Sie das Präparat kaufen können. Diese Empfehlung gilt auch für Deutschland, wo Melatonin (meist in niedriger Dosierung) zum einen rezeptfrei erhältlich ist. Zum anderen gibt es Melatonin in höherer Dosierung als Medikament, das für Schlaflosigkeit zugelassen ist.

In einer weiteren kleinen Studie untersuchten Forscher die Auswirkungen der Einnahme von 100 mg Koffein gleich morgens früh auf den Schlaf in der folgenden Nacht. Die Teilnehmer (die alle regelmäßige Koffeinkonsumenten waren) nahmen kurz nach 7 Uhr morgens eine Dosis von 200 mg Koffein ein und gingen um 23 Uhr zu Bett. Auch dies war mit einer leichten Abnahme der Gesamtschlafdauer und Unterschieden in der elektrischen Aktivität des Gehirns während des Schlafs verbunden.[56]

Es kann viele Ursachen für Schlaflosigkeit geben. Selbst wenn Sie Koffein trinken, muss der Koffeinkonsum nicht unbedingt der wichtigste Faktor für etwaige Schlafstörungen sein. Wenn Sie an Schlaflosigkeit leiden und die Dinge identifizieren wollen, die für Ihre Schlaflosigkeit verantwortlich sind, müssen Sie wahrscheinlich die Trial- und Error-Methode anwenden. Da chronischer Schlafverlust jedoch mit immer schwerwiegenderen Gesundheitsproblemen in Verbindung gebracht wird, die von Herz-Kreislauf-Erkrankungen bis hin zu Krebs reichen, könnte es die wichtigste Gesundheitsentscheidung Ihres Lebens werden, diese Ursachen genau zu klären und Ihre Gewohnheiten entsprechend zu ändern.

4
Sprache

Als Yuki 53 Jahre alt war, wurde er nach einem plötzlichen Auftreten von beängstigenden Symptomen ins Krankenhaus eingeliefert, darunter rasende Kopfschmerzen, Probleme mit dem Sehvermögen und Schwierigkeiten beim Sprechen. Nach einigen Tests stellten die Ärzte fest, dass bei Yuki Blutungen im Gehirn auftraten – in der Medizin Hämorrhagie (allgemein für Blutung) oder kurz Hirnblutung genannt.

Eine Hirnblutung ist ungefähr so schlimm, wie sie sich anhört. Sie tritt auf, wenn ein geschwächtes Blutgefäß im Gehirn platzt und Blut in das umliegende Hirngewebe fließt. Das Blut sammelt sich außerhalb des Blutgefäßes an und bildet ein *Hämatom*. Wenn das Hämatom wächst, schädigt es nicht nur die Neurone in der näheren Umgebung, sondern nimmt auch Platz im Schädel ein, der normalerweise für das Gehirn reserviert ist. Dies führt dazu, dass andere Bereiche des Gehirns komprimiert und möglicherweise ebenfalls geschädigt werden. Das Risiko, daran zu sterben oder eine schwere Behinderung davonzutragen, ist hoch.

Yuki hatte jedoch Glück. Seine Ärzte fanden ein großes Hämatom in der linken Hirnhälfte, konnten es aber operativ entfernen. Und nach der Operation verschwanden Yukis Symptome größtenteils – mit Ausnahme einiger anhaltender Sprachprobleme. In vielerlei Hinsicht war Yuki in der Lage, normal zu sprechen: Er benutzte Verben, Adjektive, Adverbien und die meisten anderen Komponenten der Sprache ohne Probleme. Aber bei den Substantiven war das anders. Yuki war stark beeinträchtigt, wenn es darum ging, sich an die Namen von Dingen zu erinnern. Ein Baum, die Wand, sein Fuß – er erkannte sie alle, konnte sich aber nicht mehr erinnern, wie er sie nennen sollte. Es überrascht nicht, dass es ihm dadurch schwerfiel, sich zu verständigen.

Würde man Yuki zum Beispiel fragen, was ein Löffel ist, würde er ihn vielleicht als »etwas, mit dem ich Essen aufnehme, um es in den Mund zu stecken« beschreiben. Er wäre wahrscheinlich dazu in der Lage, die Benutzung des Besteckteils zu demonstrieren, könnte aber das Wort »Löffel« nicht aussprechen. Als die Ärzte ihm ein Bild von einem Pferd zeigten, sagte er, es sei »das Ding, das ich am Sonntag im Fernsehen laufen sehe«.[57]

Yuki litt an einer Sprachstörung, die als *anomische Aphasie*, amnestische Aphasie oder Objektaphasie bekannt ist. Der Begriff Aphasie bezeichnet im Allgemeinen jede Sprachstörung, die durch einen Hirnschaden verursacht wird, und das Wort Anomie kann mit »ohne Namen« übersetzt werden. Die anomische Aphasie ist in der Regel eine relativ leicht ausgeprägte Form der Aphasie, da betroffene Menschen oft auch ohne Verwendung von Objektnamen kommunizieren können. Häufig tun sie dies, indem sie den Gegenstand beschreiben, wie es Yuki mit dem Pferd getan hat. Durch die Verwendung von Beschreibungen, Handbewegungen und Gesten können sie so noch ihren Standpunkt vermitteln – besonders, wenn sie mit jemandem sprechen, der sich ihres Zustands bewusst ist und bereit ist, Geduld zu haben. Aber die Erkrankung ist auch unglaublich frustrierend, da diejenigen, die daran leiden, ständig das Gefühl haben, dass das Wort, nach dem sie suchen, ihnen direkt auf der Zunge liegt und dennoch unerreichbar ist.

Es gibt eine Reihe verschiedener Arten von Aphasie, und die damit verbundenen Defizite können überraschend spezifisch sein – sie reichen von Schwierigkeiten bei der Verwendung bestimmter Wortarten bis hin zum Verlust der Fähigkeit, Wörter zu lesen, obwohl der Patient noch schreiben kann (dies kann eine seltsame Situation schaffen, in der jemand einen Satz aufschreiben kann, aber dann nicht in der Lage ist, ihn zu lesen). Wenn man diese speziellen Formen der Aphasie kennt, kann man leichter wertschätzen, wie viele verschiedene Informationen das Gehirn zusammenbringen muss, um Sprache zu produzieren. Denn die verschiedenen Aphasieformen verdeutlichen, wie schwerwiegend Sprache gestört werden kann, wenn nur eine bestimmte Komponente davon verloren geht.

In der Tat ist Sprache nicht nur eine Fähigkeit, sondern ein Zusammenspiel aus vielen. Allein das Sprechen eines einfachen Satzes wie »Ich war im Geschäft einkaufen« beinhaltet (unter anderem), auf das Gedächtnis zuzugreifen, um das notwendige Vokabular zu finden, Entscheidungen über die Wortwahl zu treffen, grammatische Regeln zu erkennen, die Abfolge der Wörter regeln und einen Plan zum Bewegen einer Reihe von Muskeln – wie die des Mundes, der Zunge und des Rachens – zu erstellen, um das Gesprochene tatsächlich zu produzieren. Es ist eine ausgeklügelte Orchestrierung – und unser Gehirn ist der Maestro.

Sprache ist in vielerlei Hinsicht die beeindruckendste Funktion des menschlichen Gehirns. Unsere Fähigkeit, uns nicht nur auszudrücken, sondern dies mit einem solchen Reichtum, Einfallsreichtum und einer solchen Vielfalt zu tun – und zwar in einer Weise, die sowohl eine sofortige Kommunikation als auch die Weitergabe von Informationen von Generation zu Generation ermöglicht –, unterscheidet uns von anderen Tieren. Es ist schwierig, sich vorzustellen, wo sich die Menschheit ohne die Fähigkeit zu sprechen befinden würde.

Und doch scheinen wir sie ein bisschen als selbstverständlich zu betrachten. Wann haben Sie das letzte Mal innegehalten und darüber nachgedacht, dass Sie über diese unglaubliche Fähigkeit verfügen, die Sie in der Hierarchie der Organismen auf diesem Planeten in eine einzigartige Position versetzt und es Ihnen ermöglicht, alles Mögliche zu tun, von der Bestellung eines Mittagessens in einem Restaurant bis hin zum Ausdruck Ihrer unsterblichen Zuneigung für einen Liebhaber?

Wenn Sie wie ich sind, ist das wahrscheinlich nichts, worüber Sie wirklich viel nachdenken. Für die meisten Menschen ist Sprache mühelos und erfordert nicht viel Nachdenken (es sei denn, Sie tun etwas, wie ein Buch zu schreiben – dann quälen Sie sich am Ende ziemlich viel mit Sprache herum). Wir können diese Fähigkeit relativ leicht erlernen. Tatsächlich scheinen unsere Gehirne fast so organisiert zu sein, dass sie besonders empfänglich für den Spracherwerb sind, zumindest bis zum Alter von etwa sieben Jahren[58] (vielleicht auch bis zur Pubertät oder sogar bis zum Alter von 18 Jahren, wie einige neuere Untersuchungen nahelegen).[59]

Mit der Zeit wird unser Gehirn jedoch etwas unflexibler und widmet sich dem Erkennen der Nuancen einer einzigen Sprache, anstatt sich in einer Vielzahl von Nuancen zu verzetteln. Trotz dieser Starrheit (oder vielleicht gerade deshalb) kennen wir im

Erwachsenenalter im Durchschnitt mehr als 40 000 Wörter,[60] und die meisten davon haben wir gelernt, ohne es überhaupt mitzubekommen.

Und doch können Erkrankungen wie Yukis anomische Aphasie uns helfen zu erkennen, wie fragil unsere Sprachfähigkeiten sind. Eine Gehirnblutung – oder eine beliebige andere neurologische Erkrankung – kann die Sprachfähigkeiten, die wir unser ganzes Leben lang entwickelt haben, schnell zunichtemachen. Aber so problematisch Aphasie für den einzelnen Patienten auch sein kann, so haben uns Aphasien doch eine Menge über die neurowissenschaftlichen Grundlagen der Sprache gelehrt. Tatsächlich hat die Untersuchung von Patienten mit Aphasie wirklich die Grundlage für die moderne Auffassung darüber gelegt, wie Sprache vom Gehirn verarbeitet wird.

Broca trifft »Tan«

Im April 1861 wurde ein 51-jähriger Mann zur Behandlung einer gangränösen Beininfektion in das Krankenhaus von Bicêtre, etwas außerhalb von Paris, gebracht. Der Mann, Louis Victor Leborgne, wurde in die Obhut eines jungen Chirurgen namens Paul Broca gegeben.

Leborgne hatte ein schwieriges Leben geführt, und er war bereits dem Tod nahe, als er in Brocas chirurgische Abteilung kam. Er hatte schon in jungen Jahren an Epilepsie gelitten und verlor im Alter von 30 Jahren die Fähigkeit, fließend zu sprechen. Mit etwa 40 Jahren begann seine rechte Körperhälfte die Funktion zu verlieren, bis er schließlich hemiplegisch (halbseitig gelähmt) und bettlägerig war. Dann verschlechterten sich allmählich auch seine kognitiven Fähigkeiten und sein Sehvermögen. Die bakterielle Infektion in seinem Bein schien die letzte Verletzung zu sein, die sein Körper noch aushalten konnte.

Diese Details machten Leborgne nicht einzigartig unter den Patienten, die Broca im Krankenhaus von Bicêtre betreute, aber die Schwere von Leborgnes Sprachdefizit erregte Brocas Aufmerksamkeit. Leborgne schien Gedanken zu haben, die er mitteilen wollte, aber immer, wenn er dies versuchte, kam aus seinem Mund nur ein sinnloser und sich wiederholender Refrain des Wortes »tan« heraus. Dies führte dazu, dass er im Krankenhaus als *Tan* bekannt wurde. (Tatsächlich wird Leborgne in den Nacherzählungen dieser Geschichte so häufig als Tan bezeichnet, dass er heute oft unter Studenten der Psychologie und Neurowissenschaften nur so bekannt ist).

Broca war mehr als nur ein Chirurg – er war einer der einflussreichsten Neurowissenschaftler der modernen Geschichte. Und für Broca war Leborgne mehr als nur ein typischer Patient. Leborgne bot Broca die Gelegenheit, mit Fachkollegen darüber zu diskutieren, wo die Sprachfähigkeiten im Gehirn angesiedelt sind. Dies war Teil einer größeren Kontroverse darüber, ob bestimmte Funktionen überhaupt in bestimmten Hirnregionen lokalisiert sind oder ob alle Bereiche des Gehirns funktionell gleichwertig sind.

Die Sprache war zu einem wichtigen Teil der Debatte geworden, weil es einige Hinweise darauf gab, dass sie in den frontalen Regionen des Gehirns – einem Bereich, der als *Frontallappen* bekannt ist – angesiedelt ist. Als er Leborgne kennenlernte, erkannte Broca, dass der Patient ein wertvolles Hilfsmittel zur Überprüfung dieser Hypothese sein könnte.

Denn falls Broca bei der Untersuchung von Leborgnes Gehirn feststellen sollte, dass der Mann eine Art Verletzung (beispielsweise eine durch Anfälle verursachte Schädigung) des Frontallappens erlitten hatte, würde dies die Vorstellung unterstützen, dass der Frontallappen der Bereich des Gehirns ist, der Sprache produziert.

Leborgne überlebte weniger als eine Woche unter Brocas Obhut, und Broca führte vierundzwanzig Stunden nach dessen Tod eine Autopsie durch – sicher mit einer gewissen Vorfreude (so morbide das für die meisten von uns klingen mag). Als Broca Leborgnes Gehirn untersuchte, fand er in mehreren Bereichen einen Zerfall, aber die mit Abstand größte Schädigung war am Frontallappen auszumachen. Tatsächlich entdeckte er im linken Frontallappen eine Grube, die Broca als etwa hühnereigroß beschrieb.[61]

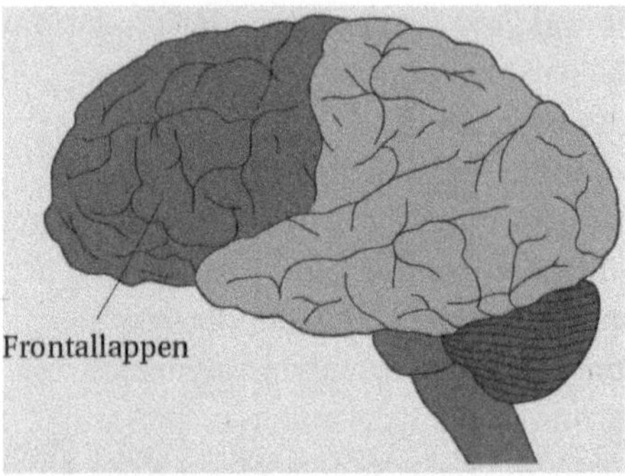

Innerhalb der nächsten Jahre identifizierte Broca eine Reihe weiterer Fälle mit einer ähnlichen Art von Aphasie. Bei der Autopsie wurde auch bei diesen anderen Patienten eine Schädigung des Frontallappens festgestellt.

Zu Brocas Überraschung zeigte sich die Schädigung immer wieder im linken Frontallappen. Dies war merkwürdig, weil man bis zu diesem Zeitpunkt davon ausging, dass die beiden Gehirnhälften (Hemisphären) genau gleich sind. Aber hier gab es ein Funktionsdefizit, das aufzutreten schien, wenn nur eine Hemisphäre beschädigt war.

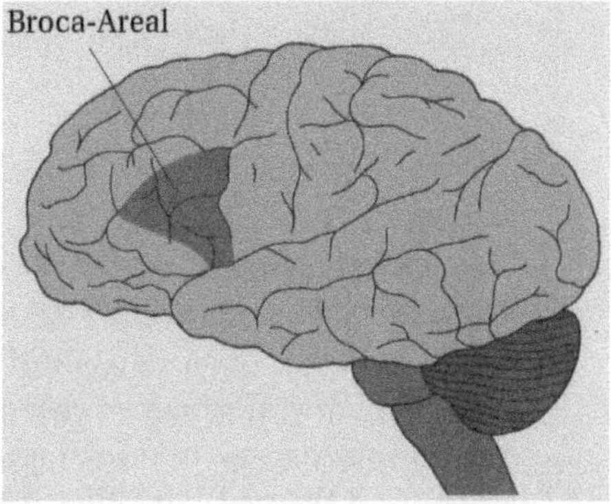

Das spezifische Gebiet, das mit der Beeinträchtigung in Verbindung steht, wurde als Broca-Faltung bekannt, ein Spitzname, der schließlich in Broca-Zentrum und schlussendlich in Broca-Areal geändert wurde. Das Broca-Areal ist heute zu einem Synonym für die Sprachproduktion geworden und liegt bei etwa 95 Prozent der Menschen in der linken Hemisphäre.[62] Das damit verbundene Sprachproblem, das in erster Linie darin besteht, nicht mehr flüssig sprechen zu können, wird als Broca-Aphasie bezeichnet.

Wie Leborgne haben Patienten mit Broca-Aphasie Schwierigkeiten bei der Wortbildung. Wenn sie dann doch ein Wort aussprechen können, ist dies oft ein mühsamer Prozess, und häufig werden Wörter – oder Teile von Wörtern wie die Endungen von Substantiven und Verben – ausgelassen. Wenn man sie bittet, einen Gang zum Lebensmittelgeschäft zu beschreiben, sagen diese Patienten vielleicht etwas wie »Gehe … Laden« mit einer langen Pause zwischen den beiden Wörtern.

Wernicke bekommt ein eigenes Areal

Zu Brocas Zeiten zögerten Wissenschaftler, die Idee zu akzeptieren, dass das Broca-Areal auf eine Aufgabe wie die Sprachproduktion spezialisiert ist, zumal die Unterstützung dieser Hypothese auch bedeutete, dass die beiden Hirnhälften keine Kopien voneinander sind – was dem damaligen Dogma zuwiderlief.

Etwa 15 Jahre, nachdem Leborgne in die Obhut von Broca gegeben worden war, untermauerte ein junger deutscher Arzt namens Carl Wernicke die Idee, dass die Sprache in der linken Hemisphäre angesiedelt ist. Wernicke machte eine ähnliche Entdeckung wie Broca: Er fand einen Bereich in der linken Hemisphäre, der, wenn er beschädigt wurde, zu einem charakteristischen Sprachdefizit führte.

Wenn Patienten jedoch eine Schädigung des sogenannten Wernicke-Areals erfahren, entwickeln sie Sprachschwierigkeiten, die in gewisser Weise das Gegenteil der Broca-Aphasie sind. Patienten mit Wernicke-Aphasie haben keine Schwierigkeiten, Sprache zu erzeugen. Tatsächlich fließen die Worte mühelos aus ihrem Mund, und sie können in der Regel im Rhythmus und in der Intonation eines gesunden Menschen sprechen. Aber die Worte, die sie aussprechen, machen oft keinen Sinn.

Diese Patienten sprechen Kauderwelsch, ersetzen ein Wort durch ein anderes, vermischen Laute innerhalb von Wörtern oder kreieren sogar ganz neue Wörter. Ein Wernicke-Aphasie-Patient, der versucht zu beschreiben, wie er in den Laden geht, könnte zum Beispiel sagen: »Ging zum Gedings, weißt du? Um den Gocksee zu bekommen. Und selbst wenn ich den Gocksee bekomme, muss ich ihn in den Magen bringen. Es ist schwer, den zu bekommen.« Der Patient versucht zu sagen, dass er in den Laden gegangen

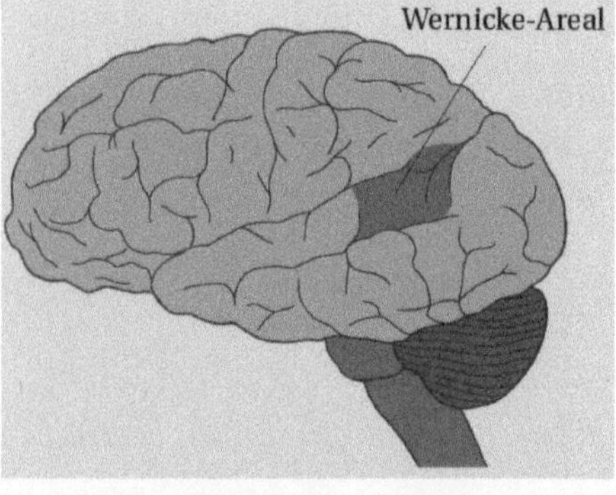

ist, um Lebensmittel zu kaufen, und dann die Lebensmittel in seinen Wagen bringen musste. Aber er hat »Geschäft« und »Lebensmittel« durch Neologismen oder erfundene Wörter ersetzt und das »W« im Wort Wagen durch ein »M« ersetzt. Diese kleinen Anomalien summieren sich, und der daraus resultierende Satz wird unverständlich.

Patienten mit Wernicke-Aphasie haben auch Schwierigkeiten, Sprache zu verstehen. Insgesamt scheint die Erkrankung also ein Bedeutungsdefizit zu beinhalten. Die Patienten können die Bedeutung der Worte anderer nicht vollständig erfassen, und es fällt ihnen schwer, ihrer eigenen Sprache einen Sinn zu geben, die andere verstehen können.

Konkurrierende Hemisphären

Die Entdeckung der Broca- und Wernicke-Areale und der mit ihnen assoziierten Aphasie half, die Neurowissenschaftler davon zu überzeugen, dass Sprache eine der wenigen Funktionen des Gehirns ist, die stärker von einer Gehirnhälfte (der linken) abhängt als von der anderen. Diese Art der funktionellen Spezialisierung wird manchmal als *cerebrale Dominanz* bezeichnet.

Spätere Experimente haben die These der Sprachdominanz der linken Hemisphäre noch weiter unterstützt. Die vielleicht außergewöhnlichste dieser Studien bezog sich auf Patienten, die sich einer Operation als letzte Lösung zur Behandlung einer hartnäckigen Epilepsie unterzogen hatten. Die Operation wird als *Corpus Callosotomie* bezeichnet und beinhaltet die Durchtrennung des größten Nervenfaserbündels im menschlichen Gehirn - ein Verbindungsweg, der als *Corpus callosum* bezeichnet wird und die beiden Gehirnhälften verbindet.

Die Logik hinter dieser Operation besteht darin, dass Anfälle auftreten, wenn sich eine übermäßige elektrische Aktivität zwischen Gruppen von Neuronen im gesamten Gehirn ausbreitet, was zu einer sehr weit ausgedehnten neuronalen Dysfunktion führt. Häufig beginnt diese krankhafte elektrische Aktivität in einer Gehirnhälfte und breitet sich dann über den Corpus callosum auf die andere Hälfte aus. Durch die Durchtrennung des Corpus callosum wird die übermäßige elektrische Aktivität dann auf eine Hirnhälfte beschränkt, was im Allgemeinen die Häufigkeit und Schwere der Anfälle verringert.

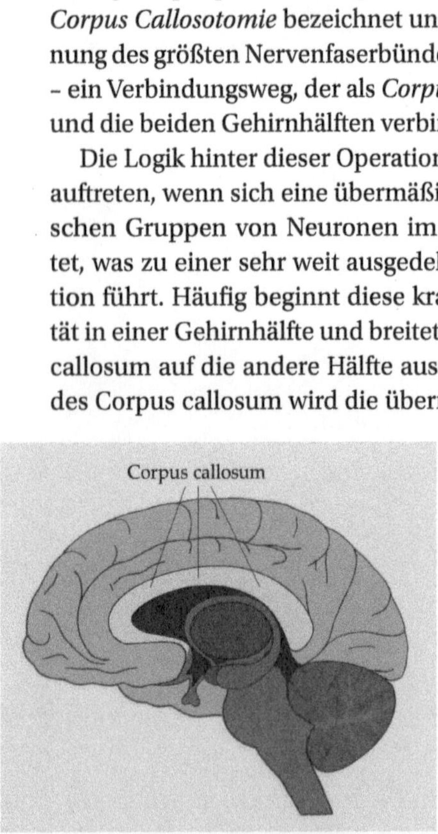

Da es sich um eine invasive Hirnoperation handelt, ist der Eingriff im Allgemeinen nur schweren Fällen vorbehalten, die von anderen Behandlungsarten nicht profitiert haben. Überraschenderweise kann sie jedoch durchgeführt werden, ohne dass die Patienten anschließend auffällige Nebenwirkungen oder Probleme aufweisen. Ausführliche Tests an Callosotomie-Patienten haben jedoch einige seltsame Nachwirkungen ergeben – insbesondere was die Sprache betrifft.

Die Pionierarbeit auf diesem Gebiet wurde von einem Professor am California Institute of Technology namens Roger Sperry zusammen mit seinem Doktoranden Michael Gazzaniga geleistet.[63] Sperry hatte die Auswirkungen einer Corpus Callosotomie bei Katzen untersucht, aber er ging schließlich dazu über, mit menschlichen Corpus Callosotomie-Patienten – die schließlich als »Split brain«-Patienten bekannt werden sollten – unter Anwendung ähnlicher Methoden zu arbeiten.

Zungenspitzen-Phänomen

Wir alle waren schon einmal in einer Situation, in der wir versucht haben, uns an ein Wort zu erinnern, das uns einfach nicht mehr in den Sinn zu kommen scheint. Wir *wissen* es, aber aus irgendeinem Grund erlaubt uns unser Gehirn nicht, auf die Informationen zuzugreifen. In so einer Situation sagen Sie wahrscheinlich, dass es Ihnen »auf der Zunge liegt«, und überraschenderweise (da Wissenschaftler die Dinge normalerweise nicht so einfach machen) ist der wissenschaftliche Begriff für dieses Ereignis »Zungenspitzen-Phänomen« (auch TOT-Phänomen = tip-of-the-tongue). Es ist immer noch nicht vollständig geklärt, warum das Zungenspitzen-Phänomen auftritt, aber es steht eindeutig für einen Gedächtnisfehler irgendeiner Art. Das Schlimmste, was man tun kann, um auf dieses Wort zu kommen, ist immer weiter darüber nachzudenken. Das führt oft dazu, dass man weiterhin versucht, sich an das Wort mit denselben Hinweisen zu erinnern, die das Gehirn bereits erfolglos verwendet hat. Versuchen Sie stattdessen, das Wort für eine Weile zu vergessen, bevor Sie Ihre Bemühungen, sich an das Wort zu erinnern, wieder aufnehmen. Es ist gut möglich, dass es Ihnen spontan wieder einfällt, während Sie warten.

Sperry und Gazzaniga zeigten den Patienten Gegenstände (wie einen Bleistift oder einen Autoschlüssel) in der Weise, dass die sensorischen Informationen über den Gegenstand zunächst nur eine Gehirnhälfte erreichen. Dies ist im Versuch möglich, weil viele der neuronalen Bahnen, die Informationen zum und vom Gehirn transportieren, von der jeweils anderen Seite des Körpers dorthin gelangen. Beispielsweise wandern Informationen aus dem rechten Teil des Gesichtsfeldes zunächst zur linken Seite des Gehirns, um dort verarbeitet zu werden. Und die Berührungsinformationen der linken Hand gelangen ebenfalls zunächst zur rechten Seite des Gehirns.

Nachdem sie in der einen Hirnhälfte angekommen sind, werden diese sensorischen Informationen normalerweise über Bahnen wie das Corpus callosum mit der anderen Hirnhälfte geteilt. Bei Split-brain-Patienten hingegen ist die sensorische Information, sobald sie die eine Hälfte des Gehirns erreicht hat, dort gestrandet: Da das Corpus callosum durchtrennt ist, ist das Gehirn nicht in der Lage, die Informationen mit der anderen Hemisphäre zu teilen.

Wenn Sperry und Gazzaniga also einen Schlüssel vor dem rechten Gesichtsfeld eines Probanden zeigten, gelangte die Information in die linke Hemisphäre. Als sie den Patienten fragten, welcher Gegenstand gezeigt wurde, antwortete der Patient mit »Schlüssel«. So weit, so gut.

Als sie den Schlüssel vor dem linken Gesichtsfeld des Probanden zeigten, wurde jedoch nur die rechte Hemisphäre in die Informationen eingeweiht; die linke Hemisphäre tappte sozusagen im Dunkeln. In diesem Fall konnte der Patient, als sie ihn fragten, welcher Gegenstand gezeigt wurde, diesen nicht benennen. Oft behaupteten die Patienten, sie könnten nichts sehen – oder sie machten einfach irgendeine Vermutung. Sie konnten jedoch ein Bild des Objekts zeichnen oder es aus mehreren vor ihnen liegenden Objekten herausgreifen – also hatten sie es offenbar tatsächlich *gesehen*. Aber ohne die Sprachfähigkeiten der linken Hemisphäre waren sie nicht in der Lage, es zu artikulieren. Diese Beobachtungen unterstützten die Idee, dass es in der linken Hemisphäre Areale gibt, die für die Sprache entscheidend sind. Und wenn wir keinen Zugang zu ihnen haben, ist die Sprache beeinträchtigt.

Die oft übersehene Rolle der rechten Hemisphäre

Zum Teil aufgrund der Experimente von Sperry und Gazzaniga ist es inzwischen allgemein anerkannt, dass die linke Hemisphäre bei den meisten Menschen (etwa 95 Prozent der Rechtshänder und 70 Prozent der Linkshänder) eine dominierende Rolle in der Sprache spielt.[64] Es ist jedoch nicht so, dass die rechte Hemisphäre keinen Beitrag leistet. Wie ich bereits erwähnt habe, gibt es viele verschiedene Komponenten der Sprache. Auch wenn die linke Hemisphäre für den Löwenanteil davon verantwortlich ist, gibt es auch für die rechte Hemisphäre noch viel zu tun.

Die rechte Hemisphäre wird zum Beispiel für die Erzeugung und das Verständnis der Prosodie - der Intonationen und Rhythmen unserer Sprache - als wichtig erachtet. Die Prosodie ermöglicht es uns, mit unseren Worten Emotionen zu vermitteln, und ohne sie kann Sprache monoton und gefühllos klingen. Patienten mit einer Schädigung der rechten Hemisphäre sprechen manchmal todernst und/oder haben Schwierigkeiten, Emotionen in der Sprache anderer zu erkennen. Aus diesem Grund missverstehen sie häufig auch die Absicht hinter den Worten anderer. Die rechte Hemisphäre ist auch wichtig, um die Beziehungen zwischen Sätzen und Redewendungen zu verstehen und den Kontext zu beurteilen. Dies ermöglicht es uns, einem Gespräch einen Sinn zu geben. Ohne diese Fähigkeit haben Patienten oft Probleme mit der sozialen Interaktion.[65]

Dies sind nur einige der Sprachfunktionen, die der rechten Hemisphäre zugeschrieben werden, denn es gibt noch viele andere. Die rechte Hemisphäre ist in Bezug auf Sprache also keineswegs passiv; sie leistet bedeutende Beiträge. Dennoch wird der linken Hemisphäre typischerweise die Hauptrolle in der Sprache zugeschrieben, und Modelle, die zeigen, wie das Gehirn Sprache verarbeitet und produziert, konzentrieren sich im Allgemeinen mehr auf die Funktion der linken als der rechten Hemisphäre.

Das klassische Sprachmodell

Das klassische Modell, wie das Gehirn Sprache erzeugt, wurde ursprünglich von Wernicke entwickelt, aber seitdem einige Male modifiziert – zuletzt in der zweiten Hälfte des zwanzigsten Jahrhunderts von dem amerikanischen Neurologen Norman Geschwind.[66] Es konzentriert sich vor allem auf das Broca- und das Wernicke-Areal und darauf, wie die beiden Regionen zusammenwirken. Nach diesem Modell spielt das Wernicke-Areal eine entscheidende Rolle für das Sprachverständnis. Wenn Sprache gehört wird, wird die auditive Information von der Hörrinde an das Wernicke-Areal gesendet, und das Wernicke-Areal extrahiert die Bedeutung aus den Lauten. Wenn jemand sprechen will, ist das Wernicke-Areal in ähnlicher Weise daran beteiligt, indem es dem Gesagten Bedeutung verleiht, sodass dieses Sinn ergibt.

Um Sprache zu produzieren, überträgt das Wernicke-Areal die Informationen über das/die zu sprechende(n) Wort(e) an das Broca-Areal. Nach diesem Modell ist eine kritische Komponente der Sprachproduktion ein großes Bündel von Nervenfortsätzen (Axonen), das als bogenförmiger Faszikel (Fasciculus arcuatus) bezeichnet wird und das Wernicke-Areal mit dem Broca-Areal verbindet. Die Informationen über die Sprache, die ein Mensch produzieren will, werden auf diesem Weg übertragen und erreichen das Broca-Areal. Das Broca-Areal sendet dann ein Signal an den motorischen Cortex, einen Teil des Gehirns, der an willkürlichen Bewegungen beteiligt ist. Der motorische Cortex aktiviert daraufhin die Sprachmuskeln (zum Beispiel Mund-, Rachen- und Atemmuskeln). Voilà, die Sprache wird erzeugt.

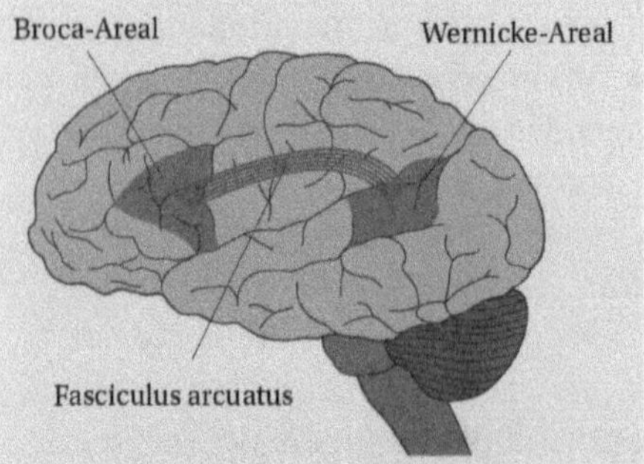

Die Gehirnareale, die am klassischen Sprachmodell beteiligt sind

In diesem Modell fügt also das Wernicke-Areal Bedeutung hinzu, während das Broca-Areal die für das Sprechen notwendigen Muskelbewegungen koordiniert. Und die Defizite, die wir bei der Wernicke- und Broca-Aphasie sehen, ergeben Sinn, weil sie mit einer Schädigung des Sprachverständnisses bzw. der Sprachproduktionszentren verbunden sind. Aber Sprache ist komplex, und wenn dieses Modell richtig wäre, wäre dies ein wenig zu einfach.

Ein etwas komplizierteres Bild

Das klassische Sprachmodell gibt es in irgendeiner Form bereits seit über 100 Jahren. Es wird in fast jedem Einführungskurs in die kognitiven Neurowissenschaften gelehrt, und es ist eine Grundlage in den Lehrbüchern der Biopsychologie. Nicht zuletzt aufgrund seiner Einfachheit ist es so attraktiv. Wenn die Sprache im Gehirn wirklich so funktioniert, dann braucht man keinen Abschluss in Neurowissenschaften, um sie zu verstehen.

Aber wenn eine Hypothese darüber, wie das Gehirn funktioniert, zu einfach erscheint, ist sie es in der Regel auch, und die meisten Experten sind sich heute einig, dass das klassische Modell auf gewisse Weise unzulänglich ist. Ein häufiger Kritikpunkt ist, dass wir inzwischen überwältigende Beweise dafür haben, dass Sprache – die nicht nur aus Verstehen und Produktion besteht, sondern eine lange Liste von Teilaufgaben umfasst, die von der Wortauswahl über die Einbeziehung der Syntax bis hin zur Einleitung sprachbezogener Bewegungen reicht – Eingaben aus viel mehr Hirnarealen erfordert, als das klassische Modell vermuten lässt. Sprache ist bei Weitem keine Funktion, die auf zwei Hirnregionen und den Hauptpfad, der sie verbindet, beschränkt ist. Stattdessen scheint sie über einen Großteil der Großhirnrinde – auf beiden Seiten des Gehirns – sowie über den Thalamus und andere Strukturen verteilt zu sein, die wir später in diesem Buch besprechen werden, wie die Basalganglien, das Kleinhirn und mehr. Die zwangsläufige Einbeziehung dieser vielen Hirnareale muss bedeuten, dass es mehrere Verbindungswege gibt, die genutzt werden müssen, um die verschiedenen Regionen zu verbinden.

Ein weiterer Kritikpunkt ist, dass es trotz des Rückgriffs auf das Broca- und Wernicke-Areal als Eckpfeiler der Sprache im Gehirn keine genaue Definition für eines dieser Gebiete gibt – weder anatomisch noch funktionell. Um dies zu veranschaulichen, führten die Sprachforscher Pascale Tremblay und Anthony Dick 2015 eine Umfrage unter Neurobiologen durch, die sich mit Sprache befassten, und baten sie, die Lage des Broca- und Wernicke-Areals im Gehirn zu bestimmen. Die Befragten waren geteilter

Meinung, als es um das Wernicke-Areal ging: Ihre Stimmen verteilten sich auf sieben verschiedene Areale, und keiner der vorgeschlagenen Orte erhielt mehr als 30 Prozent der Stimmen. Das Broca-Areal schnitt etwas besser ab: Ein Gebiet erhielt 50 Prozent der Stimmen, aber der Rest der Stimmen war auf sechs weitere Regionen verteilt.[67]

Unsere funktionalen Definitionen des Broca- und Wernicke-Areals sind ebenfalls etwas unklar. Es ist zu einem Dogma geworden, dass das Broca-Areal mit der Sprachproduktion zu tun hat. Aber die genaue Rolle des Broca-Areals bei der Sprachproduktion ist noch unklar. Ist das Areal zum Beispiel entscheidend für die Erzeugung von motorischen Bewegungen, die Sprache erzeugen? Oder ist es mit dem verbalen Gedächtnis verbunden? Oder mit der Syntax? Oder mit der Grammatik? Oder all das? Die Antwort ist unklar.

Die Antwort auf diese Frage wird noch schwieriger, wenn man bedenkt, dass Studien auch ergeben haben, dass das Broca-Areal mit dem Sprach*verständnis* zusammenhängt[68] sowie mit Funktionen, die nur indirekt mit der Sprache in Zusammenhang zu stehen scheinen, wie der Planung und Initiierung von Bewegung.[69]

In ähnlicher Weise wurde festgestellt, dass das Wernicke-Areal mit der Sprach*produktion* zu tun hat und möglicherweise nicht einmal für das Sprachverständnis wesentlich ist.[70] Tatsächlich haben einige Forscher aufgrund all dieser Unklarheiten vorgeschlagen, dass wir die Begriffe *Broca-Areal* und *Wernicke-Areal* gar nicht mehr verwenden sollten.[71]

Daher verzichten zeitgenössische Sprachmodelle in der Regel darauf, sich ausschließlich auf die Broca- und Wernicke-Areale zu konzentrieren. Stattdessen beschreiben sie eher, dass Sprache viele Bereiche des Gehirns umfasst, die durch verschiedene Verbindungswege miteinander verbunden sind. Dies hat das Bild der Sprachverarbeitung im Gehirn komplizierter, aber hoffentlich auch präziser gemacht. Dennoch bleiben mehr Fragen als Antworten, und die Neurowissenschaftler arbeiten immer noch an einem präziseren Modell, wie das Gehirn Sprache erzeugt und versteht.

Wenn Sprache fehlt

Wie ich bereits erwähnt habe, wird die Sprache trotz ihrer Komplexität von den meisten Menschen mit relativer Leichtigkeit in ihren ersten Lebensjahren erworben. Es gibt jedoch eine Situation, in der ein kognitiv gesundes Kind Schwierigkeiten hat, Sprache zu erlernen: wenn es in einer Umgebung aufwächst, in der Sprache überhaupt nicht gebraucht wird.

Natürlich ist dies selten, und es passiert wirklich nur in Situationen extremer Isolation oder extremen Missbrauchs. Aus ethischen Gründen ist es schwierig oder unmöglich, dies experimentell zu untersuchen, aber es gibt einige Fälle, welche die Auswirkungen dieser Art von Vernachlässigung auf die Sprachentwicklung zeigen. In einem gut publizierten Fall ging es um ein Mädchen – das zum Schutz seiner Anonymität den Namen Genie erhielt –, das die ersten 13 Jahre seines Lebens mit wenig menschlicher Interaktion verbracht hatte.[72]

Genie wurde 1970 von einer Sozialarbeiterin entdeckt, als ihre Mutter sie mitnahm, um öffentliche Unterstützung zu beantragen. Zu dieser Zeit war Genie 13 Jahre und neun Monate alt und wog nur etwas mehr als 30 Kilogramm. Sie konnte nicht aufrecht stehen, hatte einen vor Hunger aufgeblähten Bauch und war inkontinent und stumm. Als ihre Mutter keine klare Erklärung für Genies Zustand geben konnte, rief die Sozialarbeiterin die Polizei. In der Folge kam eine beunruhigende Geschichte von Kindesmissbrauch ans Licht.

Seit sie etwa 1½ Jahre alt war, hatte Genie einen Großteil ihres Lebens isoliert in einem kleinen Raum verbracht und war auf einen Toilettenstuhl geschnallt gewesen. Zum Schlafen wurde sie an ein provisorisches Gitterbett gefesselt. Die Tür zu ihrem Zimmer wurde geschlossen gehalten, und ihre Vorhänge waren ständig zugezogen.

Ihr Vater herrschte wie ein gewalttätiger Despot über das Haus. Er mochte keine Kinder und betrachtete Genie als behindert und dazu bestimmt, früh zu sterben – vor allem, weil sie an einer angeborenen Fehlstellung des Hüftgelenks litt und nicht im typischen Alter zu laufen begann. Er befahl Genies Mutter und ihrem Bruder, niemals mit Genie zu sprechen, und sie gehorchten ihm aus Angst. Wenn Genie Lärm machte, schlug er sie entweder mit den Händen oder mit einem hölzernen Stock.

Als Genie entdeckt wurde, hatte sie nicht nur wenig Kommunikation mit anderen gehabt, sondern hatte auch so gut wie nie gesprochene Sprache gehört. Nachdem sie aus der missbräuchlichen Situation entfernt worden war, begannen Ärzte und Forscher mit ihr zusammenzuarbeiten, um zu versuchen, einige ihrer unentwickelten Sprachfähigkeiten zu retten. Den Tests zufolge schien Genie kognitiv in der Lage zu sein, Sprache zu lernen. Laut IQ-Tests hatte sie ein geistiges Alter zwischen etwa fünf und acht Jahren.

Und zunächst schien es, dass Genie erfolgreich Sprache erlernen könnte. Etwa neun Monate nachdem sie aus der Wohnung geholt worden war, hatte sie die Fähigkeit erlangt, zwei Wörter aneinanderzureihen. Sie war in der Lage, Dinge zu sagen wie »will Milch« oder »orangefarbene Tür«. Nach einem Jahr kombinierte sie drei und vier Wörter, um Dinge wie »kleiner brauner Handschuh« zu sagen. Ein weiteres Jahr später begann sie, Verbformen wie »mag Milch trinken« zu verwenden.

Die Forscher waren optimistisch. Ihre Fortschritte waren langsam, aber Genie schien sich allmählich auf die Entwicklung der sprachlichen Fähigkeiten eines normalen Kindes zuzubewegen.

Wenn die meisten Kinder jedoch das Stadium der Sprachentwicklung erreichen, in dem sich Genie befand, beginnt sich ihre Sprache schnell zu entwickeln. Dies wird manchmal als eine Periode der »Sprachexplosion« bezeichnet und beginnt typischerweise mit etwa 18 bis 24 Monaten.[73] In dieser Zeit erweitert sich der Wortschatz drastisch, und die Grammatik beginnt sich zu entwickeln. Das Sprechen ist immer noch ungeschliffen, wird aber immer komplexer, sodass die meisten Kinder im Alter von drei Jahren in der Lage sind, ziemlich effektiv zu kommunizieren. Dies als Eltern zu beobachten ist beeindruckend. Im Alter zwischen zwei und drei Jahren verwandelt sich ihr Kind in eine kleine Person.

Leider hat Genie diesen Weg nicht beschritten. Nach sieben Jahren hatte sie einen Wortschatz von mehreren hundert Wörtern entwickelt, aber sie konnte weiterhin nur in kurzen Sätzen sprechen. Sie hatte wenig Grammatikkenntnisse erworben und beherrschte Dinge wie die Verwendung von Verben nicht. Sie verstand keine Präpositionen und Pronomen. Ihre sprachlichen Fähigkeiten kamen nie über die eines typischen Kleinkindes hinaus.

Leider war das Leben im Allgemeinen auch für Genie weiterhin schwierig. Sie war jahrzehntelang in diversen Pflegeheimen und Institutionen untergebracht. Die Forscher verloren schließlich ihre Spur, und sie verschwand wieder in der Dunkelheit. Es ist ungewiss, wo sie heute ist.

Kritische Phasen

Genies Fall und die Fälle anderer, die ähnliche Arten von Vernachlässigung durchgemacht haben, haben dazu beigetragen, das Argument zu untermauern, dass es eine kritische Phase für die Sprachentwicklung im Gehirn gibt. Nach dieser Ansicht gibt es eine Zeitspanne in unserem Leben, in der unser Gehirn besonders empfänglich für das Erlernen einer Sprache ist. Und wenn die Sprache in dieser Zeit nicht erworben wird, wird es später viel schwieriger, Sprache überhaupt noch zu erlernen. Wie lange diese kritische Phase dauern könnte, wird noch diskutiert, aber allgemein wird angenommen, dass die Fähigkeit, eine neue Sprache zu erlernen, bis zum Erreichen der Pubertät erheblich abgenommen hat.[74]

Den Einfluss dieser kritischen Phase auf das Erlernen einer Sprache können wir auch erkennen, wenn wir uns den Erwerb einer zweiten Sprache ansehen: Wenn ein Kind eine zweite Sprache schon früh im Leben lernt, kann es diese oft wie ein Muttersprachler sprechen. Wenn es sie jedoch nach dem siebten oder achten Lebensjahr lernt, ist es wahrscheinlicher, dass seine Sprache deutliche Unterschiede zu der eines Muttersprachlers aufweist und einige dieser Unterschiede möglicherweise nie verschwinden werden.[75]

Sprache durch Videos lernen

Untersuchungen haben ergeben, dass die Zweisprachigkeit Vorteile hat, die von einer verbesserten Aufmerksamkeit[76] bis zur Abwehr der Symptome von Demenz reichen.[77] So ist es nicht überraschend, dass einige Eltern Produkte suchen, die ihren Kindern in jungen Jahren beim Erlernen einer zweiten Sprache helfen, und es gibt eine Reihe von Unternehmen, die ihnen genau das verkaufen wollen, was sie suchen. Wenn Sie zu diesen Eltern gehören, bedenken Sie bitte, dass Untersuchungen auch darauf hindeuten, dass Kleinkinder zwar die Geräusche einer Fremdsprache von einer anderen Person lernen können, aber diese Informationen offenbar nicht so leicht anhand eines Videos aufnehmen können.[78] Wenn Kinder älter werden, entwickeln sie eher die Fähigkeit, aus Videos zu lernen. Aber wenn Sie möchten, dass Ihr Kind von klein auf eine zweite Sprache lernt, dann ist es am besten, die Videos außen vor zu lassen und zu versuchen, das Kind selbst zu unterrichten – oder die Sprache gemeinsam mit ihm zu lernen.

Man kann eine zweite Sprache zudem auch im Erwachsenenalter noch lernen – es erfordert nur viel mehr Aufwand. Einige Forscher argumentieren daher, dass die kritische Phase für Sprache eher eine *sensible* Phase ist – eine Zeit, in der es viel einfacher ist, eine Sprache zu lernen, auch wenn es nicht unbedingt notwendig ist, dass der Spracherwerb in diesem Zeitfenster stattfindet (solange man *überhaupt* Sprache ausgesetzt ist und nicht wie im Fall von Genie völlig depriviert ist).

Es ist nicht bekannt, was an den Gehirnen von Säuglingen und Kleinkindern so besonders ist, dass sie Sprache so schnell lernen können. Es kann sein, dass die Schaltkreise des Gehirns in jungen Jahren einfach formbarer sind und sich auf eine Weise anpassen können, die den Spracherwerb erleichtert. Vielleicht wird das Verständnis von der Fähigkeit des Gehirns, in einem bestimmten Alter Sprache zu lernen, dazu führen, dass wir irgendwann besser verstehen, wie das Gehirn dieses Kommunikationsmittel entwickelt, das weithin als das bestimmende Merkmal der Menschheit angesehen wird. Oder zumindest wird es vielleicht denen von uns, die versucht haben, später im Leben eine zweite Sprache zu erlernen – und es nicht geschafft haben –, einige Hilfestellungen geben.

5 Trauer

An einem ansonsten ganz normalen Morgen im Jahr 2004 bereitete Malcolm Myatt sein Frühstück vor, ohne sich bewusst zu sein, dass sich sein Leben dramatisch verändern würde. Er bemerkte zum ersten Mal, dass etwas Ungewöhnliches vor sich ging, als die linke Seite seines Körpers seltsam schwach wurde. Dann wurde er ungewöhnlich ungeschickt – er verschüttete die Hälfte seines Kaffees, als er versuchte, die Treppe hinaufzugehen.

Myatt litt unter den ersten Symptomen eines schweren Schlaganfalls. Glücklicherweise sollte er diesen zwar überleben, aber seine Persönlichkeit sollte sich auf überraschende, wenn auch vielleicht nicht ganz unangenehme Weise verändern. Ein Schlaganfall tritt auf, wenn der Blutfluss zum Gehirn gestört ist – normalerweise aufgrund eines Blutgerinnsels, das ein Blutgefäß blockiert (obwohl eine Hirnblutung eine weitere, weniger häufige Ursache sein kann). In diesem Fall wird den Hirnbereichen das Blut und damit der Sauerstoff entzogen. Bereits nach wenigen Minuten dieses Entzugs beginnen die Neuronen abzusterben. Der neuronale Tod kann zu einer Vielzahl von Symptomen führen, je nachdem, welcher Teil des Gehirns seine Blutversorgung verloren hat. Wenn zum Beispiel Bereiche des Gehirns, die für die Bewegung zuständig sind, vom Schlaganfall betroffen sind (dies umfasst einen großen Teil des Gehirns, weswegen sehr viele Schlaganfälle Auswirkungen auf die Bewegung haben), kann es bei dem Patienten zu einer Schwäche oder Lähmung kommen. Häufig ist nur eine Körperseite betroffen, da ein Schlaganfall oft nur eine Gehirnhälfte betrifft und die meisten willentlichen Bewegungen auf der Seite des Gehirns entstehen, die dem Ort, an dem die Bewegung stattfindet, gegenüberliegt (beispielsweise steuert die linke Seite des Gehirns in der Regel die willentliche Bewegung des rechten Arms).

Malcolm Myatts Schlaganfall betraf in erster Linie den rechten vorderen Teil seines Gehirns. Die Ärzte waren anfangs nicht sehr optimistisch, was seine Überlebenschancen anging, und er brauchte fast fünf Monate im Krankenhaus, um sich zu erholen. Als er schließlich das Krankenhaus verließ, geschah dies nicht ohne einige anhaltende Defizite. Er hatte die Funktion seines linken Arms verloren und brauchte einen Stock zum Gehen. Er hatte auch ernsthafte Probleme mit seinem Kurzzeitgedächtnis. Aber ein bleibender Effekt war besonders bemerkenswert: Es schien ihm die Fähigkeit zu fehlen, etwas zu empfinden, das die meisten von uns als einen grundlegenden und vielleicht unglaublich wichtigen Teil des Menschseins betrachten. Er konnte keine Trauer mehr empfinden.

Nach seinem Schlaganfall sagte Myatt, er sei einfach unfähig, die Emotion zu erleben. »Ich erinnere mich, dass ich früher traurig sein konnte«, sagte er, »aber das passiert einfach nicht mehr«.[79] Er hatte immer ein Lächeln auf seinem Gesicht, und die Leute in der Stadt begannen, ihn Mr. Happy zu nennen. Myatt starb 2017 im Alter von 72 Jahren. Es ist schwer abzuschätzen, wie sich der Verlust der Traurigkeit auf ihn auswirkte, denn sein fortwährender Optimismus machte es schwer, irgendwelche nachteiligen Auswirkungen zu erkennen. Wann immer er nach seinem Mangel an Trauer gefragt wurde, spiegelte seine Antwort seine Zufriedenheit mit der Situation (und mit dem Leben im Allgemeinen) wider. Aber lag das einfach daran, dass sein Gehirn ihm nicht erlaubte, über etwas Negatives nachzudenken? Oder suggeriert Myatts Fall, dass es uns ohne Traurigkeit tatsächlich besser gehen würde?

Eine Sache, die wir aus Myatts Situation lernen können, ist, dass es scheinbar doch Bereiche des Gehirns gibt, die dazu führen, dass wir Trauer empfinden. Denn wenn selektive Hirnschäden eine Emotion verschwinden lassen können, dann scheint die gesunde Funktion dieser geschädigten Hirnareale zumindest die Möglichkeit zu bieten, dass sie überhaupt erst auftreten. Und doch ist es immer noch ein Rätsel, wo sich diese Hirnareale befinden.

Broca und der »große limbische Lappen«

Grundlegende Emotionen wie Trauer sind den Neurowissenschaftlern schon lange ein Rätsel. Sie ist so verbreitet, dass sie fast bei jedem Menschen zu beobachten ist, aber gleichzeitig kann sie von Mensch zu Mensch oder sogar von Mal zu Mal sehr unterschiedlich sein. Traurigkeit zum Beispiel fühlt sich nicht jedes Mal gleich an, wenn man sie erlebt. Manchmal ist sie intensiv und von einem ausgeprägten Gefühl des Verlusts begleitet, wie die Trauer, die man nach dem Tod eines geliebten Menschen empfinden kann. Manchmal ist sie bedauerlich, wie die Traurigkeit über etwas, das man in der Vergangenheit getan hat und von dem man sich wünscht, es zurücknehmen zu können. Manchmal fühlt sie sich einsam an, ein anderes Mal ist sie einfühlsam – Sie verstehen schon: Es ist eine außerordentlich vielseitige Emotion.

Wie also kann man eine komplexe Emotion wie diese auf eine bestimmte Region im Gehirn oder sogar auf eine bestimmte Gruppe von Hirnregionen zurückführen? Offengestanden ist man dazu vielleicht gar nicht in der Lage, aber Neurowissenschaftler versuchen diese Frage schon sehr lange zu klären.

Die moderne Konzeptualisierung einer Hirnregion für Trauer lässt sich bis in die Mitte des 20. Jahrhunderts zurückverfolgen, als Wissenschaftler eine Ansammlung von Strukturen identifizierten, von denen man annahm, dass sie nicht nur am Ausdruck von Trauer, sondern an allen Emotionen beteiligt sind. Dieses emotionale System hatte seine Wurzeln in der Arbeit des berühmten Neurowissenschaftlers Paul Broca, der fast ein Jahrhundert zuvor tätig war.

Im späten 19. Jahrhundert befand sich Broca an einem Tiefpunkt seiner Karriere (lange nach seinen großen Entdeckungen über die Sprache). Nur zwei Jahre vor seinem Tod veröffentlichte er eine Arbeit, die (wenn auch indirekt) für die Emotionen sehr relevant werden sollte. Darin schlug er vor, die Art und Weise, in der Neuroanatomen das Gehirn abbildeten, um eine weitere Unterteilung zu ergänzen.

Ein neuer Lappen

Neuroanatome haben das Gehirn traditionell in mehrere *Lappen* unterteilt. Dabei wurde das Gehirn zunächst in einen *Frontallappen* (in der Nähe der Stirnseite), einen *Parietallappen* (entlang der Schädelseite – *parietal* bezieht sich auf die Knochen, die die Seiten und die Oberseite des Schädels bilden), einen *Temporallappen* (in der Nähe der Schläfe) und einen *Okzipitallappen* (in der Nähe des Hinterkopfs – *okzipital* bezieht sich auf die Rückseite des Schädels) unterteilt. Einige davon habe ich bereits erwähnt, wie den Schläfen- und den Frontallappen.

Diese Einteilungen wurden zunächst auf der Grundlage der Anatomie vorgenommen, obwohl die Neurowissenschaftler schließlich auch einige funktionelle Unterschiede zwischen den Lappen identifizierten. Zum Beispiel befindet sich der Hauptbereich für die Verarbeitung visueller Informationen im Okzipitallappen, sodass der Okzipitallappen am besten für die Sehfunktion bekannt ist. Es gibt jedoch ein gutes Argument gegen den Versuch, jegliche Hirnfunktion strikt auf diese groben anatomischen Unterteilungen zu beschränken. Studien legen beispielsweise nahe, dass mehr als 30 Bereiche der Hirnrinde am Sehen beteiligt sind und nur etwa ein Drittel davon im Okzipitallappen zu finden ist.[80] Tatsächlich scheinen die meisten Funktionen unseres Gehirns über das gesamte Organ verteilt zu sein, anstatt sich auf ein Gebiet zu konzentrieren.

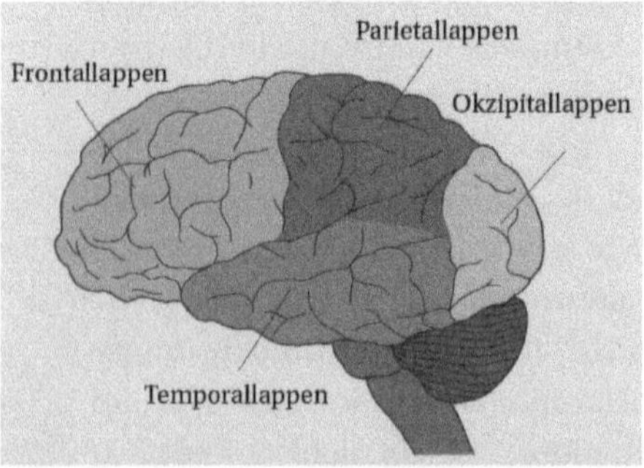

Dennoch war die Unterteilung des Gehirns in Lappen schon lange vor Broca üblich, und 1878 veröffentlichte er eine Arbeit, in der er etwas beschrieb, was seiner Meinung nach als ein weiterer großer Lappen betrachtet werden sollte.[81] Broca beschrieb einen großen Bogen von Hirngewebe, der einige der tiefen Strukturen des Gehirns umgibt – Strukturen, die sich direkt unterhalb der Großhirnrinde befinden.

Dieser Bereich des Gehirns wurde erstmals einige Hundert Jahre zuvor von dem englischen Arzt Thomas Willis beschrieben. Da er wie eine Umrandung um die tieferen Hirnregionen herum zu liegen schien und *limbus* auf Latein Umrandung/Saum bedeutet, hatte Willis die damit verbundenen Strukturen als *limbische Regionen* bezeichnet. In dieser Tradition nannte Broca ihn den »großen limbischen Lappen«. Er benutzte das Adjektiv »groß«, weil er der Meinung war, dass der limbische Lappen mehr als nur ein weiterer Lappen sei – er sah ihn als eine primäre Aufteilung des Gehirns, die tatsächlich Teile mehrerer Lappen umfasste.

Brocas anatomische Bezeichnung setzte sich durch, und der *limbische Lappen* gilt auch heute noch als einer der Hauptlappen des Gehirns (obwohl er nicht so bekannt ist wie die anderen vier erwähnten). Was aber für unsere Betrachtung der Trauer besonders relevant ist, ist die Funktion, die Broca dem limbischen Lappen zuschreibt.

Broca brachte den limbischen Lappen mit primitiven Verhaltensweisen in Verbindung – also den genusssuchenden, schmerzvermeidenden Dingen, die viele unserer Handlungen antreiben, von denen wir aber gerne glauben, dass wir sie mit den rationaleren Teilen des Gehirns unterdrücken können. Diese Art der Impulskontrolle ist bei anderen Tieren nicht so häufig anzutreffen, und daher betrachten einige sie als ein Merkmal, das uns von anderen Spezies unterscheidet. So wurde der limbische Lappen mit Appetit und Leidenschaften assoziiert, während die darüberliegenden Teile des Gehirns mit der Kontrolle dieser niederen Triebe in Verbindung gebracht wurden.

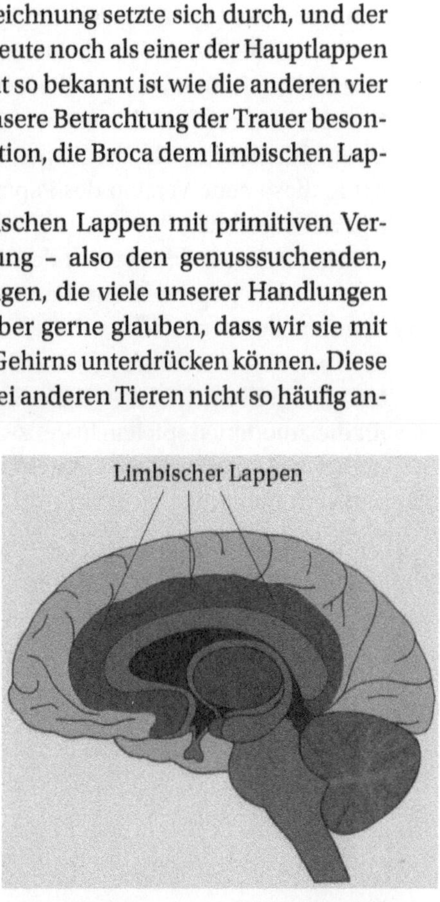

Das limbische System

Ungefähr in der Mitte des 20. Jahrhunderts baute der produktive Neurowissenschaftler James Papez auf Brocas Arbeit auf, als er eine Arbeit veröffentlichte, die einen seiner Ansicht nach neuen Gehirnkreislauf für Emotionen skizzierte[82]. Sie umfasste einen Großteil von Brocas limbischen Lappen sowie einige andere Strukturen wie den Hypothalamus und Teile des Thalamus. Papez schien jedoch die Überschneidung zwischen seinen und Brocas Ideen nicht zu erkennen.

Nicht lange nachdem Papez über diesen »Emotionskreislauf« geschrieben hatte, erweiterte ein junger Forscher in Yale namens Paul MacLean Papez' Modell. Er fügte einige Strukturen zu dem hinzu, was als *Papez-Kreis* bekannt geworden war, und schrieb ausführlich darüber, warum dieses System der wichtigste emotionale Kreislauf des Gehirns sein könnte. MacLean war sich der Überschneidung zwischen Papez und Broca bewusst und begann, diese neue Version des Papez-Kreises als *limbisches System* zu bezeichnen.[83]

Mit der Zeit etablierte sich das Konzept des limbischen Systems in den Neurowissenschaften. Die Neurowissenschaftler konnten sich zwar nicht auf die Strukturen einigen, die in das limbische System einbezogen werden sollten, aber sie akzeptierten zum größten Teil, dass diese Strukturen eine wichtige Rolle für die Emotionen spielen. In der zweiten Hälfte des 20. Jahrhunderts wurde das limbische System untrennbar mit den Emotionen verbunden.

Nicht nur ein System für Emotionen

In den letzten Jahrzehnten ist jedoch die Vorstellung, dass das limbische System die gesamten Emotionen verarbeitet, ein wenig in Ungnade gefallen. Ein Grund für diesen Sinneswandel ist, dass es zwar sicherlich Teile des limbischen Systems gibt, die für die Erzeugung von Emotionen wie Trauer wichtig zu sein scheinen, dass es aber auch Regionen außerhalb des limbischen Systems zu geben scheint, die eine entscheidende Rolle bei emotionalen Reaktionen spielen.

Darüber hinaus gibt es Strukturen, die traditionell als Teil des limbischen Systems betrachtet wurden und die wir heute viel stärker mit anderen Prozessen statt mit Emotionen in Verbindung bringen. Der Hippocampus zum Beispiel, der typischerweise als Teil des limbischen Systems betrachtet wird, wird heute mehr mit dem Gedächtnis als mit der Emotion in Verbindung gebracht.

Daher ist die derzeitige Auffassung, dass Emotionen nicht auf das limbische System beschränkt sind und dass es Bereiche des limbischen Systems gibt, die nicht auf die emotionale Verarbeitung beschränkt sind. Tatsächlich haben viele Neurowissenschaftler argumentiert, dass es nicht wirklich sinnvoll ist, die so grundverschiedenen Strukturen dieser Gruppe so zu beschreiben, als hätten alle ein gemeinsames Ziel. Daher haben einige vorgeschlagen, den Begriff »limbisches System« gar nicht mehr zu nutzen. Unabhängig davon gibt es aber Strukturen im limbischen System, die ganz offenbar eine Rolle bei den Emotionen spielen. Und es gibt einen bestimmten Teil des limbischen Systems, den sogenannten *cingulären Cortex*, der für die Trauer besonders wichtig zu sein scheint.

Trauer im Gehirn lokalisieren

Wenn man ein Gehirn genau in der Mitte durchschneidet, die beiden Hälften auseinanderzieht und nach innen schaut, sieht man eine große Ansammlung von Nervenfasern, die in einem Bogen um einige der inneren Strukturen des Gehirns liegen. Dieses Nervenfaserbündel wird *Corpus callosum* genannt; ich hatte es Ihnen in Kapitel 4 vorgestellt.

Um den Corpus callosum herum befindet sich ein weiterer Bogen aus Hirngewebe, der als *cingulärer Cortex* bezeichnet wird und seit dem ursprünglichen Papez-Kreis mit den Emotionen in Verbindung gebracht wird. Und wenn man den cingulären Cortex zur Vorderseite des Gehirns hin verfolgt, wo er sich fast wie ein sich beugendes Knie krümmt, erreicht man das, was als *anteriorer cingulärer Cortex* oder ACC bezeichnet wird, ein Gebiet, das einige Forscher als »Trauerzentrum« bezeichnet haben.

An diesem Punkt des Buchs sind Sie vielleicht schon etwas vorsichtig mit einer solchen Terminologie, da die Behauptung,

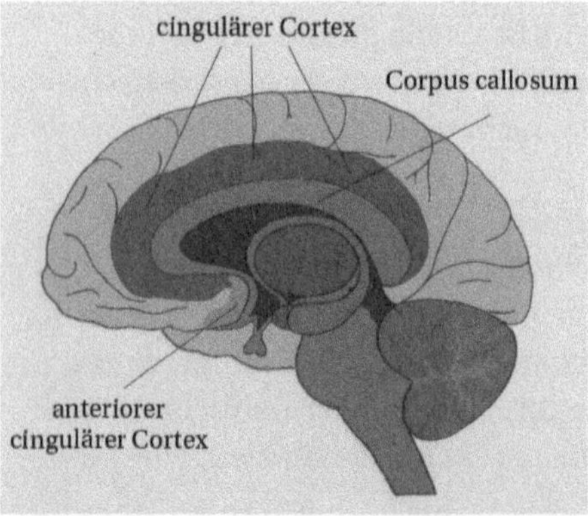

dass ein winziges Stück Hirngewebe das Zentrum für eine komplizierte Emotion wie Trauer ist, etwas anmaßend erscheint (ähnlich wie die Behauptung, dass ein Bereich wie die Amygdala das Zentrum für Angst ist – denn wie wir in Kapitel 1 gelernt haben, ist dies oft ein fehlgeleiteter Ansatz zum Verständnis komplexer Hirnfunktionen). Trauer ist nicht nur komplex und verschiedene Formen der Emotionen spielen sich wahrscheinlich in verschiedenen Hirnregionen ab, sondern zusätzlich dazu hat der ACC auch Verbindungen zu vielen anderen Hirnregionen. Wenn wir also Hirnregionen haben, die auf diese Weise miteinander verbunden sind, scheinen sie als Netzwerk zusammenzuarbeiten. Eine Funktion also nur mit einem Teil des Netzwerks in Zusammenhang zu bringen und den Rest des Netzwerks zu ignorieren ist in der Regel eine zu starke Vereinfachung, wenn nicht sogar völlig falsch.

Dennoch schließt dies nicht aus, dass der ACC eine gewisse Rolle bei der Trauer spielt. In der Tat wurde in mehreren Studien ein Zusammenhang zu dieser Emotion hergestellt. In einer Studie beispielsweise mussten Frauen über traurige Ereignisse in ihrem Leben nachdenken und sich Bilder von traurigen Gesichtern ansehen, während ihre Hirnaktivität per Hirnscan überwacht wurde. Der ACC war einer der Bereiche, der konsequent aktiviert wurde.[84] In einer anderen Studie wurde festgestellt, dass sich die Aktivität im ACC erhöhte, wenn gesunde Probanden an traurige Erfahrungen zurückdachten.[85] Aber einige der faszinierendsten Beweise für die Rolle des ACC bei der Trauer stammen von Patienten mit der extremsten Form der Traurigkeit: der Depression.

Der anteriore cinguläre Cortex und Depressionen

Heutzutage neigen wir dazu, das Wort »Depression« etwas leichtfertig zu verwenden. Ein mürrischer Teenager könnte zum Beispiel sagen, dass er »so deprimiert« ist, weil sein bester Freund im Urlaub ist und er niemanden hat, mit dem er abhängen kann. Ein ehrgeiziger Erwachsener könnte »depressiv« sein, weil sich ein Jobangebot nicht ergeben hat.

Aber eine Depression im medizinischen Sinne, die allgemein als schwere depressive Störung bekannt ist, ist nichts im Vergleich zu dieser flüchtigen Traurigkeit, von der wir sprechen, wenn wir das Wort »Depression« umgangssprachlich verwenden. Menschen, die an schweren depressiven Episoden leiden, sind den größten Teil des Tages so niedergeschlagen, dass ihre Fähigkeit, Freude zu empfinden, so gut wie nicht vorhanden ist. Sie neigen dazu, das Interesse an vielen Dingen zu verlieren, die sie vor der Erkrankung genossen haben. Sie werden oft von Schlafproblemen (entweder Schlaflosigkeit oder zu viel Schlaf), Gefühlen der Wertlosigkeit oder irrationalen Schuldgefühlen und Suizidgedanken geplagt. Die Gefühle der Hoffnungslosig-keit, die sie erleben, können lähmend, ja sogar lebensbedrohlich sein (Schätzungen zufolge machen depressive Patienten etwa 60 Prozent der Suizide aus).[86]

Diejenigen, die diese psychische Krankheit überleben, sind einem erhöhten Risiko ausgesetzt, eine Reihe anderer chronischer Krankheiten zu entwickeln, die von der koronaren Herzkrankheit bis hin zu Diabetes reichen. Diese Tatsache, verbunden mit dem erhöhten Suizidrisiko, führt dazu, dass sich die durchschnittliche Lebenserwartung eines depressiven Patienten um etwa 25 bis 30 Jahre verkürzt.[87] Einigen Studien zufolge können Depressionen genauso negative Folgen haben wie das Rauchen, wenn es um die Verkürzung der Lebenszeit geht.[88]

Vor diesem Hintergrund wird deutlich, warum Depressionen in der Forschungsgemeinschaft etwas mehr Aufmerksamkeit erhalten als die alltägliche Erfahrung von Traurigkeit. Kurze Phasen der Trauer – wie etwa nach der Trennung einer langjährigen Beziehung oder nach einer übergangenen Beförderung – sind völlig normal und werden von Psychologen als eine gesunde Art und Weise betrachtet, mit Enttäuschungen oder Verlust umzugehen. Aus diesem Grund ist es möglich, dass es keinen unmittelbaren klinischen Nutzen hat, das Gefühl der Trauer neurowissenschaftlich vollständig erklären zu können. Ein Verständnis für die Neurobiologie der Depression könnte jedoch Leben retten. Dieser potenzielle gesellschaftliche Nutzen macht die Depressionsforschung für Wissenschaftler nicht nur interessanter, sondern erhöht auch die Wahrscheinlichkeit, finanzielle Unterstützung von großen Förderorganisationen zu erhalten.

Natürlich kann uns das Verständnis von Depressionen auch Einblick in die Traurigkeit geben, da Depressionen in gewisser Weise nur eine besonders intensive und anhaltende Form dieser Emotion sind. Vielleicht ist es daher nicht überraschend, dass auch der ACC in die Depressionen verwickelt ist. Bildgebende Untersuchungen haben gezeigt, dass die Aktivität im ACC bei Depressionen erhöht ist[89] und wieder abnimmt, nachdem die Patienten sechs Wochen lang Antidepressiva eingenommen haben.[90] Einige Studien haben auch strukturelle Anomalien im ACC bei depressiven Patienten festgestellt – vor allem bei Patienten mit einer familiären Vorgeschichte von Stimmungsstörungen, was darauf hindeutet, dass diese Unterschiede ein vererbter Risikofaktor für Depressionen sein könnten.[91]

Einige der faszinierendsten Beweise, die den Zusammenhang zwischen ACC und Depression belegen, stammen jedoch von einem Verfahren, das als Tiefenhirnstimulation bekannt ist. Die Tiefenhirnstimulation, im Folgenden kurz THS genannt, ist ein chirurgischer Eingriff, bei dem ein Gerät implantiert wird, das elektrische Impulse in das Gehirn abgibt. Es handelt sich um eine relativ neue Therapie (erstmals Ende der 1980er Jahre eingesetzt), und Forscher konnten noch nicht in allen Einzelheiten klären, wie genau sie zu positiven Auswirkungen führt. Allgemein wird jedoch davon ausgegangen, dass die elektrischen Impulse, die ein an der richtigen Stelle platziertes Stimulationsgerät abgibt, die krank machende Hirnaktivität unterbrechen können.

THS funktioniert nicht bei jedem (siehe unten) und erfordert eine invasive Gehirnoperation. Daher entscheiden sich Patienten normalerweise nicht dafür, eine solche Operation durchführen zu lassen, es sei denn, sie haben bereits alle anderen Behandlungsoptionen ausgeschöpft. Zum gegenwärtigen Zeitpunkt ist sie noch nicht einmal von der US-Zulassungsbehörde FDA als Behandlung von Depressionen zugelassen (obwohl sie zur Behandlung von Parkinson, Zwangsstörungen und Epilepsie zugelassen ist; Ähnliches gilt in Europa).

Daher werden Studien zu ihrer Wirksamkeit in der Regel nur mit schwer depressiven Patienten durchgeführt, die auf traditionelle Behandlungen - wie Antidepressiva oder Psychotherapien - nicht angesprochen haben und keine anderen Optionen mehr haben. Wenn solche Patienten (sogenannte therapieresistente Patienten) die üblichen Behandlungen für Depressionen erhalten, kommt es bei nur etwa 10 Prozent von ihnen zu einer Abnahme der Symptome, und nur zwischen 3 und 4 Prozent von ihnen gehen in Remission (was bedeutet, dass ihre Symptome auf normale oder fast normale Werte reduziert werden, sie also praktisch gesund werden).[92] Als die Tiefenhirnstimulation dagegen bei einer Gruppe dieser therapieresistenten Patienten angewendet wurde, wurden bei fast 40 Prozent von ihnen die Symptome gelindert, und mehr als 26 Prozent gingen in Remission.[93]

Was vielleicht noch faszinierender ist, sind die Ergebnisse von Studien, die während der Implantation des THS-Geräts durchgeführt wurden. Die THS-Operation wird normalerweise bei wachen Patienten durchgeführt, Patienten werden also während des Eingriffs normalerweise nicht unter Vollnarkose gesetzt. Dies ist möglich, weil das Gehirn nicht wirklich über Schmerzrezeptoren verfügt. Obwohl der Schmerz vom gesamten restlichen Körper im Gehirn verarbeitet wird, hat das Gehirn selbst keine Möglichkeit, uns mitzuteilen, wenn es in irgendeiner Weise geschädigt wird. Solange ein Patient also schmerzstillende Medikamente und eine lokale Betäubung erhält, um die Kopfhaut zu betäuben (die über Schmerzrezeptoren verfügt), kann ein Neurochirurg alle möglichen Dinge mit dem Gehirn tun, ohne irgendwelche Schmerzen zu verursachen.

Ein Grund dafür, einen Patienten während der THS-Operation wachzuhalten, ist, dass es dem Chirurgen ermöglicht, die Elektrode in das Gehirn zu implantieren und einzuschalten, um zu sehen, wie der Patient reagiert. Wenn die Stimulation nicht die gewünschte Erleichterung bringt, kann die Elektrode dann an eine andere Stelle bewegt werden. Bei Aufzeichnungen der Reaktionen der depressiven Patienten während der THS-Stimulation des ACC waren die Stimmungsänderungen so drastisch, dass einige Forscher das Gebiet als »Depressionsschalter« bezeichnet haben.[94]

In einer Studie wurde beispielsweise eine Gruppe von Patienten, die seit mindestens zwölf Monaten depressiv waren und auf mindestens vier andere Therapien gegen Depression nicht angesprochen hatten, chirurgisch mit THS behandelt. Während des THS-Implantationsverfahrens stimulierten die Forscher bei diesen Patienten (im Wachzustand) den ACC und die Neuronen beziehungsweise ihre Fortsätze, die zum ACC hin und von ihm weg führen, und baten die Patienten, ihre Gefühle zu beschreiben. Die Patienten erlebten sofort positive Stimmungsänderungen und sagten Sätze wie: »Mir ist nach Lachen zumute, ich fühle mich gut« oder »Alles ist einfacher und leichter« und »Mein Körper scheint lebendiger zu sein«.[95] Allein die elektrische Stimulation des ACC und der umliegenden Gebiete führte dazu, dass ihre Stimmung von melancholisch zu fast euphorisch wechselte.

Das Depressionsnetzwerk

Trotz dieser Beweise fühle ich mich immer noch nicht sehr wohl dabei, über den anterioren cingulären Cortex als »Depressionsschalter« zu sprechen, und zwar aus mehreren Gründen. Erstens scheint der Spitzname anzudeuten, dass der ACC die einzige Hirnregion ist, die in der Lage ist, diese Art von Stimmungsschwankungen nach der Stimulation hervorzurufen. Es wurde jedoch festgestellt, dass auch die Stimulation anderer Hirnregionen eine euphorisierende Reaktion hervorrufen kann, wie beispielsweise einer Region, die als *Nucleus accumbens* bezeichnet wird. Diese ist dafür bekannt, dass sie eine Rolle bei der Belohnung von Erfahrungen spielt (mehr dazu in Kapitel 8), die sich auch für die Behandlung von Depressionen nutzen lässt.[96] Wenn also eine Depression durch eine veränderte Aktivität im ACC verursacht werden kann, kann sie wahrscheinlich auch durch eine veränderte Aktivität in anderen Hirnbereichen ausgelöst werden. Dies liegt wahrscheinlich daran, dass der ACC bei Traurigkeit und Depressionen nicht allein aktiv ist. Stattdessen bildet er Netzwerke mit anderen Teilen des Gehirns, und die Interaktion dieser verschiedenen Regionen ist wahrscheinlich das, was zu melancholischen Stimmungszuständen führt.

Die vollständige Zusammensetzung der mit dem ACC gebildeten Netzwerke ist nicht vollständig geklärt, obwohl aktuelle Modelle darauf hindeuten, dass das Gebiet mit vielen anderen Hirnregionen verbunden ist, darunter die Amygdala, der Hypothalamus, der präfrontale Cortex, der Hirnstamm, der Nucleus accumbens und andere.[97] Es wird vermutet, dass eine Funktionsstörung zwischen verschiedenen Netzwerken, die all diese Hirnregionen betreffen, für verschiedene Aspekte der Depression verantwortlich sein könnte.

Sport hilft gegen den Blues

Wenn Sie sich deprimiert fühlen und keine Medikamente nehmen wollen, versuchen Sie, etwas mehr Bewegung in Ihr Leben einzubauen. Einige Studien haben gezeigt, dass moderate Bewegung bei der Behandlung von Depressionen genauso wirksam ist wie eine Therapie oder Medikamente.[98] Natürlich ist eine der Schwierigkeiten bei diesem Ansatz, dass Sport wahrscheinlich das Letzte ist, was Sie tun wollen, wenn Sie deprimiert sind. Wenn Sie jedoch die Motivation aufbringen können, regelmäßiger Sport zu treiben, wird dies wahrscheinlich Ihre Stimmung (und Ihre Gesundheit im Allgemeinen) verbessern. Bewegung ist möglicherweise auch eine besonders gute Option, die Stimmung zu heben, für Menschen, die nicht klinisch depressiv sind, sondern sich nur ein bisschen niedergeschlagen fühlen.

Eine veränderte Aktivität im ACC kann beispielsweise das Verhalten in einem Netzwerk mit der Amygdala und dem Hypothalamus stören, was zu einer übertriebenen Stressreaktion führen kann, wodurch sich ein Mensch ungewöhnlich ängstlich fühlen kann. Möglicherweise sind auch Neuronen, die vom ACC zu einem Bereich im Hirnstamm wandern, der als *ventrales tegmentales Areal* bezeichnet wird, daran beteiligt, dass sich die Motivation verringert und das Interesse am Leben abnimmt – etwas, über das depressive Patienten häufig klagen. Vom ventralen tegmentalen Areal ist bekannt, dass es mit Motivation und Belohnung zu tun hat (wir werden diesen Bereich in Kapitel 8 näher besprechen).

Diese Netzwerke sind jedoch kompliziert, und Forscher spekulieren derzeit hauptsächlich darüber, wie die damit verbundenen Strukturen zusammenwirken könnten, um etwas so Komplexes wie Depressionen zu erzeugen. Obwohl der ACC sicherlich ein wichtiger Teil dieser Netzwerke zu sein scheint, wird den anderen beteiligten Regionen nicht die gebührende Anerkennung zuteil, wenn man sich nur auf ihn konzentriert. Er ist wahrscheinlich nur ein Teil eines komplizierten Zusammenspiels von Gehirnstrukturen und -aktivitäten.

Daher arbeiten Neurowissenschaftler weiterhin daran, alle Teile des Gehirns zu identifizieren, die an Trauer und Depression beteiligt sind. Doch auch nachdem diese Hirnregionen katalogisiert wurden, bleibt noch eine weitere wichtige Frage zu beantworten: Welche Art von Funktionsstörungen müssen in diesen Hirnregionen auftreten, damit diese Stimmungszustände entstehen? Mit anderen Worten: Was passiert auf der Ebene der Neuronen, das dazu führt, dass sich jemand traurig oder depressiv fühlt?

Jahrelang schien es, als sei diese Frage bis zu einem gewissen Grad bereits beantwortet. Damals in den 1990er Jahren wusste jeder, dass negative Auswirkungen auf die Stimmung unvermeidlich waren, wenn die Werte eines bestimmten Neurotransmitters zu niedrig wurden. Aber neuere Erkenntnisse legen nahe, dass eine der populärsten Hypothesen in der Geschichte der modernen Neurowissenschaften eine drastische Vereinfachung ist, die uns kein genaues Bild von den Ursprüngen der Depression vermittelt.

Die Serotonin-Hypothese

Wenn Sie mit den neurowissenschaftlichen Erklärungen für die Ursachen von Depressionen ein bisschen vertraut sind, dann haben Sie sich vielleicht schon gefragt, wo Serotonin in die Diskussion dieses Kapitels einfließt. Serotonin ist ein Neurotransmitter, der mit der Stimmung in Verbindung gebracht wird. Jahrelang war er die Grundlage für die populärste Erklärung für die Ursachen von Depressionen. Genauer gesagt wurde allgemein angenommen, dass niedrige Serotoninspiegel zu Depressionen führen, ein Ansatz, der als *Serotonin-Hypothese* bekannt wurde.

Um den aktuellen Stand der Serotonin-Hypothese zu verstehen, ist es hilfreich zu wissen, woher sie stammt. Kehren wir also zu den Anfängen zurück – zum Seaview Hospital, einer medizinischen Einrichtung zur Behandlung von Tuberkulosepatienten. Das Seaview Hospital wurde Anfang des 20. Jahrhunderts auf Staten Island als Reaktion auf die drohende Tuberkulose errichtet, einer Lungenkrankheit, die in der ersten Hälfte des 20. Jahrhunderts eine der häufigsten Todesursachen in den Vereinigten Staaten war. Zu dieser Zeit waren Antibiotika (die später zur Standardbehandlung der Tuberkulose werden sollten) noch nicht entdeckt worden. Das Krankenhaus diente als Sanatorium: ein Ort, an dem Tuberkulose-Patienten durch Ruhe, frische Luft und gesunde Ernährung Heilung suchen konnten.

Ab der Mitte des 20. Jahrhunderts standen Antibiotika zur Behandlung der Tuberkulose zur Verfügung, die jedoch mit anderen Tuberkulose-Medikamenten kombiniert werden mussten, um vollständig wirksam zu sein – und die Forschung suchte immer noch nach dem idealen Wirkstoffcocktail zur Bekämpfung der Krankheit. In den frühen 1950er Jahren entdeckten Forscher, die an dieser Suche beteiligt waren, ein neues Medikament, von dem man annahm, dass es gegen Tuberkulose wirkt. Sie brauchten eine Gruppe von Tuberkulosepatienten, die bereit waren, das Medikament zu testen, und kamen dazu ins Seaview Hospital.

Das Medikament *Iproniazid* wurde aus einer ätzenden, giftigen und explosiven Substanz namens *Hydrazin* gewonnen. Hydrazin war von den Deutschen im Zweiten Weltkrieg als Raketentreibstoff verwendet worden. Nach dem Krieg wurden in Deutschland Lagerbestände der Substanz gefunden, und niemand wusste wirklich, was man damit anfangen sollte. Deshalb wurden die Bestände billig an einige Pharmaunternehmen verkauft. Diese Firmen begannen mit Hydrazin zu experimentieren (wie sie es damals oft taten, wenn sie auf eine ungetestete Chemikalie stießen), um herauszufinden, ob es chemisch so verändert werden kann, dass man nützliche Medikamente daraus herstellen kann. Sie stellten fest, dass einige Hydrazinderivate (wie Iproniazid) als Tuberkulosebehandlung infrage kamen.

Als Iproniazid an einer Gruppe von Patienten im Seaview Hospital getestet wurde, stellten die Forscher jedoch einige ungewöhnliche Effekte fest. Zusätzlich zur Behandlung der Symptome der Tuberkulose schien das Medikament die Stimmung der Patienten zu verbessern. Plötzlich standen diese mürrischen und bettlägerigen Patienten auf, bewegten sich und knüpften Kontakte. Ein Schriftsteller schrieb darüber, dass sie »in den Hallen tanzten, obwohl sie Löcher in den Lungen hatten«[99]. Weniger als ein Jahrzehnt später war Iproniazid bereits ein beliebtes Mittel zur Behandlung von Depressionen geworden.

Die richtigen Verbindungen herstellen

Das Verständnis der Wirkungsweise von Iproniazid im Gehirn führte zu der ersten allgemein akzeptierten Hypothese über die Ursache von Depressionen. Iproniazid hemmt *Monoaminoxidase* (MAO), ein Enzym, das eine Gruppe von Verbindungen namens *Monoamine* abbaut, zu denen die Neurotransmitter Serotonin und Noradrenalin gehören. Iproniazid wird daher als Monoaminooxidase-Hemmer oder auch Monoaminooxidase-Inhibitor (MAOI) bezeichnet. Da MAO-Hemmer das Enzym hemmen, das Serotonin und Noradrenalin aus dem Gehirn entfernt, führen sie zu einem Anstieg des Serotonin- und Noradrenalinspiegels im Gehirn.

Das Wissen um diesen Mechanismus, gepaart mit der Wirksamkeit von Iproniazid bei der Behandlung von Depressionen, führte die Forscher zu der Annahme, dass Depressionen durch einen Mangel an Neurotransmittern wie Serotonin und Noradrenalin verursacht werden. Daher wurde die Hypothese aufgestellt, dass eine Erhöhung der Serotonin- und Noradrenalinspiegel bei der Behandlung von Depressionen nützlich sein könnte.

Im Laufe der Zeit schienen die gesammelten experimentellen Beweise darauf hinzuweisen, dass Serotonin für Depressionen wichtiger ist als Noradrenalin. Diese Vorstellung wurde durch die Entdeckung einer Reihe anderer Antidepressiva unterstützt, die alle dadurch zu wirken schienen – zumindest teilweise –, dass sie den Serotoninspiegel erhöhten.

Der Höhepunkt dieser Entwicklung von Antidepressiva wurde wohl mit *Fluoxetin* erreicht, das unter dem Markennamen *Prozac* besser bekannt werden sollte. Fluoxetin war das erste Psychopharmakon, das tatsächlich entwickelt wurde, um das Gehirn auf eine bestimmte Art und Weise zu beeinflussen. (Bei allen Psychopharmaka, die vor Fluoxetin entdeckt wurden, war immer ein gewisses Glück im Spiel – zum Beispiel, wenn man mitten in einer Studie, in der es als Medikament gegen Tuberkulose getestet wurde, auf die antidepressiven Wirkungen von Iproniazid stieß). Fluoxetin wurde gezielt entwickelt, um den Serotoninspiegel durch Beeinflussung eines Mechanismus zu ändern, der als Wiederaufnahme bekannt ist.

Wiederaufnahme und Recycling von Neurotransmittern

Sobald ein Signal von einem Neuron an ein anderes übertragen wurde, müssen die Neurotransmitter, die dieses Signal übertragen haben, aus dem synaptischen Spalt entfernt werden. Ist dies nicht der Fall, könnten sie weiterhin mit Rezeptoren auf dem postsynaptischen Neuron interagieren. Diese fortgesetzte Interaktion könnte zu einer Überstimulation und einer Reihe unerwünschter Effekte führen.

Der häufigste Weg, überschüssige Neurotransmitter-Moleküle loszuwerden, ist ein Mechanismus, der als *Wiederaufnahme* bezeichnet wird. Die Wiederaufnahme beinhaltet ein Protein, das als Transporter bezeichnet wird und sich normalerweise in der Membran des präsynaptischen Neurons befindet. Der Transporter zieht überschüssige Neurotransmitter-Moleküle an und transportiert diese Moleküle dann wieder zurück in das Neuron, das sie freigesetzt hat. Dadurch reduziert sich die Anzahl der Neurotransmitter-Moleküle im synaptischen Spalt.

Die Blockierung oder Hemmung der Wiederaufnahme führt also zu einem Anstieg der Neurotransmitterspiegel im synaptischen Spalt. Vor diesem Hintergrund konzentrierten die Forscher des Pharmariesen Eli Lilly and Company ihre Bemühungen auf die Entwicklung eines neuen Antidepressivums, das dadurch wirkt, dass es den Serotonin-Transporter hemmt, der für die Wiederaufnahme von Serotonin verantwortlich ist. Das Ergebnis war Prozac, ein Medikament, das als selektiver Serotonin-Wiederaufnahmehemmer oder SSRI bekannt werden sollte.

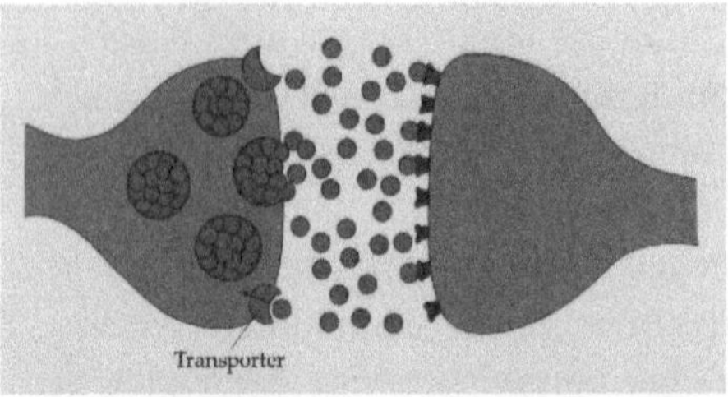

Die Ballkönigin

1987 wurde Prozac von der FDA für die Behandlung von Depressionen zugelassen. Nur drei Jahre später war es bereits das meistverschriebene Psychopharmakon in Nordamerika. Bis 1994 war es das am zweithäufigsten verkaufte Medikament der Welt (nach dem Medikament Zantac gegen Sodbrennen).[100]

Andere pharmazeutische Unternehmen beeilten sich, ihre eigenen SSRIs zu entwickeln. Bald wurde der Markt mit Medikamenten wie Citalopram (Celexa), Sertralin (Zoloft) und Paroxetin (Paxil) überschwemmt. Prozac hatte den Weg geebnet, doch SSRIs wurden generell in den 1990er Jahren und bis in die 2000er Jahre hinein die beliebtesten Psychopharmaka in Amerika. Bereits 2005 nahmen mehr als 10 Prozent der Amerikaner ein Antidepressivum ein.[101]

Die Tatsache, dass SSRIs den Serotoninspiegel erhöhen und dass sie eine wirksame Behandlung für Depressionen zu sein schienen, bestärkte die Serotonin-Hypothese. Tatsächlich haben die SSRIs dazu beigetragen, sowohl in der wissenschaftlichen Gemeinschaft als auch in der Öffentlichkeit eine echte Faszination für Serotonin zu wecken. Angemessene Serotoninspiegel wurden allmählich als eine Voraussetzung für das Glück betrachtet. Niedrige Serotoninspiegel wurden mit Traurigkeit und Depressionen gleichgesetzt. Der Psychiater Peter D. Kramer nannte Serotonin in seinem Buch *Listening to Prozac* den »Glücksneurotransmitter«[102] (in Deutschland eher als Glückshormon bekannt), ein Spitzname, der vor allem in der populären Presse weite Verbreitung finden sollte.

Mit der Zeit wurde jedoch die Idee von Serotonin als »Glücksneurotransmitter« infrage gestellt, als die Forschung begann, Fehler in der Serotonin-Hypothese zu identifizieren. Schließlich fiel es den Wissenschaftlern schwer zu sagen, wie viel von der ursprünglichen Hypothese richtig war.

Fehler in der Serotonin-Hypothese

Medikamente wie SSRIs scheinen den Serotoninspiegel innerhalb von ungefähr einer Stunde nach deren Einnahme zu erhöhen.[103] Bei SSRIs und den meisten anderen Serotonin-beeinflussenden Antidepressiva müssen die Patienten das Medikament jedoch im Durchschnitt 3 bis 4 Wochen lang täglich einnehmen, bevor sie beginnen, irgendwelche positiven Wirkungen zu spüren. Wenn Depressionen also einfach durch niedrige Serotoninspiegel verursacht werden, warum gibt es dann die Verzögerung? Genau diese Verzögerung deutet darauf hin, dass an der Serotonin-Hypothese etwas falsch ist. Mit anderen Worten: Es muss noch ein anderer Mechanismus involviert sein, der einige Wochen lang braucht, um einen antidepressiven Einfluss auszuüben.

Darüber hinaus haben Studien, in denen der Serotoninspiegel abgesenkt wurde, nicht durchweg zu Symptomen einer Depression geführt.[104] Außerdem gibt es eine Reihe von Therapien für Depressionen, die genauso gut wie SSRIs wirken, aber überhaupt nicht auf das Serotoninsystem abzielen.

Diese Erkenntnisse lassen Zweifel an der Serotonin-Hypothese als alleinige Erklärung für die Ursachen von Depressionen aufkommen. Um die Dinge für die Serotonin-Hypothese noch zu verschlimmern, haben sich im letzten Jahrzehnt Beweise herauskristallisiert, die die allgemeine Wirksamkeit von SSRIs und anderen Serotonin-beeinflussenden Antidepressiva infrage stellen. Einige Studien haben ergeben, dass sie bei vielen Patienten nicht viel besser wirken als Placebos.[105]

All dies deutet darauf hin, dass, wenn SSRIs bei der Behandlung von Depressionen wirksam sind, ihr Nutzen wahrscheinlich nicht nur durch die Manipulation des Serotoninspiegels erzielt wird. Stattdessen beruht ihre Wirksamkeit wahrscheinlich zumindest teilweise auf einem anderen, noch nicht identifizierten neuronalen Mechanismus.

Das bedeutet natürlich nicht, dass Serotonin bei der Behandlung von Trauer, Depressionen und Niedergeschlagenheit keine Rolle spielt. Aber es legt nahe, dass seine Rolle komplizierter ist als eine einfache Gleichung von Serotonin = Glück. Und da einige Patienten, die SSRIs einnehmen, scheinbar keine merkliche Besserung zeigen, die auf die Medikamente zurückzuführen ist, ist der Serotoninspiegel möglicherweise nur für einige Fälle von Depressionen relevant. Unnötig zu erwähnen, dass nur noch wenige in der wissenschaftlichen Gemeinschaft Serotonin als »Glücksneurotransmitter« bezeichnen.

Und so wurde die Serotonin-Hypothese in ihrer einfachsten Form, die jahrzehntelang die offensichtliche Antwort auf die Frage nach den Ursachen von Depressionen war, auf den »Friedhof« gelegt, wo auch andere wissenschaftliche Hypothesen begraben sind. Es wurden mehrere Hypothesen vorgeschlagen, die an ihre Stelle treten sollten. Einige davon bauen auf der Serotonin-Hypothese auf und versuchen, deren Lücken zu schließen, andere schlagen einen ganz anderen Mechanismus vor.

Die Suche nach Antworten

Eine Hypothese, die bei Depressionsforschern Anklang gefunden hat, ist die Vorstellung, dass Depressionen mit einer übertriebenen Stressreaktion zu tun haben, die zur Produktion hoher Spiegel des Stresshormons Cortisol führt. Wenn der Cortisolspiegel zu hoch wird, kann dies zu einer Schädigung der cortisolsensitiven Bereiche des Gehirns - wie zum Beispiel dem Hippocampus - führen, der für die Abschaltung der Stressreaktion von entscheidender Bedeutung ist.

Nach dieser Theorie sind bei Patienten, die unter Stress stehen, also Teile des Gehirns geschädigt, die eigentlich dazu beitragen, den Stress in Schach zu halten. Dies führt zu einer übertriebenen Stressreaktion, die Symptome einer Depression hervorrufen kann. Diese Hypothese liefert eine mögliche Erklärung dafür, warum die positiven Auswirkungen von Antidepressiva verzögert auftreten. Sie deutet darauf hin, dass eine Erhöhung des Serotoninspiegels die Herstellung von Proteinen fördern könnte, die unserem Gehirn helfen, neue Neuronen zu produzieren. Dadurch können die durch Cortisol geschädigten Hirnareale repariert werden, wodurch die Stressreaktion in ihrer gesunden Funktion wiederhergestellt und depressive Symptome vermindert werden.

Eine andere Hypothese besagt, dass Depressionen mit einer Gehirnentzündung in Zusammenhang stehen. *Entzündung* ist ein Begriff, der sich auf eine allgemeine Reaktion des Immunsystems bezieht, die auftritt, nachdem der Körper einer Reihe von schädlichen Dingen ausgesetzt war, zum Beispiel Gewebeschäden oder auch eindringende Krankheitserreger. Dies bewirkt normalerweise, dass Blut, das reich an Immunsystemzellen ist, bevorzugt an den Ort strömt, an dem eine Verletzung aufgetreten ist oder eine vermutete Bedrohung vorliegt.

In einigen Fällen kann sich die Entzündungsreaktion jedoch über diesen einen Ort hinaus ausbreiten, sodass im ganzen Körper erhöhte Spiegel an Immunzellen gefunden werden. Dies wird als *chronische* oder *systemische Entzündung* bezeichnet und zieht negative Folgen nach sich. Untersuchungen legen nahe, dass auch depressive Patienten an einer systemischen Entzündung leiden könnten, und einige Wissenschaftler haben die Hypothese aufgestellt, dass dies negative Auswirkungen auf das Gehirn haben könnte, was zu Symptomen einer Depression führt. Wenn dies jedoch zutrifft, ist die große Frage: Was verursacht diese verstärkten Entzündungen überhaupt? Einige Forscher glauben, dass sie durch dasselbe verursacht werden könnten, was wir normalerweise mit der Aktivierung des Immunsystems in Verbindung bringen: durch eine Infektion. Mit anderen Worten: Eine Infektion, die bei einem Menschen zu körperlichen Symptomen führen kann, könnte auch das Gehirn des Menschen befallen und Symptome einer Depression hervorrufen. Im Einklang mit dieser Hypothese hat man eine Reihe von Erregern aufgedeckt, die mit Depressionen in Verbindung gebracht werden. Zum Beispiel wurden Antikörper gegen das Herpes-simplex-Virus-1 (die Art von Herpes, die Fieberbläschen verursacht) häufiger bei depressiven Patienten gefunden als in der Allgemeinbevölkerung. Dasselbe gilt für Antikörper gegen das Epstein-Barr-Virus (ein weiteres verbreitetes Herpesvirus, das Mononukleose verursacht), das Varizella-Zoster-Virus (ein weiteres Herpesvirus – es verursacht Windpocken und Gürtelrose), Chlamydia trachomatis (das Bakterium, das Chlamydien verursacht) und andere.[106]

Espresso zur Behandlung von Depressionen?

Während Alkohol, Tabak und viele andere nicht verschreibungspflichtige bewusstseinsverändernde Substanzen mit einem erhöhten Risiko für Depressionen in Verbindung gebracht werden, kann man das von Koffein nicht behaupten. Ein mäßiger Koffeinkonsum ist tatsächlich mit einem reduzierten Risiko für Depressionen verbunden.[107] Wenn Sie also Kaffee- oder Teetrinker sind, müssen Sie Ihr Lieblingsgetränk vielleicht nicht aufgeben, um sich glücklicher zu fühlen (obwohl es vielleicht besser wäre, Energydrinks und koffeinhaltige Limonaden nicht zu konsumieren). Es gibt jedoch einen Zusammenhang zwischen schlechtem Schlaf und Depressionen, daher sollten Sie versuchen, Ihr letztes koffeinhaltiges Getränk mindestens sechs Stunden vor dem Schlafengehen zu trinken, damit Ihr Schlaf nicht gestört wird.

Warum bestimmte Krankheitserreger mit größerer Wahrscheinlichkeit als andere zu der Art von Gehirnentzündung führen können, die mit Depressionen im Zusammenhang steht, ist noch unbekannt. Es ist jedoch möglich, dass einige Keime nach der Infektion des Körpers mit größerer Wahrscheinlichkeit ins Gehirn eindringen als andere. Einmal im Gehirn angekommen, können diese Erreger Verwüstungen anrichten, die nicht nur eine Entzündungsreaktion hervorrufen oder verschlimmern, sondern auch gezielt Gehirnstrukturen angreifen, was zu Schäden führen und/oder das Verhalten beeinflussen kann.

Auf der anderen Seite sind manche Menschen möglicherweise besonders anfällig für Entzündungen, und ihr Immunsystem kann auf eine Reihe von Krankheitserregern oder sogar auf andere Reize überreagieren, die bei den meisten von uns keine Immunantwort hervorrufen. In diesen Fällen ist dann möglicherweise nicht einmal eine Infektion mit einem lästigen Keim erforderlich.

Selbst wenn Stressreaktionen und/oder Entzündungen in einigen Fällen mit Depressionen in Verbindung gebracht werden, erklären sie jedoch wahrscheinlich nicht alle Fälle von Depressionen. Eine der wichtigeren Erkenntnisse der Depressionsforschung der letzten 50 Jahre war die Hypothese, dass Depressionen – wie die meisten anderen psychischen Störungen und Krankheiten im Allgemeinen – wahrscheinlich nicht mit einer einzigen Theorie und einem einzigen Mechanismus erklärt werden können. Stattdessen gibt es viele verschiedene Erklärungsmöglichkeiten für Depressionen. Sich dabei nur auf eine zu konzentrieren, um alle Fälle zu erklären, führt zu unhaltbaren Hypothesen und Behandlungen, die bestenfalls in einigen der Betroffenen wirksam sind. Vor diesem Hintergrund versuchen die Wissenschaftler weiterhin, mehrere Ursachen für Depressionen zu erforschen.

Die Untersuchung von Depressionen hat eine gewisse Dringlichkeit, da die Suizidrate in den Vereinigten Staaten seit 1999 um mehr als 30 Prozent gestiegen ist.[108] Dies ist ein weiterer

Grund, weshalb die Erforschung von Depressionen Vorrang vor der Untersuchung von Trauer hat. Dennoch gehen Depression und Trauer Hand in Hand, und die Erforschung des einen kann uns möglicherweise über das andere informieren. Und auch wenn wir die Trauer nicht unbedingt ganz abschaffen wollen, wird die neurowissenschaftliche Forschung uns vielleicht eines Tages in die Lage versetzen, die Wahrscheinlichkeit zu verringern, dass aus normalen Gefühlen der Traurigkeit unkontrollierbare, unbändige Gefühle der Verzweiflung werden.

6
Bewegung

Im Frühjahr 1971 war Ian Waterman 19 Jahre alt und in seinem Traumberuf bereits erfolgreich. Seit seinem 13. Lebensjahr arbeitete er in einer Metzgerei und liebte diese Arbeit, für die er ein großes Geschick entwickelt hatte. Der Besitzer des Betriebs, für den er arbeitete, fragte ihn, ob er bereit wäre, den Laden selbstständig zu führen - eine Position, auf die er seit Jahren hingearbeitet hatte -, und Ian war nie glücklicher oder optimistischer bezüglich seiner Zukunft gewesen. Doch dann erkrankte er an einem scheinbaren Fall von Grippe, und dies veränderte alles, was in seinem Leben bisher so gut gelaufen war.[109]

Ian versuchte, die Krankheit zu überwinden, bekam jedoch einige seltsame Symptome. Das Ungewöhnlichste davon war, dass er völlig unerklärlich seine Muskeln nicht mehr richtig koordinieren konnte. Es war nicht nur Schwäche oder Müdigkeit, sondern ein plötzlicher Kontrollverlust. Wenn er einen Tee trinken wollte, konnte er die Tasse nicht mehr ruhig halten und verschüttete die Hälfte davon auf den Boden. Als er vor einer Apotheke auf ein Rezept wartete, verlor er die Kraft stehen zu bleiben und sackte neben dem Gebäude auf den Boden. Er versuchte, aus dem Bett aufzustehen, und brach zusammen. Ian wurde langsam klar, dass dies keine typische Grippe war.

Schließlich ging er ins Krankenhaus. Zu diesem Zeitpunkt war seine Sprache so beeinträchtigt, dass er lallte, sodass die Ärzte annahmen, er sei betrunken. Aber Ian konnte sich darüber nicht aufregen, weil er zu viele andere Dinge im Kopf hatte. Denn er hatte ein anderes, beunruhigenderes Symptom an sich entdeckt: Er verlor das Gefühl in seinen Händen und Füßen.

Als er am nächsten Tag im Krankenhaus aufwachte, konnte er weder seinen Mund noch seine Zunge oder irgendetwas vom Hals abwärts fühlen. Seltsamerweise konnte er seine Gliedmaßen noch immer bewegen. Wenn er sich bewegte, konnte er jedoch weder die Richtung noch die Geschwindigkeit der Bewegung kontrollieren. Der Versuch, seine Hand einfach nur ein paar Zentimeter in die Luft zu heben, konnte zum Beispiel dazu führen, dass diese wild nach oben schwingen und dann an der Seite des Bettes herunterkrachen würde.

Schließlich erkannte Ian, was diese Anomalien der Bewegung wirklich verursachte: Wenn er die verschiedenen Teile seines Körpers nicht ansah, hatte er keine Ahnung, wo diese sich befanden. Er bekam nicht das normale Feedback, das die meisten von uns haben, um uns zu melden, was unsere Muskeln wann tun.

Wenn man zum Beispiel die Augen schließt und den Arm auf- und abbewegt, weiß man immer, ob der Arm angehoben oder abgesenkt ist – auch wenn man es nicht sehen kann. Aber wenn Ian die Augen schloss und seinen Arm bewegte, konnte er nicht sagen, wohin er sich bewegt hatte – oder auch nur, ob er sich überhaupt bewegt hatte–, bis er ihn ansah. Ohne diese sensorische Rückmeldung seines Körpers hatte er, wenn er im Krankenhausbett lag, das Gefühl zu schweben.

Das Gefühl, wo sich der eigene Körper im Raum befindet, wird *Propriozeption* genannt, ein Wort, das grob übersetzt »Eigenwahrnehmung« bedeutet. Über dieselben Nervenbahnen, über die Informationen über die Berührung zum Gehirn transportiert werden, gelangen auch Informationen über die Propriozeption ins Gehirn. Die Ärzte stellten schließlich fest, dass Ian an einem Zustand litt, bei dem diese Nerven geschädigt waren, möglicherweise als Folge einer überaktiven Immunantwort auf einen Virus. Es ist ungewiss, warum dies Ian passiert sein könnte, während Millionen anderer Menschen jedes Jahr an ähnlichen grippeähnlichen Erkrankungen leiden, ohne dass es zu solchen Auswirkungen kommt.

Ian hat seinen Tastsinn und seine Propriozeption unterhalb des Halses nie wiedererlangt. Die meisten Patienten, bei denen ein solches Defizit auftritt, sind nicht in der Lage, jemals wieder zu gehen. Ian hat es sich jedoch selbst beigebracht, seine Muskeln mithilfe von visuellem Feedback zu führen – mit mühevoller Anstrengung und Ausdauer. Obwohl er nicht fühlen kann, wo seine Beine sind, kann er sie sehen. Er geht also, indem er seine Beine beobachtet und die visuelle Information darüber, wo sie sich befinden, nutzt, um seine Bewegungen zu korrigieren. Es ist eine schwierige Aufgabe, die viel Konzentration erfordert, aber durch Ians Entschlossenheit, sie zu meistern, hat er es geschafft, zumindest den Hauch eines normalen Lebens wiederzuerlangen.

Ians Fall veranschaulicht die Komplexität des motorischen Systems. Bei Bewegung geht es nicht nur um ein geradliniges Signal, das vom Gehirn zu den Muskeln geleitet wird. Sie erfordert auch Feedback, um unzählige Anpassungen vorzunehmen, die es ermöglichen, dass die Bewegungen die beabsichtigten Ziele erreichen, während sie gleichzeitig glatt und flüssig erscheinen. Insgesamt besteht Bewegung aus einer komplexen Interaktion zwischen dem Gehirn und dem Körper, die in ihrer scheinbaren Einfachheit täuscht.

Die Suche nach Bewegung im Gehirn

Paul Brocas Entdeckung eines möglichen Sprachzentrums im Gehirn, die wir in Kapitel 4 kennengelernt haben, hat die neurowissenschaftliche Gemeinschaft des 19. Jahrhunderts auf die Idee gebracht, dass verschiedene Teile des Gehirns für verschiedene Funktionen verantwortlich sein könnten. Wie ich bereits erwähnt habe, schrecken die meisten Neurowissenschaftler heute davor zurück, das Gehirn als eine Ansammlung von funktionell unterschiedlichen »Zentren« zu betrachten, da eine solche Ansicht die komplizierten Gehirnnetzwerke, die den komplexesten Hirnfunktionen zugrunde liegen, zu sehr vereinfacht. Gleichzeitig ist es unbestreitbar, dass es bestimmte Bereiche des Gehirns gibt, die stark an bestimmten Funktionen beteiligt sind – besonders wenn es sich um relativ einfache sensorische oder motorische Prozesse handelt (und nicht um etwas Komplizierteres wie Sprache). Brocas Arbeit hat eine ganze Generation von Neurowissenschaftlern dazu gebracht, diese Hirnregionen aufzuspüren. Der erste große Erfolg in diesem Bestreben wurde von zwei jungen deutschen Forschern, Gustav Fritsch und Eduard Hitzig, weniger als ein Jahrzehnt nach der Begegnung mit »Tan« erzielt.

Bevor wir uns mit der Arbeit von Fritsch und Hitzig befassen, sollte ich Sie warnen, dass die Details ihrer Experimente an lebenden Hunden vielleicht etwas schwer verdaulich sind, vor allem wenn man bedenkt, dass Fritsch und Hitzig es versäumt haben, alle beteiligten Hunde richtig zu betäuben. Die Entscheidung, die unten beschriebenen chirurgischen Eingriffe ohne Anästhesie durchzuführen – und ohne irgendeine Rechtfertigung für diese Handlungsweise zu liefern –, würde heute natürlich als unethisch angesehen werden. Heute würde ein solches Vorgehen dazu führen, dass jemand von seiner Forschungsstelle entlassen und von anderen auf die schwarze Liste gesetzt würde. Fritsch und Hitzig führten ihre Forschungen jedoch in einer Zeit durch, als wir noch nicht über die Sicherheitsvorkehrungen verfügten, die wir heute haben, um sicherzustellen, dass Tiere in der Forschung nicht grob misshandelt werden.

Um ehrlich zu sein, fallen Fritsch und Hitzig in der Geschichte der Neurowissenschaften nicht durch ihre Grausamkeit gegenüber Tieren aus dem Rahmen, denn zu ihrer Zeit wurde dem Leiden der Forschungstiere einfach nicht so viel Beachtung geschenkt. Aber selbst, wenn man den Wertunterschied zwischen der heutigen und der neurowissenschaftlichen Forschung des 19. Jahrhunderts berücksichtigt, kann die Lektüre der Experimente von Fritsch und Hitzig aufwühlend sein. Gleichzeitig haben die Arbeiten von Fritsch und Hitzig einen bedeutenden Beitrag zu unserem Verständnis des Gehirns geleistet, und deshalb schließe ich sie hier ein. Aber wenn Sie die Beschreibung einiger grausiger Experimente an Hunden verunsichern sollte, können Sie gerne zum Abschnitt »Der motorische Cortex« übergehen.

Fritsch und Hitzig hatten jeweils für sich genommen Beweise gefunden, die sie davon überzeugten, dass es eine bestimmte Region der Großhirnrinde gibt, in der zumindest einige Bewegungen ihren Ursprung haben – ein Bereich, der als *motorischer Cortex* bekannt werden würde. Sie waren sich jedoch auch bewusst, dass die Beweise zwingend sein mussten, um den Rest der wissenschaftlichen Gemeinschaft davon zu überzeugen, dass ein Teil der Hirnrinde der Bewegung gewidmet ist.

Eine ganze Reihe von Forschern vor Fritsch und Hitzig hatte versucht, den motorischen Cortex zu finden, was sich für viele andere Wissenschaftler als entmutigend hätte erweisen können. Aber Fritsch und Hitzig waren jung und selbstbewusst; sie ließen sich nicht durch einen unnachgiebigen Respekt vor den Bemühungen anderer, verehrterer Wissenschaftler abschrecken. Sie führten diese gescheiterten Versuche der Vergangenheit auf Fehler oder mangelnde Beharrlichkeit zurück und waren überzeugt, dass sie Erfolg haben könnten, wo andere nicht erfolgreich gewesen waren.

Vielleicht war es auch diese Gewissheit, die Fritsch und Hitzig dazu veranlasste, Hindernisse zu ignorieren, die viele andere Wissenschaftler dazu veranlasst hätten, einfach aus Bequemlichkeit (oder vielleicht aus Vorsicht) alternative Hypothesen zu untersuchen. Fritsch und Hitzigs Experimente beinhalteten die elektrische Stimulation exponierter Gehirnbereiche und die Entfernung kleiner Bereiche des Cortex bei lebenden Hunden. Die meisten Forscher hätten daher Laborräume mit viel Platz und einen Operationstisch mit stabilen Fesseln als notwendig erachtet. Weder Fritsch noch Hitzig hatten jedoch Zugang zu einem Labor, in dem sie ihre Experimente durchführen konnten. Um dieses Problem zu lösen, schlug Hitzig vor, ein leerstehendes Schlafzimmer in seinem Haus zu nutzen; und – so merkwürdig es auch erscheint – beide Männer hielten dies für eine angemessene Alternative.

Die Experimente von Fritsch und Hitzig ergeben ein makabres Bild. Aus irgendeinem unerklärlichen Grund wird dieses Bild umso grausamer, wenn man bedenkt, dass die meisten Arbeiten auf einem Schminktisch in einem unbenutzten Schlafzimmer stattfanden und nicht in der sterilen Umgebung eines Labors. Zunächst entfernten Fritsch und Hitzig einen Teil des Schädelknochens der Hunde – entweder eine ganze Hälfte oder nur den Teil, der die Frontallappen bedeckte. Dann benutzten sie einen leichten elektrischen Strom – seine Intensität wurde durch die Empfindung, die er auf ihrer eigenen Zunge erzeugte, gemessen –, um Neuronen in verschiedenen Teilen des Gehirns zu aktivieren (denken Sie daran, dass ein elektrischer Strom zum Gehirn zwar schmerzhaft klingen mag, die Manipulation von Hirngewebe selbst aber keine Schmerzen verursacht, da das Gehirn keine Schmerzrezeptoren hat). Als sie einen Bereich des Gehirns stimulierten, stellten sie fest, dass dies unwillkürliche Pfotenbewegungen auf der gegenüberliegenden Körperseite auslöste. Die Stimulation anderer benachbarter Regionen führte zu Gesichts- und Halsbewegungen. Fritsch und Hitzig waren überzeugt, eine monumentale Entdeckung gemacht zu haben. Sie hatten etwas gefunden, das sie als »individuelle motorische Zentren« bezeichneten – spezifische Bereiche des Gehirns, die die Bewegung in bestimmten Körperteilen kontrollierten.

Um ihre Ergebnisse zu verifizieren, wollten sie herausfinden, ob eine Schädigung dieser vorgeblich motorischen Bereiche die Bewegung in ähnlicher Weise beeinträchtigen würde, wie eine Schädigung des Broca-Areals zu Sprachdefiziten geführt hatte. Dafür führten sie bei zwei Hunden (die nun beide ordnungsgemäß betäubt waren) das Verfahren durch, das sie zuvor zur Lokalisierung der Region angewandt hatten, die der Bewegung der Pfoten gewidmet zu sein schien. Dazu schabten sie mit dem stumpfen Griff eines Skalpells einen Teil des Gehirns in diesem Bereich aus.

Ihre Experimente waren nicht präzise. Sie stellten fest, dass die Menge des entnommenen Hirngewebes bei dem einen Hund »etwa die Größe einer kleinen Linse« hatte und bei dem anderen Hund »etwas größer« war[110]. Sie beobachteten jedoch ähnliche Symptome bei beiden Hunden – Symptome, die sich nur in ihrem Ausmaß unterschieden. Die Pfote auf der Körperseite, die der geschädigten Hirnhälfte gegenüberlag, schien nicht mehr richtig zu funktionieren. Manchmal rutschte die Pfote beim Laufen nach außen, sodass die Hunde umfielen. Im Sitzen trug das Bein kein Gewicht und rutschte langsam vom Körper weg, bis der Hund auf die Seite fiel.

Obwohl die Hunde nach dieser Schädigung nicht gelähmt waren, traten eindeutige Bewegungsprobleme auf. Und die Defizite zeigten sich in der gleichen Körperregion, die sich durch elektrische Stimulation des Areals unfreiwillig bewegt hatte, das nun entfernt worden war. Dies war die Bestätigung, die Fritsch und Hitzig gesucht hatten: Sie hatten den motorischen Cortex entdeckt.

Der motorische Cortex

Fritsch und Hitzig stellten fest, dass ein Teil des Cortex bei Hunden der Bewegung gewidmet ist, aber spätere Studien sollten bestätigen, dass auch der Mensch einen motorischen Cortex hat. Es sollte jedoch noch einige Zeit dauern, bis Neurowissenschaftler ein wirklich gutes Verständnis der Organisation des menschlichen motorischen Cortex erhalten würden. Dieses Verständnis wurde vor allem durch die elektrische Stimulation des Gehirns von Epilepsiepatienten im späten 19. und frühen 20. Jahrhundert gewonnen.

Ende des 19. Jahrhunderts entwickelte ein deutscher Neurochirurg namens Feodor Krause einen neuen chirurgischen Ansatz zur Behandlung von Epilepsie. Dabei wurden bei wachen Patienten mit einem geringen elektrischen Strom Neuronen in verschiedenen Teilen der freiliegenden Hirnrinde aktiviert, um eine Region zu finden, die Symptome hervorrief, die mit Anfällen in Verbindung stehen (wie eine sogenannte Aura, bei der es sich um deutliche Veränderungen in der Wahrnehmung handelt, die bei epileptischen Patienten häufig unmittelbar vor Beginn eines Anfalls auftreten). Nachdem Krause eine solche Region identifiziert hatte, entfernte er dort das Hirngewebe. Da er einen Teil des Gehirns entfernte, der die Anfallssymptome hervorrief, verringerte dies die Wahrscheinlichkeit des Auftretens von Anfällen.

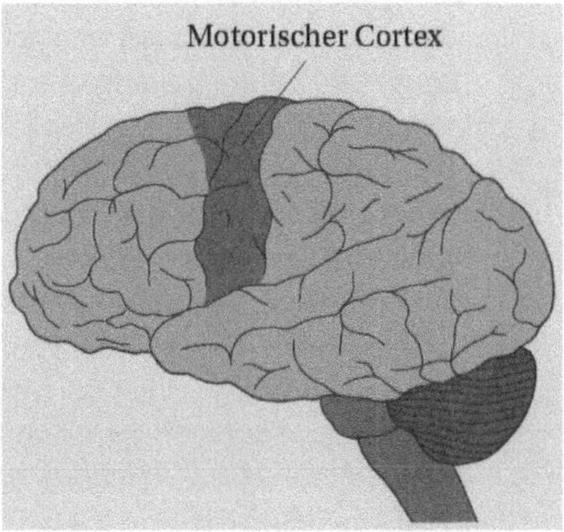

Während der Durchführung dieser Operationen hatte Krause einen Assistenten vor Ort, der die Auswirkungen der Stimulation der verschiedenen Teile des Gehirns beobachtete. Dabei bestätigte sich beim Menschen, was Fritsch und Hitzig bei Hunden gesehen hatten: Es gibt eine spezialisierte Region des Cortex, die bei Stimulation Bewegung verursacht. Wie Fritsch und Hitzig fand auch Krause heraus, dass die Stimulation verschiedener Teile des motorischen Cortex zuverlässig Bewegung in verschiedenen Körperteilen hervorruft. Wenn er einen bestimmten Bereich des motorischen Cortex stimulierte, zuckte das Bein seines Patienten unwillkürlich. Ein anderer Teil des Cortex veranlasste eine Bewegung der Hand des Patienten und so weiter.

Durch diese Beobachtungen verifizierte Krause auch, dass der menschliche motorische Cortex so angeordnet ist, dass er eine Art Karte des Körpers enthält, wobei jeder Teil der Region dazu bestimmt ist, einen anderen Teil des Körpers zu bewegen. Und es scheint, dass den Körperbereichen, die an komplexeren Bewegungen beteiligt sind, mehr Platz im Cortex zugeordnet ist. Unsere Hände haben zum Beispiel einen großen Teil des Cortex, während unsere Zehen viel weniger davon haben.

Einige Jahrzehnte später verfeinerte der renommierte Neurochirurg Wilder Penfield Krauses Ansatz der Epilepsiechirurgie. Er wandte die gleiche Methode der Stimulation des Gehirns von Epilepsiepatienten vor der Operation an und lieferte dadurch noch mehr Details über die Karte des motorischen Cortex (wie auch der übrigen Hirnrinde). Penfield engagierte einen lokalen Künstler, um eine visuelle Darstellung zu erstellen, wie verschiedene Teile des motorischen Cortex (zusammen mit dem sensorischen Cortex, auf den wir später noch zu sprechen kommen werden) mit verschiedenen Körperteilen verbunden sind. Die so entstandenen Bilder stellen das dar, was als motorischer *Homunkulus* bekannt wurde, ein Wort, das mit »kleine Person« übersetzt werden kann. Der Homunkulus besteht aus einem Bild eines Mannes, dessen Größe so angepasst ist, dass die Größe der Körperteile dem Bereich, den diese im Cortex einnehmen, entspricht (zum Beispiel sind die Hände des Homunkulus im Vergleich zu den Füßen groß – siehe Abbildung auf dieser Seite).

Obwohl eine Version des motorischen Homunkulus heute in fast jedem einleitenden neurowissenschaftlichen Lehrbuch zu finden ist, haben wir im Laufe der Jahre gelernt, dass diese einfachen Karten nicht wirklich die ganze Geschichte erzählen. Es scheint nicht so zu sein, dass jede Region des Cortex mit einem

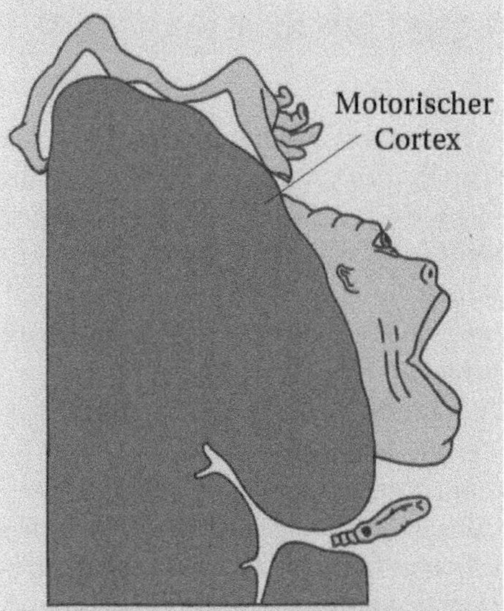

Der motorische Homunkulus. Der motorische Cortex ist die große graue Fläche. Bilder von Körperteilen befinden sich über den Regionen des motorischen Cortex, von denen man annimmt, dass sie diese kontrollieren. Die Körperteile sind verzerrt, um die relative Fläche des motorischen Cortex anzuzeigen, die ihnen gewidmet ist (zum Beispiel ist der Hand mehr motorischer Cortex zugeordnet als dem Fuß).

einzigen Muskel oder Körperteil verbunden ist, sondern dass die kortikale Karte repräsentativ für eine bestimmte Bewegung ist – bei denen jeweils eine Reihe von Muskeln angespannt und andere gehemmt werden. Tatsächlich debattieren Neurowissenschaftler weiterhin darüber, was genau die Karten im motorischen Cortex darstellen[111] – eine Tatsache, die in Lehrbuchbeschreibungen manchmal nicht hervorgehoben wird.

Der motorische Cortex in Aktion

Noch bevor der motorische Cortex vollständig kartiert war, waren viele der Wege, die von ihm ausgehen, um dem Gehirn die Steuerung von Bewegungen zu ermöglichen, bereits identifiziert worden. Der größte dieser Pfade beginnt mit Zellen im motorischen Cortex, die dann Axone durch das Gehirn ins Rückenmark senden. Da er vom Cortex zum Rückenmark verläuft, wird er als *Kortikospinaltrakt* bezeichnet.

Die Nervenzellen im Rückenmark, mit denen der Kortikospinaltrakt kommuniziert, setzen sich dann fort zu den Muskeln im Körper, um diese zur Kontraktion zu veranlassen. Interessanterweise kommt das Signal, das einen Muskel auf der einen Seite des Körpers aktiviert, normalerweise von der anderen Seite des Gehirns. Dies liegt daran, dass die meisten Axone des Kortikospinaltrakts von der einen Seite des Gehirns zur anderen Seite kreuzen, wenn sie den Hirnstamm erreichen. Dann wandern sie auf die Seite des Körpers, die der gegenüberliegt, von der sie stammen.

Diese Überkreuzung, die in der Fachsprache als *Dekussation* bezeichnet wird, hat Bedeutung für die medizinische Diagnostik. Wenn zum Beispiel jemand mit Symptomen wie Kopfschmerzen, verschwommenem Sehen, Verwirrung und der Unfähigkeit, die Muskeln auf der linken Körperseite zu bewegen, in die Notaufnahme eingeliefert wird, würde ein Arzt wahrscheinlich annehmen, dass er einen Schlaganfall erlitten hat, der hauptsächlich die rechte Seite des Gehirns betrifft. Das liegt natürlich daran, dass die Neuronen im Kortikospinaltrakt, die die Bewegung der linken Körperhälfte steuern, ihren Anfang in der rechten Gehirnhälfte haben.

Feinabstimmung der Bewegung

Bisher haben wir festgestellt, dass eine Entscheidung, die rechte Hand auszustrecken, um beispielsweise eine Tasse Kaffee damit anzuheben, mit Zellen im linken motorischen Cortex beginnt. Diese Zellen senden ein Signal durch den Kortikospinaltrakt nach unten zu den Neuronenfortsätzen im Rückenmark, die zu den Muskeln wandern, welche die Bewegung des rechten Arms steuern. Die Muskeln im rechten Arm ziehen sich zusammen, und - voilà - der Mensch hebt die Kaffeetasse hoch.

Das klingt alles ganz einfach, aber offengestanden kratzt dieser eine Hauptpfad wirklich nur an der Oberfläche. Hinter den Kulissen geht noch viel mehr vor sich, um sicherzustellen, dass die Hand, wenn man nach der Kaffeetasse greift, auch wirklich ihr Ziel erreicht und nicht zur Seite geht oder auf dem Tisch aufschlägt. Es erfordert auch eine Menge neuronaler Aktivität, damit die Bewegung flüssig und nicht grob und ruckartig wird. Auf dem Weg zu einer scheinbar einfachen, kontinuierlichen Bewegung führt das Gehirn ständig Berechnungen und Anpassungen durch, und zwar so effektiv, dass man es noch nicht einmal bemerkt.

Es gibt viele verschiedene Teile des Gehirns, die an dieser Feinabstimmung unserer Bewegungen beteiligt sind, aber zwei der wichtigsten sind das *Kleinhirn* und eine Ansammlung von Strukturen, die als *Basalganglien* bezeichnet werden.

Das Kleinhirn

Das *Kleinhirn* oder *Cerebellum* ist eine der am besten erkennbaren Strukturen des Gehirns. Es ragt aus dem hinteren und unteren Teil der Großhirnrinde heraus und hat eine gewisse Ähnlichkeit mit dem Gehirn selbst - wenn auch in einer viel kleineren Version. Tatsächlich ist das Wort *Cerebellum* latein für »kleines Gehirn«.

Das Kleinhirn mag zwar kleiner sein als der Rest des Gehirns, aber es ist sehr dicht mit Neuronen besetzt. Tatsächlich macht die Struktur nur etwa 10 Prozent des Gehirnvolumens aus, enthält aber bis zu 80 Prozent der Neuronen des gesamten Gehirns.[112]

Wie Sie sich vorstellen können, hat ein Teil des Gehirns mit einer so großen Anzahl von Neuronen wahrscheinlich viele Funktionen. Dies ist beim Kleinhirn der Fall: Es spielt wahrscheinlich eine Rolle bei Emotionen, Sprache und verschiedenen Arten der Wahrnehmung. Aber historisch gesehen ist es am konsequentesten mit Bewegung verbunden.

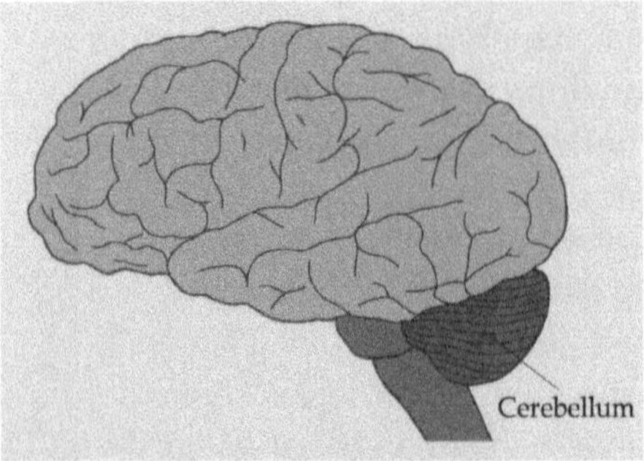

Das Kleinhirn trägt in mehrfacher Hinsicht zur Bewegung bei. Einer davon ist die Hilfe bei der Durchführung der oben erwähnten Korrekturen während einer Bewegung.

Kehren wir zum Beispiel zurück, nach der Kaffeetasse zu greifen. Wenn Sie Ihren Arm ausstrecken, erhält das Kleinhirn Informationen von Rezeptoren in Ihren Muskeln und Gelenken, die ihm mitteilen, wo sich Ihr Arm im Raum befindet (*propriozeptive Informationen*). Man nimmt an, dass das Kleinhirn dann vergleicht, wo sich Ihr Arm befindet und wo er sein sollte, um sein Ziel zu erreichen. Wenn es feststellt, dass der Arm leicht vom Kurs abweicht (sodass er die Kaffeetasse verfehlen könnte), kann das Kleinhirn den ursprünglichen Plan anpassen, der vom motorischen Cortex ausgeht, um alles wieder auf Spur zu bringen.

Da das Kleinhirn ständig diese Art von Korrekturen vornimmt, setzt sich die Bewegung Ihres Arms in Wirklichkeit aus vielen kleineren Bewegungen zusammen, die für den zufälligen Beobachter nicht wahrnehmbar sind. Es gibt unzählige leichte Abweichungen, gefolgt von einer Rückkehr zum ursprünglich vorgesehenen Kurs. Man kann sich das so vorstellen, als würde ein Flugzeug von New York nach San Francisco fliegen. Obwohl dieser Kurs scheinbar geradlinig ist, wird die zurückgelegte Strecke aufgrund von Variablen wie Wind, Wetter und anderen Flugzeugen am Himmel nie genau dieselbe sein – und sie wird auch nie ganz geradlinig sein. Wenn man die Flugbahn des Flugzeugs untersucht, stellt man fest, dass es häufig abweicht, bevor es seinen Kurs wieder einhält.

Die Bewegungskorrekturen, die das Kleinhirn orchestriert, erfolgen in der Größenordnung von Millisekunden, und jede davon beinhaltet nur eine winzige Richtungsänderung. Das Ergebnis ist somit: Die ausgeführte Bewegung erfolgt nicht ruckartig oder zittrig, sondern die schnellen Anpassungen lassen die Bewegung vielmehr flüssig, präzise und koordiniert erscheinen. Der ganze Prozess scheint mühelos zu sein, trotz der rasend schnellen Berechnungen, die hinter den Kulissen stattfinden.

Dies ist nur eine bewegungsbezogene Funktion, die dem Kleinhirn zugewiesen wird. Die Struktur trägt auch zur Erhaltung des Gleichgewichts bei und ist an der Planung von Bewegungen beteiligt, bevor diese durchgeführt werden. Darüber hinaus nimmt man an, dass das Kleinhirn in hohem Maße an Lernaufgaben beteiligt ist, die das Erinnern von Bewegungsabläufen erfordern, wie zum Beispiel Fahrradfahren.

Die Bedeutung des Kleinhirns für die Bewegung wird sehr deutlich, wenn man sich jemanden ansieht, der eine Kleinhirnschädigung erlitten hat. Dies wird oft durch einen Schlaganfall verursacht, und das Ergebnis kann eine Erkrankung sein, die als *Kleinhirnataxie* (cerebelläre Ataxie) bezeichnet wird. Ataxie bezieht sich im Allgemeinen auf einen Zustand, der durch Bewegungsstörungen gekennzeichnet ist. Bei Patienten mit Kleinhirnataxie treten unkoordinierte Bewegungen auf, die beispielsweise zeitlich ungünstig, ruckartig und zittrig erscheinen können. Die Symptome sind jedoch vielfältig und können je nach betroffenem Teil des Kleinhirns von Gleichgewichtsstörungen bis hin zu emotionalen und kognitiven Störungen reichen.

Das Gehirn mit einem Computer verbinden

Eine der aufregendsten Neuerungen der Neurowissenschaften ist die Gehirn-Computer-Schnittstelle (Brain-Computer Interface, BCI). BCI ermöglicht es dem Gehirn, direkt mit einem Computer zu kommunizieren, normalerweise über eine Kabelverbindung. Forscher erproben diese

Technologie, um gelähmten Patienten zu helfen, sich wieder zu bewegen. Um dies zu erreichen, zeichnet das BCI die Hirnaktivität des motorischen Cortex auf – normalerweise über mehrere Elektroden, die im Gehirn implantiert oder auf der Schädeldecke befestigt sind. Die Elektroden erfassen die elektrische Aktivität des Gehirns und senden Signale über diese Aktivität an einen externen Computer, der die Signale dann übersetzt und dadurch sozusagen die eigentliche Absicht oder den Plan des Patienten festlegen kann. Wenn die Person also zum Beispiel überlegt, jetzt ihre Hand zu bewegen, kann das Signal zur Steuerung der Bewegung einer Roboterhand verwendet werden. Die Technologie befindet sich noch im Anfangsstadium, aber es besteht berechtigte Hoffnung, dass sie eines Tages möglicherweise zur Behandlung von Patienten eingesetzt werden kann, die aufgrund verschiedener Ursachen gelähmt sind.

Wenn es um Bewegung geht, ist das Kleinhirn vielleicht nicht der Teil des Gehirns, der üblicherweise den Ball ins Rollen bringt, aber es spielt dennoch eine wesentliche Rolle, um sicherzustellen, dass sich unser Körper auf koordinierte Weise bewegt. Das Kleinhirn ist jedoch nicht die einzige Struktur, die die motorischen Pläne verändert, die vom motorischen Cortex ausgehen. Eine Gruppe von Strukturen, die als Basalganglien bezeichnet werden, spielt ebenfalls eine wichtige Rolle, damit unsere Bewegungen reibungslos und präzise ablaufen können.

Die Basalganglien

Tief im Inneren der Gehirnhälften gibt es eine Gruppe von Hirnregionen, die als *Basalganglien* bezeichnet werden und eine wichtige Rolle dabei spielen, Bewegungen zu ermöglichen (und zudem bei einer Reihe von Aufgaben, die nicht mit der Bewegung zusammenhängen). Das Wort »basal« bezieht sich auf die Tatsache, dass diese Strukturen in der Nähe des unteren Teils des Gehirns zu finden sind, aber die Verwendung von »Ganglien« ist nach heutigen neurowissenschaftlichen Konventionen eine Art Fehlbezeichnung. *Ganglion* (Singular von Ganglien) bezieht sich auf eine Ansammlung von Neuronen; der Begriff ist jedoch typischerweise Neuronen im peripheren Nervensystem vorbehalten (also den Nervenzellen, die sich außerhalb des Gehirns und des Rückenmarks befinden). Daher sind die »Ganglien«, aus denen die Basalganglien bestehen, streng genommen keine Ganglien und könnten genauer als Kerne bezeichnet werden.

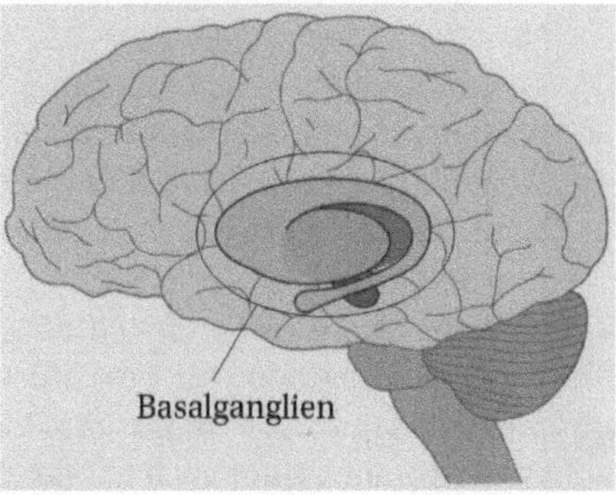

Die Strukturen, aus denen die Basalganglien bestehen, sind Nucleus caudatus, Putamen, Globus pallidus, Substantia nigra und Nucleus subthalamicus. Jede dieser Strukturen hat im Gehirn umfangreiche eigene Funktionen, aber sie sind auch miteinander verbunden und bilden ein Netzwerk, von dem man annimmt, das es für die Bewegung von entscheidender Bedeutung ist.

Über den genauen Beitrag der Basalganglien zur Bewegung wird jedoch noch diskutiert. Die Wissenschaft ist sich einig, dass sie wahrscheinlich mehrere bewegungsbezogene Funktionen haben. So wird beispielsweise angenommen, dass Basalgangliennetzwerke uns bei der Auswahl von möglichen Bewegungen helfen können, um eine auszuwählen, die wahrscheinlich positive Folgen hat, wie zum Beispiel dem Erreichen einer Belohnung. In ähnlicher Weise sind die Basalganglien daran beteiligt, etwas über Belohnungen zu lernen und Dinge zu vermeiden, die negative Gefühle auslösen könnten. Die Neuronen in den Basalganglien sind ebenfalls während der Vorbereitung einer Bewegung aktiv, obwohl ihre genaue Funktion in diesem Bereich noch unklar ist.

Meistens werden die Basalganglien jedoch mit der Initiierung und/oder Ausführung von Bewegungen verbunden. Eine populäre, aber umstrittene Hypothese über die Funktion der Basalganglien ist, dass bestimmte Bahnen in den Basalganglien gewünschte Bewegungen erleichtern und konkurrierende Bewegungen hemmen. Wenden wir uns wieder dem Fall zu, dass wir nach einer Kaffeetasse greifen, um zu sehen, wie dies funktionieren könnte.

Überlegen Sie zunächst, was in den Momenten vor dem Griff zum Getränk geschieht, wenn Sie still sitzen. Auch wenn es nicht so aussieht, als gäbe es in dieser Zeit viel für Ihr Gehirn zu tun, arbeitet es doch ständig daran, Bewegungen zu unterbinden, die Sie nicht machen wollen. Mit anderen Worten: Ihr Gehirn ist ständig damit beschäftigt, durch hemmende Signale dafür zu sorgen, dass Ihre Hand unwillkürlich in die Luft zuckt, dass Ihr Kopf plötzlich zur Seite gedreht wird usw. Es wurde angenommen, dass die Basalganglien bei dieser hemmenden Funktion eine Rolle spielen.

Wenn Sie jedoch bereit sind, nach Ihrer Kaffeetasse zu greifen, muss die Hemmung über die Muskeln in Ihrem Arm reduziert werden, damit die Bewegung stattfinden kann. Diese Abnahme der Hemmung kann auch auf der Ebene der Basalganglien geschehen und macht die Bewegung effektiv möglich.

Während Ihre Hand nach der Kaffeetasse greift, spielen die Basalganglien vermutlich eine Rolle bei der Hemmung der Kontraktion der Muskeln, die der Bewegung entgegenwirken. Mit anderen Worten: Wenn Sie Ihre Hand öffnen, um die Kaffeetasse zu greifen, wollen Sie nicht, dass die Muskeln in Ihrer Hand eine geschlossene Faust bilden. Die Basalganglien hemmen also diese Art von widersprüchlichen Bewegungen und erzeugen so eine geschmeidige und effektive Bewegung.

Auch dies ist nur eine Perspektive, und trotz der Bedeutung, die den Basalganglien in der Bewegung zugeschrieben wird, werden sie noch immer kaum verstanden. Ihr Gesamteinfluss auf die Bewegung ist jedoch besonders auffällig, wenn wir uns ansehen, was passiert, wenn ihre eigentliche Funktion unterbrochen wird. Um uns ein Beispiel dafür anzusehen, wenden wir uns einer der offensichtlichsten Störungen der Motorik zu: der Parkinson-Krankheit.

Parkinson

In Kapitel 2 habe ich über die *Alzheimer-Demenz* gesprochen, die weltweit am häufigsten auftretende neurodegenerative Erkrankung. Die *Parkinson-Krankheit* ist die zweithäufigste neurodegenerative Krankheit; es sind weltweit etwa 10 Millionen Menschen betroffen. Wie Alzheimer ist auch Parkinson in erster Linie eine Krankheit, die in höherem Alter auftritt. Aber es gibt Ausnahmen von dieser Regel – hochkarätige Fälle wie die des Boxers Muhammad Ali und des Schauspielers Michael J. Fox sind Beispiele für die sogenannte *früh-adulte Form des Parkinson-Syndroms.* Bei beiden wurde vor dem Alter von 45 Jahren Parkinson diagnostiziert.

Obwohl wir wissen, dass das Alter der größte Risikofaktor für die Parkinson-Krankheit ist, wissen wir in der überwiegenden Mehrheit der Fälle sonst nicht, warum einige Menschen von der Krankheit betroffen sind und andere nicht. Man nimmt an, dass Parkinson auf eine Kombination genetischer und umweltbedingter Faktoren zurückzuführen ist, aber welche Faktoren genau beteiligt sind, ist von Fall zu Fall unterschiedlich. Unser Verständnis darüber, wie Parkinson beginnt, befindet sich noch im Anfangsstadium.

Die Parkinson-Krankheit verursacht eine Reihe von Symptomen, von denen viele nicht direkt mit der Bewegung zusammenhängen – wie Verstopfung, Anomalien im Geruchssinn, Stimmungsstörungen und Demenz. Aber die bewegungsbedingten Probleme sind bei Weitem die auffälligsten Anzeichen der Erkrankung.

Bewegung in Zeitlupe

1996 zündete die Boxlegende Muhammad Ali mit der olympischen Flamme den olympischen Kessel an, ein Ritual, das seit den 1920er Jahren Teil der Eröffnungszeremonie der Olympischen Spiele ist. Zu diesem Zeitpunkt kämpfte Ali bereits seit mehr als zwölf Jahren gegen Parkinson (seine Diagnose wurde

1984 gestellt, aber seine Symptome waren bereits vorher aufgetreten).

Das Bild von Ali, wie er die Flamme entzündet, ist gleichzeitig rührend und traurig. Achtzehn Jahre zuvor war Ali Weltmeister im Schwergewichtsboxen gewesen. Obwohl es am Ende seiner Karriere klar war, dass er nicht mehr derselbe Kämpfer war, den viele für den größten Boxer aller Zeiten hielten, war sogar ein älterer und langsamerer Ali noch gut genug, um als der Beste der Welt anerkannt zu werden.

Ali ging 1981 in den Ruhestand. Als er 15 Jahre später die Bühne in Atlanta betrat, schien es, als bewege er sich in Zeitlupe. Sein Gesicht war ausdruckslos, und jede Bewegung schien intensive Anstrengung und Konzentration zu erfordern. Am auffälligsten war jedoch der Tremor, der seine Hände und Arme unerbittlich zittern ließ, wenn sie an der Seite seines Körpers herabhingen. Für viele Zuschauer war es überraschend, dass er die Flamme relativ ruhig halten konnte, denn sobald er eine Hand von ihr wegzog, begann die Hand wieder rhythmisch hin und her zu zittern.

Ali auf der Bühne bei den Olympischen Spielen in Atlanta ist ein gutes Beispiel für einige der charakteristischen Symptome von Parkinson. Oft ist eines der frühesten und auffälligsten Symptome die Art von Tremor, die Ali erlebte. Dieser Tremor beginnt normalerweise in den Händen oder Armen und breitet sich im Laufe der Krankheit auf die Beine aus; er nimmt auch mit der Zeit an Intensität zu. Interessanterweise ist er schlimmer, wenn der Patient sich in einem Ruhezustand befindet. Mit anderen Worten: Wenn ein Patient etwas mit der betroffenen Extremität macht, kann der Tremor etwas nachlassen. Im Laufe der Zeit und im Verlauf der Krankheit verringert sich der Tremor jedoch oft selbst dann kaum, wenn der Patient die Gliedmaße bewegt.

Ein weiteres häufiges Symptom von Parkinson ist eine Langsamkeit der Bewegung, die in der Fachsprache als *Bradykinesie* bezeichnet wird (Bradykinesie bedeutet wörtlich übersetzt *langsame Bewegung*). Bei der Bradykinesie scheinen alle Bewegungen sehr anstrengend zu sein, was besonders deutlich wird, wenn die Patienten versuchen, eine Bewegung auszulösen. Sie scheinen manchmal wie erstarrt zu sein, wenn sie sich bemühen, ihren Körper zum Handeln zu bewegen.

Die Muskeln von Parkinson-Patienten weisen auch einen erhöhten Muskeltonus auf, der den Körper starr erscheinen lässt. Um ein Gefühl dafür zu bekommen, wie dies die Qualität Ihrer Bewegung verändern könnte, versuchen Sie einmal, nach etwas zu greifen, während Sie die Muskeln Ihres Arms angespannt halten.

Diese Symptome zusammengenommen machen einige der einfachsten Bewegungen zu einem Kampf. Und selbst wenn die Patienten versuchen, still zu bleiben, werden sie oft von Zittern geplagt. So schlimm sich das alles anhört, der vielleicht entmutigendste Aspekt der Krankheit ist, dass sich die Symptome, wenn sie einmal begonnen haben, mit der Zeit immer mehr verschlimmern. Die Geschwindigkeit, mit der die Krankheit fortschreitet, ist von Fall zu Fall unterschiedlich, sie schreitet jedoch grundsätzlich voran und führt schließlich zum Tod.

Ein Mangel an Dopamin

Es gibt viele Veränderungen, die während der Parkinson-Krankheit auftreten, aber typischerweise ist die auffälligste davon ein erheblicher Verlust an Neuronen in einer der Regionen der Basalganglien: der *Substantia nigra*. Die Substantia nigra (oder besser gesagt, die Nigrae, da es zwei gibt) ist eine Gruppe von Neuronen, die im Mittelhirn zu finden sind (siehe Kapitel 3, dies ist ein Teil des Hirnstamms). Die Substantia nigra ist nur sichtbar, wenn man den Hirnstamm durchschneidet, aber wenn man sie sieht, erscheint sie wie ein dunkler Streifen, der mit dem bloßen Auge erkennbar ist. Diese dunkle Farbe wird durch ein Pigment namens Neuromelanin verursacht, das in vielen Neuronen der Substantia nigra zu finden ist. Von dort hat die Substantia nigra auch ihren Namen, der im Lateinischen für »schwarze Substanz« steht.

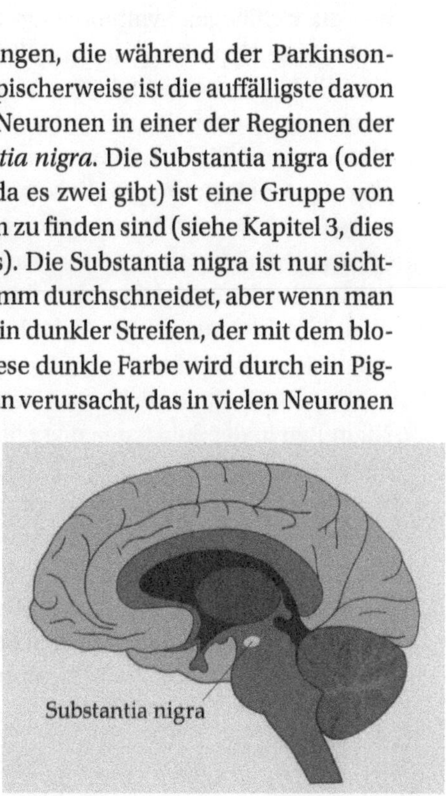

Die überwiegende Mehrheit der Neuronen in der Substantia nigra enthält den Neurotransmitter Dopamin. Tatsächlich ist die Substantia nigra einer der beiden Bereiche des Gehirns, in denen hauptsächlich Dopamin produziert wird (der andere ist der ventrale tegmentale Bereich, auf den wir in Kapitel 8 zurückkommen). Und viele der Dopamin-Neuronen in der Substantia nigra senden ihre Axone in andere Teile der Basalganglien, wie den Nucleus caudatus und das Putamen. Man nimmt an, dass diese Verbindungen für die Funktion der Basalganglien, nämlich Bewegung zu erleichtern, von entscheidender Bedeutung sind.

Bei der Parkinson-Krankheit sterben die Dopamin-Neuronen in der Substantia nigra jedoch mit einer alarmierenden Geschwindigkeit ab. Bis zum Auftreten der ersten bewegungsbedingten Symptome sind möglicherweise bereits etwa 50 Prozent der Neuronen in diesem Teil des Gehirns verschwunden,[113] und zum Zeitpunkt des Todes sind oft bis zu 70 Prozent der Dopamin-Neuronen in der Substantia nigra zerstört.[114]

Es ist nicht genau klar, wie der Verlust dieser Dopamin-Neuronen die vielfältigen Symptome der Parkinson-Krankheit verursacht. Eine Hypothese ist, dass die abgestorbenen Neuronen eigentlich entscheidend dafür sind, dass die zuvor besprochene Hemmung, die den Körper an ungewollten Bewegungen hindert, überhaupt möglich ist. Ohne diese Dopamin-Neuronen zur Lockerung der Hemmung wird es schwierig, eine Bewegung zu initiieren, und die Ausführung erfordert viel Anstrengung. Aber das erklärt eigentlich nur einige der Parkinson-Symptome (wie beispielsweise die Bradykinesie). Daher müssen wir noch viel mehr über die Auswirkungen des Absterbens von Dopamin-Neuronen auf die Krankheit lernen.

Wir wissen auch nicht, was das Absterben der Dopamin-Neuronen in der Substantia nigra überhaupt verursacht. Es gibt einige Hinweise darauf, dass ihr Tod mit einem anderen bekannten Merkmal des durch Parkinson geschädigten Hirns zusammenhängt: der Anhäufung von abnormen Proteinablagerungen, die als *Lewy-Körperchen* bekannt sind. Diese Ablagerungen bestehen aus einem Protein namens *Alpha-Synuclein* und ähneln in gewisser Weise den Ablagerungen bei der Alzheimer-Krankheit: Sie bilden sich innerhalb von Neuronen, sind resistent gegen den

Abbau durch Hirnenzyme und stehen in Zusammenhang mit dem Absterben von Hirnzellen.

Die Verbindungen zwischen den Lewy-Körperchen und dem neuronalen Tod bei der Parkinson-Krankheit sind jedoch noch nicht vollständig geklärt. Obwohl wir den primären Schaden im Gehirn eines Patienten mit Parkinson-Krankheit und die damit verbundenen auffälligen Merkmale beschreiben können, gibt es noch viele offene Fragen dazu, was tatsächlich dazu führt, dass diese krank machenden Veränderungen auftreten und sich ausbreiten. Unabhängig davon hat selbst unser begrenztes Verständnis der Parkinson-Krankheit zu einigen praktikablen Optionen für die Behandlung der Symptome geführt – zumindest vorübergehend.

L-Dopa für Parkinson: ein Wundermittel?

Ich stelle meinen Studenten oft die Frage: Wenn wir eine Erkrankung haben, deren Symptome mit einem niedrigen Dopaminspiegel in Verbindung stehen, was wäre dann die logischste Art der Behandlung (vorausgesetzt, alle Möglichkeiten wären vorhanden)? Und jemand in der Klasse antwortet normalerweise mit der Antwort, die ich suche: »Geben Sie den Patienten mehr Dopamin.«

Dies ist nicht außerhalb des Bereichs des Möglichen. Dopamin ist als Medikament erhältlich (es wird normalerweise zur Behandlung von extrem niedrigem Blutdruck, insbesondere bei Neugeborenen, eingesetzt). Unser Gehirn hat jedoch eine ganz besondere Eigenschaft, die es für viele Medikamente schwierig macht, in das Gehirn zu gelangen: Die Zellen, die die Blutgefäße für die Durchblutung des Gehirns bilden, liegen sehr eng aneinander. Das führt dazu, dass die meisten Substanzen nicht frei aus dem Blut in das Gehirn gelangen können. Essenzielle Stoffe wie Wasser und Sauerstoff können diese Barriere, die sogenannte *Blut-Hirn-Schranke*, überwinden, und auch andere wichtige Substanzen wie Glukose können mit einigem Aufwand über diese Barriere transportiert werden. Der Zweck der Blut-Hirn-Schranke ist jedoch, dass die meisten Giftstoffe und Keime sie nicht durchdringen können.

Das macht es uns aber auch schwerer, Medikamente ins Gehirn zu bringen. Die Substanzen, die wir einnehmen, die es schaffen, auf unser Gehirn einzuwirken (zum Beispiel Alkohol, Kokain, Antidepressiva), sind alle in der Lage, die Blut-Hirn-Schranke zu überwinden. Wenn sie das nicht schaffen könnten, würden wir sie nicht konsumieren, um das Gehirn zu beeinflussen – weil es ihnen nicht gelingen würde. Das vom Gehirn verwendete Dopamin wird jedoch im Gehirn gebildet: Es muss daher die Blut-Hirn-Schranke nicht überwinden und kann dies auch nicht. Wenn man also einem Parkinson-Patienten eine Dopamin-Injektion verabreichen würde, würde das Dopamin durch den Blutkreislauf zirkulieren, aber niemals ins Gehirn selbst gelangen.

In den frühen 1960er Jahren entdeckten Forscher jedoch, dass die Verabreichung einer verwandten Substanz namens *Levodopa* oder *L-Dopa* eine dramatische Verbesserung der Parkinson-Symptome bewirkt. L-Dopa ist ein Produkt des normalen Synthesewegs von Dopamin im Gehirn. Wenn ein gesundes Gehirn Dopamin herstellt, nutzt es die Aminosäure Tyrosin und modifiziert sie chemisch zu L-Dopa, aus dem nach weiteren Veränderungen dann Dopamin gebildet wird.

Senkt Kaffee das Parkinson-Risiko?

Möchten Sie gerne Ihr Risiko senken, an Parkinson zu erkranken?

Vielleicht reicht dazu ganz einfach Ihr morgendlicher Tee oder Kaffee. In einer Reihe von Studien wurde festgestellt, dass Koffein (in Kaffee, Tee oder sogar in einigen koffeinhaltigen Limonaden) das Parkinson-Risiko verringert. Die Vorteile waren sogar bei denjenigen, die täglich mehrere koffeinhaltige Getränke tranken, noch deutlicher zu erkennen.[115] Es ist unklar, warum dies der Fall sein könnte, obwohl die Hypothese aufgestellt wurde, dass Koffein über die Adenosinrezeptoren eine schützende Wirkung auf die Dopamin-Neuronen in der Substantia nigra hat. Vielleicht noch überraschender ist, dass immer wieder festgestellt wird, dass Rauchen ebenfalls das Parkinson-Risiko reduziert.[116] Da Rauchen jedoch so viele andere Gesundheitsrisiken mit sich bringt, werden Sie keinen Arzt finden, der Ihnen rät, in nächster Zeit mit dem Rauchen anzufangen.

Im Gegensatz zu Dopamin ist L-Dopa in der Lage, die Blut-Hirn-Schranke zu überwinden. Wenn Parkinson-Patienten also L-Dopa einnehmen, gelangt es in das Gehirn und – na ja, wir sind nicht sicher, was es als Nächstes tut. In neurowissenschaftlichen Kursen wird den Studenten in der Regel vermittelt, dass das Gehirn das L-Dopa verwendet, um mehr Dopamin herzustellen und die durch die Krankheit geleerten Dopaminspeicher wieder aufzufüllen. Und obwohl dies ein Teil des Mechanismus von L-Dopa zu sein scheint, ist das volle Ausmaß seiner Funktion im Gehirn wahrscheinlich komplexer. Es kann zum Beispiel als eigenständiger Neurotransmitter wirken[117] oder in andere aktive Substanzen umgewandelt werden, die die Dopaminaktivität beeinflussen können.[118]

Unabhängig davon gilt: Wenn ein Parkinson-Patient zum ersten Mal L-Dopa einnimmt, können die Wirkungen fast wie ein Wunder erscheinen. In einigen Fällen kann man bei einem Patienten, der sich in scheinbarer Zeitlupe bewegt, dessen Tremor das ruhige Sitzen fast unmöglich macht und dessen Körper steif und instabil ist, nach der Gabe von L-Dopa innerhalb von 30 Minuten bis zu einer Stunde eine vollständige Verwandlung erkennen. Dies kann so weit reichen, dass man, wenn man ihn die Straße entlanggehen sieht, keine Ahnung davon hat, dass er an einer schweren Krankheit leidet.

Aber auch wenn die anfänglichen Auswirkungen bemerkenswert sein können, ist L-Dopa leider keine Lösung für das Problem von Parkinson. Der erste Nachteil des Medikaments besteht darin, dass es bei fortgesetzter Anwendung immer weniger wirksam wird. Ein Grund dafür ist, dass L-Dopa zwar die Parkinson-Symptome behandelt, aber nicht die Neurodegeneration stoppt, die diese verursacht. Selbst wenn jemand täglich L-Dopa einnimmt, sterben die Neuronen weiterhin ab, wodurch sich die Symptome des Patienten mit der Zeit trotzdem verschlimmern. Das bedeutet, dass immer mehr von dem Medikament benötigt würde, um eine Wirkung zu erzielen.

Ein weiteres Problem bei L-Dopa besteht darin, dass das Medikament mit zunehmender Dosis erhebliche bewegungsbedingte Nebenwirkungen haben kann. In gewisser Weise sind diese Nebenwirkungen ein Spiegelbild der Symptome, die bei Parkinson auftreten. Sie umfassen übermäßige unwillkürliche Bewegungen, wie zum Beispiel lang anhaltende, sich wiederholende Muskelkontraktionen; langwierige, krümmende Bewegungen in den Händen, Füßen und anderen Körperteilen usw. Zusammenfassend werden die Nebenwirkungen als *L-Dopa-induzierte Dyskinesien* bezeichnet.

Die Forscher stellten zunächst die Hypothese auf, dass L-Dopa-induzierte Dyskinesien darauf zurückzuführen sein müssten, dass L-Dopa sozusagen seine Arbeit zu gut macht und zu viel Dopamin produziert, da die Auswirkungen in gewisser Weise den Parkinson-Symptomen zuwiderliefen. Neuere Forschungen legen jedoch nahe, dass dies nicht die ganze Geschichte ist. Einige Studien haben zum Beispiel ergeben, dass L-Dopa-induzierte Dyskinesien auch dann auftreten können, wenn die Dopaminspiegel nicht außergewöhnlich hoch sind.[119]

Was auch immer die Ursache sein mag, so schränken die Nebenwirkungen zusammen mit dem abnehmenden Effekt der L-Dopa-Therapie den therapeutischen Wert von L-Dopa mit der Zeit ein (wie lange das genau dauert, variiert von Patient zu Patient). Es gibt noch einige andere Optionen in Bezug auf Medikamente sowie invasive chirurgische Verfahren (wie die in Kapitel 5 besprochene Tiefenhirnstimulation), aber leider kann kein uns zur Verfügung stehender Ansatz das unaufhaltsame Fortschreiten der zugrunde liegenden Erkrankung aufhalten: Dopamin-Neuronen sterben weiterhin ab. Wie bei der Alzheimer-Demenz haben wir also Möglichkeiten, die Symptome zu behandeln, aber nichts, was direkt auf die Ursache der Krankheit abzielt.

Trotzdem haben wir, anders als bei der Alzheimer-Demenz, zumindest bei der Parkinson-Krankheit eine hochwirksame Option, um die Symptome kurzfristig zu behandeln. Und die Fortschritte in der klinischen Forschung haben in den letzten Jahrzehnten zu einigen neuen Therapien geführt. Obwohl wir also noch weit davon entfernt sind, auch nur einige der grundlegenden Mechanismen zu verstehen, die dieser Krankheit zugrunde liegen, haben wir in den letzten 60 Jahren große Fortschritte gemacht, um das Leben der Betroffenen zu verbessern.

7
Sehvermögen

Der Wechsel von der Grundschule zur weiterführenden Schule kann für viele Kinder einschüchternd sein. Aber für Steve war er völlig überwältigend. Soziale Interaktionen waren schwierig für ihn. Wenn seine Lehrer ihn außerhalb des Unterrichts begrüßten, wirkte er verwirrt und unsicher. Wenn er im Flur an Schülern vorbeiging, die er kannte, schaute er nach unten und tat so, als hätte er sie noch nie zuvor gesehen.

Seine Klassenkameraden begannen, ihn als unbeholfen und seltsam zu betrachten. Sie mieden ihn, und Steve begann, sich einsam und deprimiert zu fühlen. Schon bald hegte er Suizidgedanken und landete in einer psychiatrischen Klinik.[120]

Steves Fall mag wie der eines der unzähligen Kinder klingen, die sich an die sozialen Hierarchien der Welt nach der Grundschule gewöhnen müssen. Aber sein Problem war mehr als nur Schüchternheit oder geringes Selbstwertgefühl. Es war nicht so, dass er zu schüchtern war, seine Klassenkameraden oder Lehrer zu begrüßen, wenn er sie auf dem Flur sah. Das Problem war, dass er sie nicht erkennen konnte. Das liegt daran, dass Steve an einem neurologischen Zustand leidet, der seine Fähigkeit beeinträchtigt, Gesichter zu erkennen. Er kann zwei seiner entfernten Verwandten nicht auseinanderhalten, geschweige denn zwei Kinder aus seiner Schule.

In der Grundschule kam Steve trotz seiner Beeinträchtigung überraschend gut zurecht. Er interagierte meist mit einer Lehrerin, die er irgendwann aufgrund seiner Erinnerung an ihre Stimme und ihre Eigenheiten zu erkennen begann (oder einfach durch das Wissen, dass sie wahrscheinlich die einzige erwachsene Frau in seinem Klassenzimmer war). Er war von der gleichen Gruppe von Schülern umgeben, mit denen er seit Jahren im Unterricht war, und er konnte sie genau wie seine Lehrerin identifizieren, indem er sich auf andere Merkmale als die Gesichtszüge konzentrierte.

Doch als er in die weiterführende Schule kam, musste er plötzlich lernen, jeden Tag zwischen sechs verschiedenen Lehrern zu unterscheiden, und die Schülerzahl stieg auf 170 an. Wenn er eine Klassenkameradin traf und sie später auf dem Flur sah, erkannte er ihr Gesicht nicht wieder. Also begrüßte er sie nicht – und wurde als »komisch« eingestuft.

Die Erkrankung, an der Steve leidet, wird als *Prosopagnosie* bezeichnet, was man mit »Gesichtsblindheit« übersetzen kann. Menschen mit dieser Krankheit können Gesichter sehen, und wenn sie das tun, weiß ihr Gehirn in der Regel, was sie sehen. Sie können die typischen Merkmale einer Nase, Augen usw. erkennen. Aber nichts an den Merkmalen eines Gesichts führt dazu, dass sie es von einem anderen Gesicht unterscheiden können. Für diese Patienten ist ein Gesicht ungefähr so einzigartig wie für die meisten von uns ein Ellenbogen.

Wie Steve entwickeln Patienten mit Prosopagnosie oft alternative Möglichkeiten, Menschen zu erkennen. Sie können zum Beispiel lernen, sich mehr auf den Klang der Stimme, den Gang oder die Frisur einer Person zu konzentrieren. Aber selbst für jemanden, der mit Prosopagnosie geboren wurde (die Krankheit kann auch nach bestimmten Hirnschädigungen auftreten), kann die Entwicklung einer solchen Strategie lange dauern. Und wenn jemand Steves Alter erreicht, ist er vielleicht immer noch nicht ausreichend geübt in diesen Strategien. So oder so kann es außerordentlich stressig sein, in eine neue Umgebung mit vielen neuen Gesichtern versetzt zu werden.

Es ist ungewiss, wie viele Menschen an Prosopagnosie leiden. Obwohl Berichte über eine ähnliche Erkrankung aus dem 18. Jahrhundert stammen, wurde der Begriff Prosopagnosie erst Mitte des 20. Jahrhunderts geprägt, und die wissenschaftliche Untersuchung der Krankheit begann erst in den 1970er Jahren. Und wie es bei neueren Diagnosen oft der Fall ist, wird immer noch darüber diskutiert, wie die Störung diagnostiziert werden kann. Einige Studien haben herausgefunden, dass einer von 50 Menschen daran leiden kann,[121] während andere darauf hindeuten, dass diese Zahl zu hoch geschätzt ist.[122]

Obwohl wir über die Grundlagen der Prosopagnosie noch eine Menge lernen müssen, war die Erkrankung aufschlussreich für unsere Versuche, das Sehen zu verstehen. Erkrankungen wie die Prosopagnosie lassen uns nämlich erkennen, dass die visuelle Verarbeitung eine Reihe von Teilkomponenten umfasst, die alle zusammenkommen müssen, damit die visuelle Wahrnehmung erzeugt werden kann, die wir täglich erleben. Schon das Herausnehmen eines Zahnrads aus dieser Maschine kann nicht nur das Sehvermögen beeinträchtigen, sondern auch das Leben eines Menschen völlig durcheinander bringen.

Die Augen sind entscheidend

Jede Diskussion darüber, wie das Sehen logisch funktioniert, beginnt mit dem Auge und konzentriert sich insbesondere auf die neuronale Struktur im hinteren Teil des Auges, die sogenannte *Netzhaut* (oder *Retina*), wo die visuelle Wahrnehmung wirklich stattfindet. Mehr dazu gleich, aber lassen Sie uns zuerst über die äußersten Teile des Auges sprechen, die alle ein ähnliches Ziel haben: Licht auf die Netzhaut zu lenken.

Wenn Licht in das Auge eintritt, wandert es durch die Augenöffnung, die als *Pupille* bezeichnet wird. Die Größe der Pupille (und damit die Menge des einfallenden Lichts) wird durch die Kontraktion und Entspannung der Muskeln in einer als *Iris* bezeichneten Struktur gesteuert, die die Pupille umgibt. Die Iris ist der pigmentierte Teil des Auges und damit der Teil, der die Augenfarbe bestimmt.

Die Pupille und die Iris sind zwei der charakteristischeren Merkmale des menschlichen Auges und gleichzeitig das Zentrum für das, was man als menschliche Besessenheit bezüglich des Auges bezeichnen könnte. In der Tat haben die Augen seit der Antike einen besonderen Stellenwert in den Kulturen der Welt eingenommen. Dafür mag es einen anatomischen Grund geben, denn unsere Augen scheinen besonders gut dafür geeignet zu sein, Aufmerksamkeit zu erregen. Erstens sind sie im Verhältnis zu unserer Körpergröße ziemlich groß (im Vergleich zu anderen Wesen im Tierreich), wodurch sie eher Interesse erwecken. Darüber hinaus ist bei vielen anderen Tieren – einschließlich Primaten wie Schimpansen und Affen – der weiße Teil des Auges, der die Iris umgibt (genannt *Sklera*), nicht sichtbar. Dieser weiße Hintergrund lässt die Farbe unserer Iris viel lebhafter und deutlicher erscheinen und könnte somit

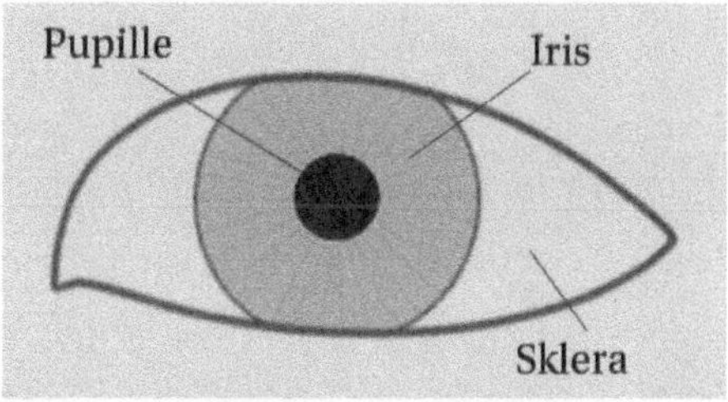

ein Grund dafür sein, dass menschliche Augen so verlockend erscheinen können.

Einige Forscher haben die Hypothese aufgestellt, dass sich unsere relativ prominenten Augen und unser Interesse an ihnen entwickelt haben, weil unsere Fähigkeit, zu lernen und zu kooperieren, davon abhängt zu sehen, wohin andere schauen.[123] Wenn wir wissen, auf welches Ziel jemand anderes blickt, können wir uns auf dasselbe Objekt konzentrieren – ein Hinweis, der vor der Entwicklung der Sprache besonders wichtig gewesen sein könnte.

Physiologisch gesehen besteht die Hauptfunktion der farbigen Iris jedoch darin, die Größe der Pupille zu kontrollieren und damit auch zu bestimmen, wie viel Licht durch die Öffnung gelangt. Dieses Licht wird dann von der *Linse,* die sich direkt hinter der Pupille befindet, auf den Augenhintergrund gebündelt. Die Fokussierung der Linse sorgt dafür, dass ein guter Anteil des Lichts auf dem Teil der Netzhaut landet, der für unsere äußerst starke Sehschärfe verantwortlich ist.

Eine erstaunliche Zellschicht

Denken Sie einen Moment lang über die Aufgabe nach, die Ihr Gehirn erfüllen muss, damit Sie sehen können. Zunächst muss es in der Lage sein, eine riesige Menge an Informationen zu verarbeiten (eine Studie legt nahe, dass die Netzhaut etwa 10 000 000 Bits an Informationen pro Sekunde an das Gehirn sendet – vergleichbar mit der Geschwindigkeit einer Ethernet-Verbindung).[124] Aber damit Ihr Gehirn mit diesen Daten etwas anfangen kann, muss es sie dann von *Photonen* (den eigentlichen Lichtteilchen) in Signale umwandeln, die das Gehirn verstehen kann – wie Aktionspotenziale und Neurotransmitter. Diese elektrischen und chemischen Signale müssen dann bestimmte Bereiche des Gehirns aktivieren, um eine sinnvolle optische Szenerie zu erzeugen. Und das alles muss so schnell geschehen, dass unsere visuelle Wahrnehmung lückenlos erscheint.

Der Aufbau der visuellen Szenerie ist komplex und umfasst viele verschiedene Teile des Gehirns (wir werden später im Kapitel noch darauf zurückkommen). Die Umwandlung von Photonen in ein Signal, das Ihr Gehirn verstehen kann, geschieht jedoch vollständig in der *Netzhaut.* Das ist eine bemerkenswerte Leistung für eine so winzig dünne (etwa so dick wie eine Rasierklinge) Zellschicht, die sich ganz hinten im Auge befindet. Die wichtigsten Schritte des Prozesses finden in einer Gruppe von Neuronen in der Netzhaut statt, den sogenannten *Photorezeptorzellen.*

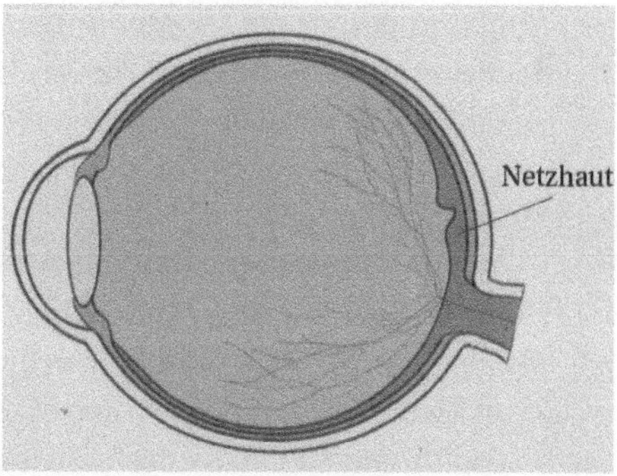

Photorezeptorzellen haben eine einzigartige Eigenschaft unter den Neuronen, nämlich die Fähigkeit, Licht zu erfassen. Sie enthalten ein lichtabsorbierendes Molekül namens *Retinal,* das seine Form verändert, wenn ein Photon mit ihm zusammenstößt.

Die Formveränderung löst in der Zelle biochemische Prozesse aus, die zu einem Signal führen, das visuelle Informationen von einer Photorezeptorzelle zu anderen Zellen in der Netzhaut (und schließlich zum Gehirn) überträgt.

Wie Sie sicher schon in der Schule in Biologie gelernt haben, gibt es im Auge zwei Arten von Photorezeptorzellen: *Stäbchen* und *Zapfen*. Vielleicht erinnern Sie sich auch daran, dass die Zapfen für das Farbsehen zuständig sind, während die Stäbchen für das Sehen in Schwarz-Weiß verantwortlich sind. Die Stäbchen sind nur bei schwachem Licht nützlich; wenn die Beleuchtungsstärke das Niveau von Mondlicht erreicht, reagieren sie bereits so gut sie können. Mit zunehmendem Licht können die Stäbchen keine weiteren Informationen senden, sodass sie nicht auf höhere Helligkeitsstufen reagieren.

Zapfen hingegen können sich an eine stärkere Beleuchtung anpassen und weiterhin Informationen über die von ihnen absorbierten Photonen senden. Bei Tageslicht verwenden wir also nur unsere Zapfen zur Informationsübertragung. Zusätzlich ist die Netzhaut in den Zapfen mit verschiedenen Pigmentmolekülen, den sogenannten *Opsinen*, verbunden. Diese Pigmentmoleküle veranlassen die Absorption verschiedener Wellenlängen des Lichts, was die Grundlage für das Farbsehen ist. (Die Netzhaut in den Stäbchen ist ebenfalls mit einem Opsin verbunden – aber nur mit einem, was es ihr nicht erlaubt, Signale über Farbvariationen zu senden).

Wir haben drei verschiedene Arten von Zapfen, von denen jeder für eine bestimmte Wellenlänge des Lichts am empfindlichsten ist: kurz-, mittel- oder langwellige Wellenlängen, die in etwa dem blauen, grünen bzw. roten Licht entsprechen. Die Aktivität dieser unterschiedlich empfindlichen Zapfenzellen untereinander wird von anderen Teilen des visuellen Systems übersetzt, um uns bei der Unterscheidung der Farben zu helfen.

Farbenblindheit: Mythos und Wahrheit

Die Funktion der Zapfen bei der Farbwahrnehmung ist auch die Grundlage für einen bekannten Sehfehler: die Farbenblindheit. Farbenblindheit ist bei Männern relativ häufig (etwa 8 Prozent der Männer haben irgendeine Form davon) und bei Frauen viel weniger häufig (nur etwa 0,5 Prozent haben sie).[125] Der Grund für diese Geschlechterunterschiede ist, dass die häufigsten Arten von Farbenblindheit Anomalien in den Zapfen aufweisen, die für rotes oder grünes Licht empfindlich sind. Die entsprechenden Gene wiederum, welche die Pigmente kodieren, die die Zapfen für diese Wellenlängen empfindlich machen, befinden sich auf dem X-Chromosom. Denken Sie noch einmal an den Biologieunterricht in der Schule zurück, und Sie werden sich vielleicht daran erinnern, dass Männer nur ein X-Chromosom haben, während Frauen zwei haben. Wenn Frauen eine nachteilige Mutation auf einem X-Chromosom haben, wird diese aufgrund ihrer doppelten X-Chromosomen wahrscheinlich durch ein gesundes Gegenstück auf dem anderen X-Chromosom ausgeglichen. Wenn Männer eine solche Mutation haben, ist es jedoch wahrscheinlicher, dass ein Defizit entsteht (in diesem Fall ein gewisser Grad an Farbenblindheit).

Es ist jedoch sehr selten, dass man völlig farbenblind ist. Eigentlich ist die Farbenblindheit in ihren verbreiteten Formen nicht richtig benannt – Farb*mangel* wäre eher angebracht. Die meisten Arten von Farbenblindheit beinhalten Anomalien bei der Wahrnehmung bestimmter Farben, und die häufigste Form der Farbenblindheit – bekannt als Rot-Grün-Blindheit – tritt auf, wenn Anomalien in den für grünes Licht empfindlichen Zapfen Probleme bei der Unterscheidung von Grüntönen verursachen. Dies führt dazu, dass Farben wie Gelb und Grün rötlicher erscheinen, aber in der Regel beeinträchtigt dies das Leben eines Menschen nicht allzu sehr.

Selbst im übrigen Tierreich ist eine totale Farbenblindheit selten. Es gibt jedoch eine Reihe von Arten (beispielsweise Waschbären, Nachtaffen, mehrere Meeressäugetiere), die nur eine Art von Zapfen haben und daher nur ein minimales Farbsehvermögen besitzen. Und was ist mit Hunden? Es ist ein weit verbreiteter Irrtum, dass Hunde nur schwarz-weiß sehen. Hunde haben, wie die meisten anderen Säugetiere, zwei Arten von Zapfen im Vergleich zu den drei, die Menschen haben, und Studien legen nahe, dass sie ein Farbsehvermögen haben, das dem einer Person mit Rot-Grün-Blindheit ähnelt.[126]

Helfen Karotten uns, besser zu sehen?

Vielleicht haben Sie schon einmal die Behauptung gehört, dass der Verzehr von Karotten gut für Ihre Augen ist – vielleicht von Ihren Eltern, als diese versuchten, Sie dazu zu zwingen, mehr Gemüse zu essen. Karotten sind reich an einer Substanz namens Beta-Carotin, die der Körper zur Herstellung von Vitamin A verwendet, und Vitamin A ist für ein gesundes Sehvermögen von entscheidender Bedeutung. Ein Vitamin-A-Mangel kann zwar zur Erblindung führen, es ist jedoch unwahrscheinlich, dass der Verzehr von Karotten etwas für die Sehkraft eines Menschen bewirkt, wenn dieser nicht bereits an einem Vitamin-A-Mangel leidet. Und wenn man einen Vitamin-A-Mangel hat, wäre die Einnahme eines Vitamin-A-Präparats eine viel einfachere und wirksamere Möglichkeit, diesen Mangel zu beheben, als der Verzehr von vielen Karotten. Auch wenn an dieser Idee ein Körnchen Wahrheit ist, so ist sie doch zum größten Teil ein Mythos. Karotten mögen gut für Sie sein, aber auch wenn Sie sie in großen Mengen essen, können Sie wahrscheinlich nicht Ihre Lesebrille wegwerfen.

Die vielfältige Landschaft der Netzhaut

Bei normalen Lichtverhältnissen (wie Tageslicht) sind die Zapfen nicht nur dafür verantwortlich, dass wir zwischen den Farben unterscheiden können, sondern auch für eine gute Sehschärfe. Wenn wir wirklich etwas scharf sehen wollen, neigen wir instinktiv dazu, unsere Augen so zu drehen, dass das Licht des Objekts auf einen Teil der Netzhaut fällt, der *Fovea centralis* genannt wird und unser Bereich mit der höchsten Zapfendichte ist.

Die Fovea befindet sich im Zentrum der Netzhaut und ist dicht mit Zapfen besetzt. Das Zentrum der Fovea enthält tatsächlich überhaupt keine Stäbchen. Daher sehen wir bei normalen Lichtverhältnissen viel schärfer, wenn sich etwas direkt vor uns statt seitlich befindet.

Es gibt jedoch auch einen Teil der Netzhaut, in dem keine Stäbchen oder Zapfen vorhanden sind. Wenn die Photorezeptorzellen ein Signal der visuellen Information erzeugen, das an das Gehirn gesendet werden muss, geben sie dieses Signal an Zellen weiter, die als *retinale Ganglienzellen* bezeichnet werden. Retinale Ganglienzellen leiten das Signal aus dem Auge und zum Gehirn weiter, und sie alle verlassen das Auge als ein großes Axonbündel an einer Stelle, die als *Sehnervenkopf* oder *Papille* bezeichnet wird. Da die Ganglienzellen das Auge aber hier verlassen, bedeutet dies, dass wir eine Öffnung in unserer Netzhaut haben müssen, damit sie austreten können. An dieser Stelle gibt es also keinen Platz für Photorezeptorzellen. Der Sehnervenkopf ist daher frei von Stäbchen und Zapfen.

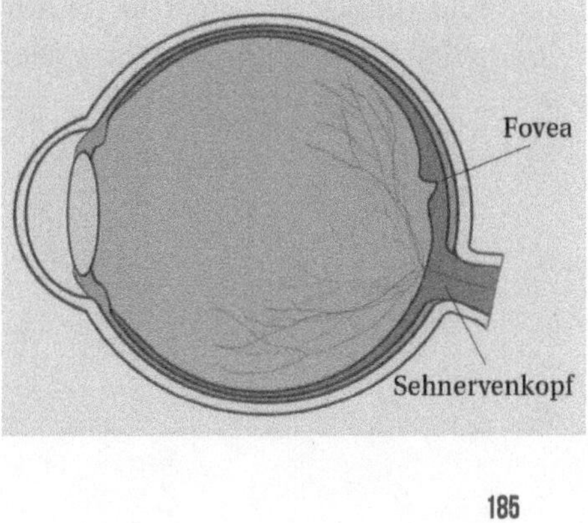

Das Vorhandensein des Sehnervenkopfs schafft tatsächlich einen blinden Fleck in unserem Gesichtsfeld. Das bedeutet, dass wir jeden Tag herumlaufen, ohne visuelle Informationen aus einem kleinen Bereich (etwa 1,5 mm) in jedem Auge zu erhalten. Wir merken es nie, weil unser Gehirn erstaunlich gut darin ist, die Informationen des anderen Auges zu nutzen, um die Lücke zu füllen. Mit anderen Worten, der blinde Fleck in unserem linken Auge führt dazu, dass wir einen Teil der visuellen Informationen, die auf dieses Auge gelangen, nicht wahrnehmen. Aber unser rechtes Auge sammelt diese Informationen, und das Gehirn fügt sie in das Bild ein, damit wir nicht merken, dass überhaupt etwas fehlt.

Fällt es Ihnen schwer, das zu glauben? Dann probieren Sie diesen kleinen Test zum blinden Fleck aus. Bedecken oder schließen Sie Ihr rechtes Auge und schauen Sie sich die Zahl neun auf dieser Seite an. Sie sollten dabei das Smiley-Gesicht am Außenrand Ihres Gesichtsfelds sehen.

Bewegen Sie nun langsam Ihr linkes Auge nach rechts, entlang der Zahlen in absteigender numerischer Reihenfolge. Irgendwann sollten Sie bemerken, dass das Smiley-Gesicht verschwindet (wann genau es passiert, hängt von Ihren Augen ab und wie weit Sie vom Buch entfernt sind).

☺ 9 8 7 6 5 4 3 2 1

Wenn das Gesicht verschwindet, liegt es daran, dass seine visuellen Informationen direkt auf dem blinden Fleck Ihres linken Auges landen. Wenn Sie es versuchen, während beide Augen geöffnet sind, werden Sie den Smiley nie aus den Augen verlieren. Und genau das geschieht in der normalen visuellen Wahrnehmung – das Gehirn nutzt die Informationen des anderen Auges, um den Eindruck zu erwecken, das Gesichtsfeld sei vollständig.

Hinter der Netzhaut

Nachdem die Ganglienzellen das Auge verlassen haben, bilden sie den *Sehnerv*, der die visuellen Informationen zurück zum Gehirn transportiert. Der Sehnerv des einen Auges verläuft eine kurze Strecke entlang der Unterseite des Gehirns, wo er an einer Kreuzung, dem sogenannten *Chiasma opticum* (*Sehnervkreuzung*), in den Sehnerv des anderen Auges mündet. Hier überkreuzen sich die Nervenfasern und verlassen den Bereich wieder in zwei Strängen, von denen jeder Informationen aus beiden Augen weiter ins Gehirn führt. Das Ergebnis dieser Vermischung ist, dass Informationen aus dem rechten Gesichtsfeld hauptsächlich von der linken Seite des Gehirns verarbeitet werden und umgekehrt.

Die nächste Station für das visuelle Signal ist eine Struktur, die wir zuvor kurz besprochen haben und die *Thalamus* genannt wird. Es sollte Sie an dieser Stelle nicht überraschen, dass es – wie bei den meisten anderen Hirnstrukturen – eigentlich zwei Thalami gibt; sie sitzen direkt nebeneinander in der Mitte des Gehirns, etwas oberhalb des Hirnstamms. Wie viele andere Teile des Gehirns besteht auch der Thalamus selbst aus einer großen Anzahl kleinerer Kerne (bis zu 50), die jeweils unterschiedliche Funktionen haben können. Daher ist es nicht ganz korrekt, den Thalamus nur mit einem Namen zu bezeichnen.

Der Thalamus wird oft als »Tor« oder »Relais« bezeichnet, weil er für die meisten Neuronen, die zum Cortex wandern, wie eine Art Haltestation fungiert. Tatsächlich stoppen fast alle sensorischen Informationen, die zum Cortex gehen (mit Ausnahme des Geruchs), zuerst an einem bestimmten Kern im Thalamus, bevor sie an den Teil des Cortex geschickt werden, der sie verarbeitet.

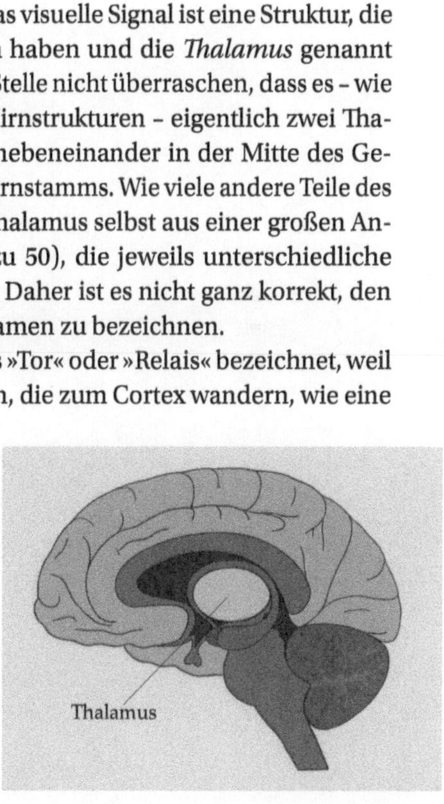

Gleichzeitig ist es eine zu starke Vereinfachung der Rolle des Thalamus, ihn nur als Relais zu betrachten, denn er tut viel mehr, als nur Informationen weiterzugeben. Er ist an der Analyse und Modifizierung der Informationen beteiligt, die in seinen Kernen ankommen, und wird als kritischer Bestandteil einer Vielzahl von Funktionen angesehen, die von der Erinnerung über die Emotion bis zur Sinneswahrnehmung reichen.

Der Cortex im Zusammenhang mit der visuellen Verarbeitung

Bis zur Mitte des 19. Jahrhunderts war die Bedeutung des Thalamus für das Sehvermögen bereits ziemlich gut bekannt. Aber um diese Zeit begannen die Neurowissenschaftler auch zu erkennen, dass die Großhirnrinde - der Cortex - ebenfalls eine entscheidende Rolle spielen könnte.

Hinweise darauf, dass der Cortex etwas mit dem Sehen zu tun hat, gehen auf die Schriften eines bedeutenden Physiologen namens Herman Boerhaave zurück, der im späten 17. bis frühen 18. Jahrhundert lebte. Boerhaave beschrieb einen Bettler, dem - aus unbekannten Gründen - der obere Teil seines Schädels (allgemein als Schädeldecke bezeichnet) entfernt worden war. Dieser Bettler erkannte, dass er mit dieser Besonderheit eine Menschenmenge anziehen und sie zur Großzügigkeit bewegen konnte, und benutzte seine fehlende Schädeldecke, um Spenden von Passanten zu sammeln.

Laut Boerhaave erlaubte der Bettler den Leuten auch, sein Gehirn zu berühren, wenn sie ihm eine Münze gaben. Überraschenderweise gab es einige, die dieses Angebot tatsächlich annahmen. Boerhaave beschrieb die Auswirkungen, die der Bettler erlebte, wenn jemand seine Finger gegen seine freiliegende Hirnrinde drückte. Die erste war das Erscheinen von Tausenden von Lichtblitzen in seinen Augen - wie eine sehr intensive Version des »Sternesehens«, das man manchmal erlebt, wenn man zu schnell aufsteht oder sich den Kopf stößt. Wenn die Person jedoch etwas mehr Druck ausübte, folgte den Blitzlichtern eine Blindheit. Weiterer Druck (den einige wohl sadistisch ausgeprägte Zeitgenossen wirklich ausübten) führte dazu, dass der Bettler das Bewusstsein verlor. Er wachte immer wieder auf, sobald der Druck abgeklungen war.[127]

Obwohl die ganze Geschichte aus verschiedenen Gründen verwunderlich - und beunruhigend - ist, war es die Blindheit, die einige Neurowissenschaftler der damaligen Zeit wirklich faszinierte. Wenn das Drücken auf den exponierten Cortex zur Erblindung führen konnte, dann bedeutete das vielleicht, dass ein Teil des Cortex der visuellen Verarbeitung gewidmet war.

Einige der stärksten frühen Beweise zur Unterstützung dieser Hypothese stammen aus der Arbeit eines deutschen Physiologen namens Hermann Munk (obwohl ich darauf hinweisen sollte, dass der italienische Anatom Bartolomeo Panizza einige Jahrzehnte zuvor ähnliche Beobachtungen gemacht hat und seine Arbeit weitgehend übersehen wurde). In den 1870er und 1880er Jahren führte Munk eine Reihe von Experimenten durch, bei denen er absichtlich Teile der Okzipitallappen bei Hunden beschädigte. Wenn dieser Schaden auf eine kleine Fläche begrenzt war, hatten die Hunde Schwierigkeiten, etwas wiederzuerkennen. Obwohl sie noch sehen konnten, schienen sie nicht in der Lage zu sein, Erinnerungen abzurufen, die mit dem Anblick von vertrauten Personen oder Gegenständen verbunden waren. So blieben sie zum Beispiel teilnahmslos, wenn ihr Besitzer den Raum betrat, oder sie ignorierten das Futter, das sie in ihrem Blickfeld hatten, selbst wenn sie hungrig waren.

Da die Hunde zwar zu sehen schienen, aber gleichzeitig blind für die Bedeutung bestimmter Dinge in ihrer Umgebung waren, nannte Munk diesen Zustand *psychische Blindheit*. Das Auftreten von psychischer Blindheit nach einer Schädigung des Okzipitallappens deutet auf eine Rolle dieser Hirnregion bei einigen Arten der visuellen Erkennung hin. Aber als Munk ein größeres Stück des Okzipitallappens entfernte, entdeckte er etwas, das dessen Bedeutung für das Sehen wirklich begründete: Die Hunde erblindeten vollständig.[128]

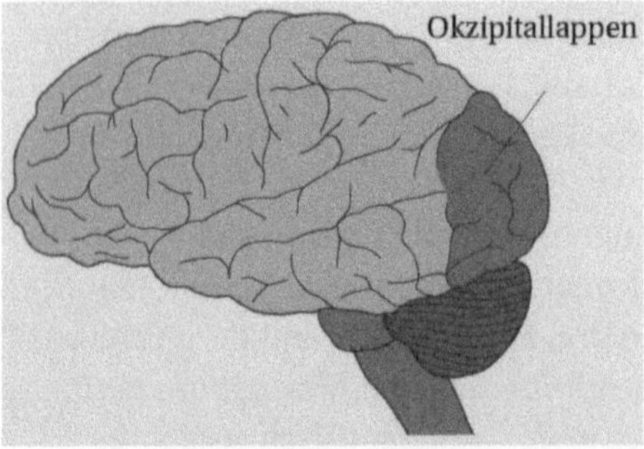

Munks Arbeit deutete also stark darauf hin, dass es Bereiche des Okzipitallappens gibt, die für das normale Sehen wichtig sind. Spätere Forscher bestätigten seine Ergebnisse, und heute ist es allgemein anerkannt, dass der Thalamus, nachdem er visuelle Informationen vom Auge erhalten hat, die meisten dieser Informationen an eine Stelle im Okzipitallappen weiterleitet, die als *primärer visueller Cortex* bezeichnet wird.

Jedes sensorische System hat einen sogenannten »primären« Bereich. Die Bezeichnung bedeutet einfach, dass dies der Bereich ist, in dem der Großteil der Erstverarbeitung dieser eingehenden sensorischen Informationen stattfindet. Im gesamten primären visuellen Cortex gibt es Zellen, die jeweils verschiedene Aspekte des Sehens verarbeiten, wie zum Beispiel die Orientierung im Raum, die Farbe, die Bewegung und die Tiefe. Der primäre visuelle Cortex ist somit ein kritischer Teil des Sehens, und eine Schädigung der Struktur führt beim Menschen zur Blindheit, genau wie bei den Hunden von Munk.

Dies bedeutet jedoch nicht, dass der primäre visuelle Cortex der einzige andere Teil des Gehirns ist, der am Sehen beteiligt ist. Es gibt eine Reihe von visuellen Bereichen, die den primären visuellen Cortex umgeben und sich über die gesamte Großhirnrinde ausbreiten, von denen jeder eine etwas andere Rolle bei der Verarbeitung der Details der visuellen Szenerie spielen kann. Diese anderen Bereiche werden vom primären visuellen Cortex rekrutiert, um die visuellen Informationen, die das Gehirn empfängt, in ein zusammenhängendes Bild zu verwandeln.

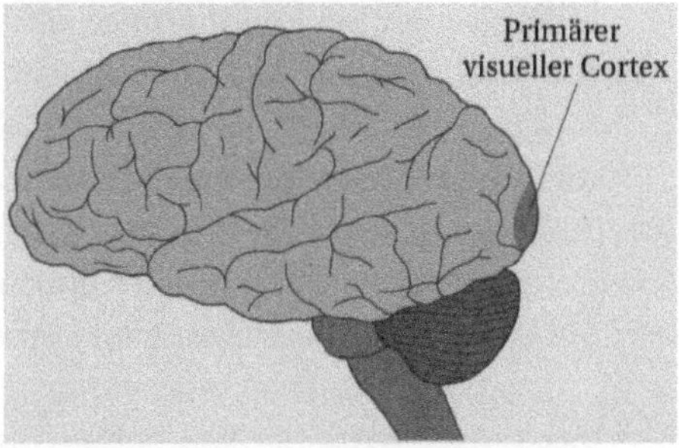

Die erstaunliche Besonderheit der visuellen Wahrnehmung

Die verschiedenen visuellen Bereiche des Gehirns leisten manchmal erstaunlich spezifische Beiträge zur visuellen Wahrnehmung. Dies wird zum Beispiel an dem Fall einer Patientin deutlich, die in der wissenschaftlichen Literatur nur als LM bekannt ist. Im Jahr 1978, als LM 43 Jahre alt war, wurde sie ins Krankenhaus eingeliefert und klagte über starke Kopfschmerzen, Schwindel, Übelkeit und Erbrechen. Nach einer Untersuchung wurde festgestellt, dass sich infolge eines Blutgerinnsels Blut in ihrem Gehirn ansammelte und dabei Hirngewebe beschädigt wurde.

Trotz der Hirnschädigung war LMs Wahrnehmung größtenteils normal. Sie konnte lesen und schreiben, Berechnungen durchführen, und ihr Gedächtnis schien im Allgemeinen intakt zu sein, obwohl sie einige leichte Schwierigkeiten hatte, sich an die Namen von Dingen zu erinnern (siehe Kapitel 4, *anomische Aphasie*). LM beschwerte sich jedoch, dass ihre visuelle Wahrnehmung drastisch und auf beunruhigende Weise anders war. Sie konnte keine Bewegung erkennen.[129]

Das ist etwas schwierig vorstellbar. Als LM versuchte, eine Tasse Tee einzuschenken, schien der Flüssigkeitsstrom für sie – im wahrsten Sinne des Wortes – eingefroren zu sein. Es fiel ihr schwer herauszufinden, wann sie mit dem Einschenken aufhören sollte, weil sie nicht sehen konnte, wie der Tee in der Tasse aufstieg. Wenn sie sich in einem Raum mit mehreren Personen befand, wurde sie verunsichert, weil es für sie den Anschein hatte, als würden die Menschen von Ort zu Ort durch den Raum transportiert werden, ohne ihre Beine zu bewegen. Und wenn die Leute mit ihr sprachen, schien es, als ob sich ihre Münder plötzlich von einer geschlossenen in eine offene Position und wieder zurück bewegten, anstatt sich natürlich zu bewegen. Das machte die Kommunikation schwierig.

LM ist einer der bekanntesten Fälle einer seltenen Erkrankung namens *Akinetopsie* (oder *Bewegungsagnosie*), die man übersetzen kann als *unfähig, Bewegung zu sehen.* Seit LM wurden eine Reihe weiterer Fälle von Akinetopsie identifiziert, und Forscher haben herausgefunden, dass die Erkrankung durch eine Schädigung einer Region namens *mediotemporaler Cortex* (Gehirnregion V5) verursacht werden könnte.[130] Dies deutet darauf hin, dass es im mediotemporalen Cortex Hirngewebe gibt, das der Verarbeitung bewegungsbezogener visueller Informationen gewidmet ist.

Ein weiterer Bereich, von dem man annimmt, dass er einen hochspezialisierten Beitrag zum Sehvermögen leistet, ist eine Region im Schläfenlappen, die als *fusiformes Gesichtsareal* (*Fusiform Face Area – FFA)* bezeichnet wird und von den Forschern als wichtig für die Erkennung von Gesichtern angesehen wird. Die Schädigung dieses Bereichs wurde mit der bereits in diesem Kapitel erläuterten Gesichtsblindheit (Prosopagnosie) in Verbindung gebracht. Es ist immer noch nicht klar, ob das fusiforme Gesichtsareal nur für die Wahrnehmung von Gesichtern oder für die Wahrnehmung von Objekten zuständig ist, mit denen wir sehr vertraut sind (ein Vogelbeobachter mit Schäden am fusiformen Gesichtsareal war plötzlich nicht mehr in der Lage, Vögel zu identifizieren[131]), aber es ist ein weiterer Beweis dafür, dass unsere visuelle Szenerie durch den Beitrag verschiedener Bereiche des Cortex aufgebaut ist. Nur durch die Informationen all dieser Bereiche erhalten wir ein nachvollziehbares Bild der Welt um uns herum.

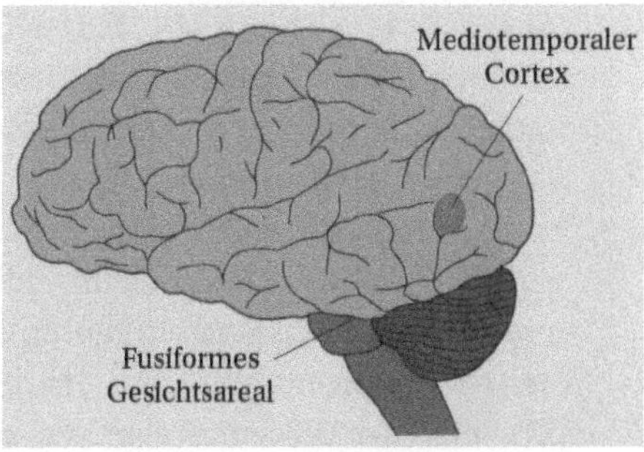

Die Sicht ist eine unvollkommene Rekonstruktion

Die Bilder, die unser Gehirn aus den Beiträgen des visuellen Cortex und dieser verschiedenen anderen Gehirnregionen erzeugt, sind jedoch keine perfekte Nachbildung unserer Umwelt. Stattdessen ist es eine zusammengesetzte Rekonstruktion, die mithilfe vieler Abkürzungen erstellt wurde.

Das Ziel des Gehirns beim Sehen ist es, so schnell wie möglich eine Darstellung der Welt um uns herum zu produzieren – und zwar, ohne unnötig viel Gehirnleistung zu verbrauchen. Wenn mit einer Methode aber sehr schnell Informationen gesammelt werden, geht dies manchmal nur auf Kosten der Genauigkeit. Dies führt möglicherweise zu einigen Lücken in den visuellen Informationen, die unser Gehirn über die Umwelt erhält. So erscheint es beispielsweise so, als würden sich unsere Augen gleichmäßig quer durch unser Gesichtsfeld bewegen. Dabei machen sie in Wirklichkeit ständig schnelle, ruckartige Hin- und Her-Bewegungen – mit einer Geschwindigkeit von etwa viermal pro Sekunde. Diese Bewegungen, die als *Sakkaden* bezeichnet werden, helfen uns, schnell Informationen zu sammeln, indem sie sich von einer fokussierten Stelle zur nächsten bewegen und dafür sorgen, dass die Details der wichtigsten Dinge im Gesichtsfeld auf der Fovea landen. Sakkaden bewirken aber auch, dass wir die Merkmale der Umgebung verpassen, die unsere Augen nicht direkt ansehen. Das Gehirn sorgt jedoch penibel dafür, dass wir diese Lücken nicht bemerken. Es stützt sich auf verfügbare Informationen oder beste Vermutungen, um die Lücken zu füllen und unsere visuelle Wahrnehmung vollständig und kontinuierlich erscheinen zu lassen.

Manchmal versucht das Gehirn auch, seine Analyse der Umwelt zu beschleunigen, indem es sich auf frühere Erfahrungen stützt. Dies verdeutlicht das folgende Bild. Wenn Ihr Gehirn dieses Bild verarbeitet, verwendet es sozusagen eine Abkürzung. Die Erfahrung hat es gelehrt, dass ein Objekt, das von anderen *größeren* Objekten umgeben ist, wahrscheinlich kleiner ist als ein

Objekt, das von anderen *kleineren* Objekten umgeben ist. Es vermutet also, dass der mittlere Kreis auf der linken Seite größer ist als der mittlere Kreis auf der rechten Seite. Aber in Wirklichkeit sind beide gleich groß (messen Sie selbst nach, dass dies stimmt). Ihr Gehirn verwendet Vorhersagen, weil diese normalerweise Bestand haben, aber Illusionen wie diese decken die Fehler in seinen Praktiken auf.

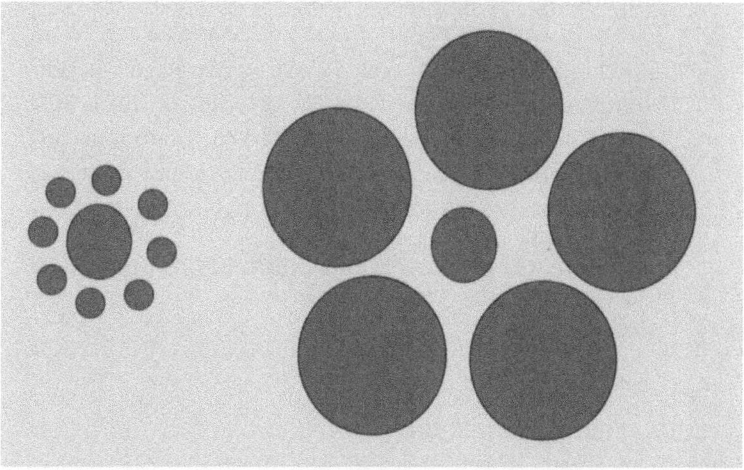

Die Tatsache, dass unsere Sicht keine absolut getreue Darstellung der Welt liefert, ändert jedoch nichts daran, wie erstaunlich dieser Prozess ist. Unser Sehen ist wirklich außergewöhnlich in seiner Komplexität, und der Mensch hat im Vergleich zu den meisten anderen Tieren eine außergewöhnlich gute Sehfähigkeit (viele Tiere, von Ratten über Hühner bis hin zu Koalabären, wären nach menschlichen Maßstäben quasi blind).[132] Wenn man bedenkt, wie wichtig uns das Sehen ist, ist es daher umso erstaunlicher, dass wir in der Lage sind, auch dann weiter zu funktionieren, wenn unsere Fähigkeit zur visuellen Wahrnehmung verloren geht.

Kann man durch zu nahes Sitzen am Fernseher erblinden?

Als Sie jünger waren, haben Ihre Eltern Ihnen vielleicht gesagt, dass Sie nicht so nah am Fernseher sitzen sollen, vielleicht mit dem Argument, dass dadurch Ihre Augen geschädigt würden (oder Sie erblinden würden, je nachdem, wie dramatisch Ihre Eltern waren). Zum Glück für diejenigen von uns, die die Warnungen unserer Eltern nicht beachtet haben, ist an dieser Behauptung nichts Wahres dran. Wenn man lange fernsieht, kann es zu einer gewissen Überanstrengung der Augen kommen (und vielleicht würde sich diese Überanstrengung noch verstärken, wenn man aus sehr geringem Abstand fernsieht), aber es gibt keine Beweise dafür, dass ein zu nahes Sitzen am Fernseher die Augen tatsächlich schädigt.

Blindheit

Obwohl wir Blindheit oft als eine Krankheit betrachten, mit der jemand geboren wird, treten die meisten Fälle von Blindheit erst im Erwachsenenalter auf. Die weltweit häufigste Ursache für Blindheit ist der unbehandelte Graue Star – eine Erkrankung, bei der sich Proteine in der Linse ansammeln, wodurch die Lichtstrahlen immer schlechter zur Netzhaut gelangen können. Durch diese Schädigung wird das Sehvermögen oft erst ab einem Alter von über 60 Jahren beeinträchtigt. In den Vereinigten Staaten und anderen entwickelten Ländern wird Blindheit am häufigsten durch Diabetes verursacht. Durch diese Krankheit können nämlich die Blutgefäße, welche die Netzhaut versorgen, beeinträchtigt werden, was schließlich zu einer Schädigung der dort befindlichen Nervenzellen führt. Es gibt natürlich auch eine Vielzahl anderer Ursachen für die Erblindung, die vom Glaukom (einer Krankheit, die den Sehnerv beschädigt) bis zum Schlaganfall reichen.

Blindheit ist in jedem Alter schwer zu bewältigen. Dies kann jedoch besonders dann der Fall sein, wenn die Erblindung erst spät im Leben auftritt,[133] denn zu diesem Zeitpunkt ist das Gehirn besonders abhängig vom Sehsinn geworden. Wenn dieser verloren geht (insbesondere, wenn der Verlust schnell und nicht schleichend erfolgt), können die Patienten Schwierigkeiten haben, alternative Methoden zu finden, um Informationen aus ihrer Umgebung zu erlangen. Natürlich können die Menschen Wege finden, um mit einer Blindheit im späten Leben umzugehen, aber sie haben es möglicherweise schwerer als jemand, der zum Beispiel seit dem Tag seiner Geburt Bewältigungsstrategien erlernt hat.

Diese Bewältigungsstrategien beinhalten häufig, dass man sich mehr auf einen anderen Sinn verlässt. Blinde Menschen lernen oft, den Tastsinn zu benutzen, um Informationen aus ihrer Umgebung zu sammeln. Dies kann dadurch geschehen, dass sie sich auf ein neues Sprachsystem verlassen, das auf dem Tastsinn wie der Brailleschrift basiert. Auch können sie einfach ihre Hände benutzen, um die Form und Beschaffenheit von etwas zu ertasten, um eine Vorstellung davon zu bekommen, wie es aussehen könnte. Manche von ihnen lernen auch, Töne so genau wahrzunehmen, dass sie auditorische Informationen effizienter und effektiver verarbeiten können. Um Missverständnisse zu vermeiden: Die letztgenannte Aussage deutet nicht darauf hin, dass die Sinne bei jemandem, der erblindet, plötzlich überreagieren und ihm erlauben, zum Beispiel den Flügelschlag eines Kolibris vor dem Fenster zu hören (ein Beispiel aus dem beliebten Film *Ray* aus dem Jahr 2004, der auf dem Leben des blinden Musikers Ray Charles basiert). Diese Art der Sinneserweiterung kommt nicht vor – es ist ein weit verbreiteter Mythos über Blindheit. Blinde Menschen sind jedoch möglicherweise in der Lage, einige auditive Fähigkeiten zu entwickeln, die wesentlich besser als bei sehenden Menschen sind.

Beispielsweise sprechen Menschen mit einer Rate von etwa fünf Silben pro Sekunde. Unser normales Sprachverständnis nimmt ab etwa zehn Silben pro Sekunde ab. Studien haben jedoch ergeben, dass Blinde von Geburt an viel besser als Sehende schnell gesprochene Sprache verstehen, manche können sogar gesprochene Wörter mit bis zu 22 Silben pro Sekunde verstehen.[134] Auch wenn das Gehör nicht ganz so stark ist, wie man es Blinden manchmal zuschreibt, kann diese verbesserte auditive Wahrnehmung Blinden sicherlich helfen, auditive Informationen schnell zu verarbeiten.

Ganz besondere Fähigkeiten

Einige Fähigkeiten blinder Menschen können jedoch fast wie Superkräfte erscheinen. Dies zeigt der Fall von Ben Underwood. Bei Underwood wurde im Alter von zwei Jahren ein Retinoblastom, eine Form von Netzhautkrebs, diagnostiziert. Im Alter von drei Jahren mussten ihm beide Augen entfernt werden, um die Ausbreitung des Krebses zu verhindern.

Underwood erwachte nach der Operation und es war herzzerreißend zu sehen, wie verwirrt er über seine plötzliche Unfähigkeit war. Er wurde plötzlich in eine Situation gedrängt, in der er Ersatzstrategien für vieles finden musste, was sein Kleinkindhirn bereits über die Fortbewegung in der Welt gelernt hatte. Irgendwie entwickelte er einen bemerkenswerten Ansatz, dies zu tun - ganz allein.

Schon früh fiel Bens Familie auf, dass er häufig ein Klickgeräusch von sich gab, wenn er sich im ganzen Haus bewegte. Zuerst war sein Bruder genervt, dass der 4-jährige Ben die ganze Zeit klickend hinter ihm herlief. Auch seine Mutter verstand nicht, warum er es tat.

Aber als er in den Kindergarten kam, wurde es offensichtlich, dass Ben das Klickgeräusch zur Navigation benutzte. In diesem Alter konnte Ben bereits selbstständig die Straße entlanggehen (ohne Gehstock oder sonstige Hilfe), was für sich genommen schon beeindruckend war. Aber er konnte auch zum Beispiel erkennen, ob es sich bei einem Fahrzeug um ein Auto oder einen Pickup handelte, ohne es zu berühren - ein Kunststück, das jeden, der es sah, in Erstaunen versetzte.

Als seine Mutter ihn fragte, wie er solche Dinge tun könne, nannte Ben als Grund dafür die Klickgeräusche, die er machte. Er beschrieb die Klickgeräusche wie einen Haufen Gummibälle, die in alle Richtungen flogen. Wenn sie auf etwas trafen, gelangten sie zu ihm zurück. Am jeweiligen Klang dieser zurückkehrenden »Bälle« konnte er erkennen, wo andere Objekte und wie groß oder klein sie waren.[135]

Diese Methode wird, wie Sie sicher wissen, als *Echoortung* bezeichnet. Es ist derselbe Mechanismus, den Fledermäuse verwenden, um sich bei der nächtlichen Jagd nach Insekten zu orientieren. Fledermäuse senden Ultraschallwellen aus, die dann von umliegenden Objekten reflektiert werden. Das Echo dieser Rufe kann ihnen helfen, den Standort und die Identität der sie umgebenden Objekte zu bestimmen. Entgegen der landläufigen Meinung sind Fledermäuse nicht blind (sie können sogar recht gut sehen), aber die Verwendung der Echoortung ist unter Bedingungen mit wenig Lichteinfall, wie beispielsweise nachts bei der Jagd und bei der Nahrungssuche, nützlich.

Ganz grundsätzlich gesehen ist jeder Mensch zur Echoortung fähig, aber die außergewöhnlichsten Beispiele für diese Fähigkeit sind bei blinden Menschen zu sehen. Ben Underwood, der 2009 leider an Krebs verstarb, beherrschte die Echoortung außergewöhnlich gut. Er war in der Lage, Fahrrad zu fahren, Basketball zu spielen, Rollschuh zu laufen und die meisten Dinge zu tun, die ein gesundes Kind tun kann – ohne jegliche Hilfe.

Natürlich stellt Ben Underwood ein extremes Ende des Spektrums dar, wenn es darum geht, mit dem Verlust des Sehvermögens umzugehen. Die meisten Menschen, die ihr Augenlicht verlieren – oder sogar diejenigen, die blind geboren werden –, werden am Ende nicht so geschickt mit einem anderen Sinn umgehen können wie Underwood. Genauso wie es einige wenige Glückliche gibt, die solch einen Verlust extrem gut bewältigen können, gibt es andere, die außerordentliche Schwierigkeiten haben, mit der Blindheit umzugehen – obwohl man auch sagen muss, dass ihr Gehirn ihnen dabei manchmal wirklich keinen Gefallen tut.

Das Offensichtliche leugnen

Als ein 90-jähriger Patient, den wir hier Tim nennen, in die Notaufnahme kam, hatte er seltsame Probleme damit, Dinge zu greifen, die direkt vor ihm lagen.[136] Er war in letzter Zeit auch mehrfach gestürzt, und seine Familie war besorgt.

Bei der Untersuchung stellten die Ärzte fest, dass seine Bewegungen nicht beeinträchtigt waren. Er verstand alles, war aufmerksam und konnte auf verbale Befehle reagieren. Aber irgendetwas schien mit seiner Sehkraft nicht in Ordnung zu sein.

Während der Befragung hatte er Schwierigkeiten, Augenkontakt herzustellen. Das Problem bestand nicht darin, dass er dies nicht wollte, sondern dass er gar nicht wusste, wo er hinschauen sollte. Wenn er ein Familienmitglied sah, erkannte er die Person kaum, bis dieser Verwandte etwas sagte. Aber er behauptete, seine Sehkraft sei in Ordnung. Verwirrt holten die Ärzte einen Neurologen hinzu, um ihn zu untersuchen. Als der Neurologe Tim einen Stift vor die Nase hielt, behauptete dieser, dort sei nichts zu sehen. Und als Tim gebeten wurde, seine Umgebung zu beschreiben, tat er das - aber seine Beschreibungen hatten nichts mit dem Raum zu tun, in dem er sich tatsächlich befand. Er erfand diese Umgebung einfach, während er sie beschrieb.

Es wurde bald klar, dass Tim überhaupt nichts sehen konnte - ein Zustand der Blindheit, der, wie die Ärzte feststellten, das Ergebnis eines Schlaganfalls war. Dennoch brauchten die Ärzte eine Woche, um ihn davon zu überzeugen, dass er blind war. Wie kann jemand in einem so extremen Zustand der Verleugnung sein, dass er sich nicht eingestehen kann, dass er nicht mehr fähig ist zu sehen?

Tim litt an einer außergewöhnlich seltenen Krankheit, der sogenannten *visuellen Anosognosie,* auch bekannt als *Anton-Syndrom. Anosognosie* bedeutet grob übersetzt »ohne Kenntnis der Krankheit«, und es bedeutet, dass ein Patient sich nicht bewusst ist, dass etwas mit ihm nicht stimmt. Es ist noch nicht vollständig geklärt, was Anosognosie verursacht, aber man weiß, dass sie mit einer Art von Hirnschaden verbunden ist. Sie kann in Zusammenhang mit fast jeder Erkrankung auftreten, von Alzheimer bis zur Muskellähmung. Bei der *visuellen Anosognosie* ist sie natürlich mit Blindheit verbunden, bei der die Patienten die Tatsache leugnen, dass sie blind sind, auch wenn es offensichtliche Beweise für das Gegenteil gibt – wie die Unfähigkeit zu erkennen, wenn jemand den Raum betritt, die Unfähigkeit, etwas direkt vor ihnen zu lesen, oder sogar die Tatsache, dass sie gegen Wände und Möbel stoßen, wenn sie sich bewegen.

Wie Sie sich vorstellen können, macht eine visuelle Anosognosie es sehr schwierig, mit einer erworbenen Blindheit umzugehen. Denn die Patienten werden wahrscheinlich keine Bewältigungsstrategien erlernen wollen, wenn sie nicht einmal zugeben können, dass sie an einem Defizit leiden. Glücklicherweise ist es eine unglaublich seltene Erkrankung – seit den 1960er Jahren wurden nur etwa 30 Fälle identifiziert.[137] Aber diese wenigen Fälle stellen ein Extrem dar, da diese Menschen sich nicht an den Verlust dessen anpassen, was von vielen als unser wichtigster Sinn angesehen wird.

8
Lust

Als Herr S. Ende 50 war, begann er mit der Einnahme eines Medikaments namens Pramipexol zur Behandlung des sogenannten Restless-Legs-Syndroms.[138] Patienten mit dem Restless-Legs-Syndrom (oft kurz RLS genannt) haben ungewöhnliche Empfindungen in den Beinen. Die Empfindungen können seltsam und unangenehm sein und von Ziehen, Juckreiz und Pochen bis hin zu »elektrischen« oder »kribbelnden« Gefühlen reichen. Die Symptome sind im Liegen oder Sitzen oft am schlimmsten, aber sie klingen in der Regel mit Bewegung ab, was dazu führt, dass die Patienten sich gezwungen fühlen, ihre Beine zu bewegen, wenn die Symptome auftreten. Der Versuch zu schlafen wird zu einer vergeblichen Übung, da jedes Mal, wenn man es sich bequemmacht, die Empfindungen wieder einsetzen und man das Gefühl hat, sich bewegen zu müssen. Die Störung führt oft zu schweren Schlafstörungen, Stress und manchmal zu Depressionen.

Obwohl der genaue Mechanismus, der RLS zugrunde liegt, nicht bekannt ist, wird angenommen, dass er etwas mit dem Neurotransmitter Dopamin zu tun hat, da Medikamente, die die Dopaminaktivität erhöhen, die Symptome manchmal lindern können. Pramipexol ist eines dieser Medikamente.

Als Herr S. mit der Einnahme von Pramipexol begann, konnte dies sein RLS etwas lindern. Die Gnadenfrist dauerte etwa drei Jahre, aber dann begannen die Symptome allmählich wieder aufzutreten, was seinen Arzt dazu veranlasste, die Dosis zu erhöhen. Dann geschah etwas Seltsames.

Herr S., der nie regelmäßig gespielt hatte, wurde besessen davon, Lotterie-Rubbellose zu kaufen. Die meisten von uns haben irgendwann einmal die kurzlebige Vorfreude und Aufregung erlebt, die entsteht, wenn man die undurchsichtige graue Schicht auf der Oberfläche von einem Rubbellos wegkratzt – um dann meist zu entdecken, dass man überhaupt nichts gewonnen hat (außer vielleicht genug Geld, um noch ein Los zu kaufen). Für die meisten von uns ist das befriedigende Wohlgefühl (also die Lust), das wir aus den Rubbellosen ziehen, jedoch nicht stark genug, um große Teile unseres Tages (und unseres Budgets) beiseitezulegen, um uns ausschließlich ihnen zu widmen.

Nach der Erhöhung seiner Medikation tat Herr S. jedoch genau das. Sechs Monate nachdem er mit der höheren Dosis Pramipexol begonnen hatte, gab er bis zu 700 Dollar pro Tag für Rubbellose aus. Als er eine, wie er meinte, beträchtliche Summe Geld gewann, erhöhte er seine gewohnten Ausgaben auf 1.100 Dollar pro Tag.

Er zeigte alle Anzeichen eines zwanghaften Glücksspielers. Er dachte wie besessen über Rubbellose nach und konnte sich trotz mehrfacher Versuche aufzuhören, nicht davon abhalten, sie zu kaufen. Er belog seine Frau über diese Gewohnheit, als ihre Ersparnisse schwanden, ohne dass sie es wusste.

Als er den Tiefpunkt erreichte, hatte er 120 000 Dollar für Rubbellose ausgegeben. Da er das Gefühl hatte, keine Kontrolle mehr über sich zu haben, und nicht in der Lage war aufzuhören, unternahm er einen Suizidversuch. Glücklicherweise war sein Versuch erfolglos und führte zu seiner Einweisung in eine psychiatrische Einrichtung. Dort erkannte ein Arzt, dass das Problem tatsächlich Pramipexol sein könnte, und setzte das Medikament umgehend bei Herrn S. ab. Innerhalb weniger Tage verschwand die Spielsucht.

Kann die Einnahme eines Medikaments wirklich dazu führen, dass sich das Verhalten eines Menschen so drastisch ändert, dass er plötzlich zu einem zwanghaften Spieler wird? Überraschenderweise ist der Fall von Mr. S. kein Einzelfall. Viele andere Patienten haben ähnlich erschreckende Verhaltensänderungen erlebt, nachdem sie begonnen hatten, Medikamente einzunehmen, die die Dopaminaktivität erhöhen. Häufig kommt dieses Verhalten in Form von zwanghaftem Glücksspiel vor. Andere häufige Symptome sind Binge-Eating, Hypersexualität und Drogenkonsum.

Dieses Auftreten von zwanghaftem Verhalten in Verbindung mit Schwankungen des Dopaminspiegels wurde als *Dopamin-Dysregulationssyndrom* (DDS) bezeichnet. Es wird am häufigsten bei Parkinson-Patienten beobachtet, da diese häufig Dopamin erhöhende Medikamente einnehmen (wie in Kapitel 6 gezeigt). Aber warum wird der Dopaminspiegel mit diesen impulsiven, unkontrollierbaren Aktionen in Verbindung gebracht? Auch wenn die Antwort noch immer nicht klar ist, hat sie wahrscheinlich mit der Rolle von Dopamin bei unseren Erfahrungen mit Dingen zu tun, die das Gehirn als lohnend erachtet.

Unauslöschliche Erinnerungen

Ich erinnere mich an ein Essen in einem Restaurant in New York City vor etwa 20 Jahren. Während dieses Essens passierte nichts Besonderes. Das Ambiente des Restaurants selbst war nicht so bemerkenswert. Die Gesellschaft war nett, aber nicht außergewöhnlich (Entschuldigung, Amy). Aber ich hatte großen Hunger gehabt, und das Essen war außergewöhnlich gut gewesen. Tatsächlich kann ich mich noch immer an das Essen mit einer überraschenden Detailgenauigkeit erinnern, die von der Präsentation auf dem Teller über den Geschmack der Alfredo-Sauce bis hin zur Textur der Gnocchi reichte.

Es erscheint mir merkwürdig, dass mein Gehirn so lange daran festhält. Und doch ergibt es Sinn, dass sich das Gehirn so sehr an die Details eines besonders schmackhaften Essens erinnert. Schließlich kann ich so etwas nur noch einmal zu erleben, wenn ich mich an die Details erinnere und versuche, sie erneut zu erzeugen (zum Beispiel indem ich das gleiche Gericht in einem anderen Restaurant bestelle oder indem ich noch einmal in dasselbe Restaurant gehe). Diese Art des Erinnerns könnte ein wichtiger Mechanismus gewesen sein, um unsere frühen menschlichen Vorfahren dazu anzuleiten, in der prähistorischen Welt Dinge zu finden, die Freude und Genuss maximieren und Schmerz minimieren.

Historisch gesehen glaubten Neurowissenschaftler, dass ein solcher Mechanismus Teile des Gehirns einschließt, die sich der Erzeugung von Glücksgefühlen widmen. Nach dieser Sichtweise würden diese Gehirnregionen wahrscheinlich aktiviert, um bei *jedem* befriedigenden Erlebnis, das vom Essen über Sex und Einkaufen bis hin zum Kokainkonsum reicht, Freude zu erzeugen. Solche Bereiche sind oft unter dem Sammelbegriff »Lustzentren« (im Sinne von befriedigendem Glücksgefühl) bekannt, ein Begriff, der in der Wissenschaft größtenteils durch »Belohnungszentren« oder »Belohnungssystem« ersetzt wurde. Durch die Änderung der Terminologie wird deutlich, dass die neurologische Verarbeitung positiver oder lohnender Erfahrungen mehr als nur Vergnügen beinhaltet. Es geht auch darum, zu lernen und die Motivation zu entwickeln, die Erfahrung noch einmal zu machen.

Die Suche nach dem Belohnungssystem

Nachdem James Olds 1953 seinen Doktor in Psychologie in Harvard erlangt hatte, begann er mit der Suche nach einem Labor, in dem er arbeiten konnte, um einige gängige experimentelle Techniken in den Neurowissenschaften besser zu verstehen. Während seiner gesamten Doktorandenausbildung hatte er ein Interesse an der Erforschung der Neurowissenschaften der Motivation entwickelt, aber ihm fehlten Kenntnisse über einige der experimentellen Methoden, die er brauchte, um seine eigene Forschung auf diesem Gebiet zu beginnen. Daher nahm er eine vorübergehende Stelle an der McGill Universität im Labor des berühmten Neurowissenschaftlers Donald Hebb an. Dort erhielt er eine Art Freibrief, seinen Interessen entsprechend zu forschen. Er wurde zudem von einem Doktoranden namens Peter Milner unterstützt, der sich mit experimentellen Techniken auskannte.

Olds war fasziniert von Untersuchungen aus Yale, die zeigten, dass Ratten die elektrische Stimulation bestimmter Teile des Gehirns als aversiv empfanden - mit anderen Worten, sie mochten sie nicht und bemühten sich sehr, sie zu vermeiden. Er war neugierig, ob auch das Gegenteil zutreffen konnte: Gab es bestimmte Bereiche des Gehirns, bei denen die Ratten die elektrische Stimulation als angenehm oder lohnend empfinden würden?

Um dies herauszufinden, implantierten Olds und Milner Elektroden in das Gehirn einer Ratte und setzten die Ratte in einen großen Karton mit vier beschrifteten Ecken: A, B, C und D. Immer wenn die Ratte in die Ecke A wanderte, erhielt sie in einem bestimmten Teil des Gehirns eine elektrische Stimulation. In einigen Bereichen des Gehirns hatte diese Stimulation keine Auswirkung auf das Verhalten der Ratte, aber Olds und Milner stellten fest, dass das Tier immer wieder in die Ecke A zurückkehrte, wenn sie die Elektroden in einer Region tief in der Mitte des Gehirns platzierten.

Sie führten ihre Untersuchungen fort und stellten fest, dass Ratten auch schnell lernten, einen Hebel zu drücken, um selbst die elektrische Stimulation auszulösen. Sie lernten nicht einfach nur, dies zu tun - sie wurden besessen davon. Selbst wenn sie 24

Stunden nichts zu Fressen bekommen hatten, verzichteten sie auf eine Mahlzeit, wenn sie die Möglichkeit hatten, den Hebel zu betätigen. Wenn man die Ratten gewähren ließ, drückten sie den Hebel bis zu 5000 Mal pro Stunde![139]

Olds war sich darüber im Klaren, dass sie etwas Wichtiges entdeckt hatten. Zum ersten Mal hatten sie einen Teil des Gehirns identifiziert, der ein »Lustzentrum« zu sein schien. Dieses Ergebnis hatte das Potenzial, uns nicht nur beim Verständnis von lohnenden Erfahrungen, sondern auch beim Verständnis einer Reihe von psychischen Zuständen von Glück bis hin zur Sucht zu helfen.

Es war eine revolutionäre Entdeckung, aber leider gaben Olds und Milner nicht sehr genau an, wo sie ihre Elektroden angebracht hatten. Spätere Wissenschaftler mussten viel Arbeit investieren, um genau herauszufinden, welcher Teil (oder welche Teile) des Gehirns stimuliert werden musste, um die Reaktion hervorzurufen, die Olds und Milner gesehen hatten. Schließlich fanden die Wissenschaftler jedoch heraus, dass die Bereiche, in denen die Stimulation den größten Einfluss zu haben scheint, Regionen sind, die stark mit Neuronen besiedelt sind, die den Neurotransmitter Dopamin enthalten.

Dopamin und Belohnung

Eine dieser Regionen ist eine große Ansammlung von Dopamin-Neuronen, die als *Area tegmentalis ventralis* (auch *ventrale tegmentale Zone*) bezeichnet wird und sich tief in dem Teil des Hirnstamms befindet, der als *Mittelhirn* bezeichnet wird. Die ventrale tegmentale Zone, die auch als VTA (für englisch *ventral tegmental area*) bezeichnet wird, ist ein winziger Teil des Hirnstamms, der nur sichtbar ist, wenn man die Struktur aufschneidet (und selbst dann ist sie ohne die Hilfe einiger zusätzlicher experimenteller Techniken nicht erkennbar).

Ausgehend von der Erkenntnis, dass die Stimulation der VTA eine Belohnung auszulösen scheint, und dem Verständnis, dass die VTA aus einer großen Anzahl von Dopamin-Neuronen besteht, begannen die Forscher, sich eingehender mit der Rolle von Dopamin bei der Belohnung zu befassen. Und sie deckten viele Beweise auf, die darauf hindeuten, dass Dopamin eine wichtige Rolle spielt. Zum Beispiel braucht man bei Labortieren wie Ratten und Primaten normalerweise nicht allzu viel Überzeugungsarbeit, um sie dazu zu bringen, einen Hebel zu betätigen, um eine Kokainspritze zu erhalten. Die Forscher fanden jedoch heraus, dass Kokain uninteressant wird, wenn man den Tieren Substanzen verabreicht, die die Dopaminaktivität blockieren. Die Tiere drücken dann den Hebel nicht mehr, um Kokain zu bekommen.[140]

Darüber hinaus verursachen eine Reihe von Drogen wie Alkohol, Nikotin, Amphetamin, Kokain und Opiate – sowie natürlich lohnende Dinge wie Nahrung, Wasser und Sex – einen Anstieg des Dopaminspiegels in einem anderen Bereich des Gehirns, den ich in Kapitel 5 kurz erwähnt

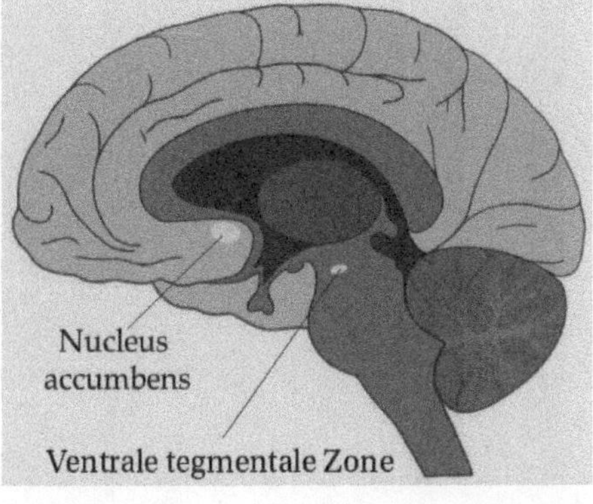

habe, dem sogenannten *Nucleus accumbens.*[141] Die Erkenntnis, dass steigende Dopaminspiegel im Nucleus accumbens mit lohnenden Erfahrungen verbunden sind, passt gut zu früheren Entdeckungen, da eine große Anzahl von Dopamin-Neuronen direkt von der ventralen tegmentalen Zone zum Nucleus accumbens wandert und Dopamin von dem einen (VTA) zum anderen (Nucleus accumbens) transportiert. Diese Neuronen sind also hauptsächlich für den Anstieg des Dopamins im Nucleus accumbens verantwortlich, der bei lohnenden Erfahrungen beobachtet wird.

Diese Erkenntnisse führten zu einer modernen Konzeptualisierung des *Belohnungssystems.* Typischerweise umfasst es die Neuronen, die von der VTA ausgehen und eine Vielzahl von Strukturen erreichen. Der Hauptteil des Signalwegs besteht jedoch aus den Neuronen, die sich zwischen der VTA und dem Nucleus accumbens bewegen.

Obwohl die Identifizierung dieses Wegs ein wichtiger Schritt zum Verständnis von Belohnung und Freude im Gehirn war, blieb die Frage, was genau ein Anstieg des Dopaminspiegels im Nucleus accumbens bedeutet. Mit anderen Worten: Welche Rolle spielt Dopamin bei der Belohnung?

Der Glücks-Botenstoff

Da der Dopaminspiegel in Verbindung mit angenehmen Erfahrungen steigt, gingen viele Forscher davon aus, dass Dopamin die Substanz im Gehirn ist, die uns ein gutes Gefühl gibt. Dieser Sichtweise zufolge ist es Dopamin, das die Mahlzeit so sättigend macht, wenn wir hungrig sind, und es erzeugt die Euphorie, die ein Drogenabhängiger erlebt, wenn er seine Droge einnimmt. Wie der renommierte Dopamin-Forscher Roy Wise einmal sagte, ist Dopamin an der Erzeugung von Erfahrungen beteiligt, die folgende Aspekte betreffen: »Freude, Euphorie oder leckerer Geschmack«.[142]

Diese Idee, dass Dopamin Freude bereitet, wurde zu einer weiteren wissenschaftlichen Hypothese, die den Weg in die breite Öffentlichkeit fand. Man begann, Dopamin als »Glücksbotenstoff« oder »Glückshormon« zu betrachten. Es wurde auch zu einem festen Bestandteil jeder Diskussion über die Neurowissenschaften der Freude, der Sucht und der Motivation. In einem Artikel in der Zeitschrift *Time* aus dem Jahr 1997 wurde beispielsweise behauptet, dass Dopamin mit »Vergnügen und Hochgefühl« verbunden sei und dass es »durch eine Umarmung, einen Kuss, ein Wort des Lobes oder eine gewinnende Pokerhand sowie durch die starken Freuden, die von Drogen ausgehen, erhöht werden kann«. Tatsächlich wird in dem Artikel weiter behauptet, dass Dopamin aufgrund seiner angenehmen Wirkung auch als »Hauptmolekül der Sucht« bezeichnet werden könnte, und die Tatsache, dass die Sucht auf einen einzigen Neurotransmitter zurückgeführt werden konnte, machte die Erkrankung »einfacher, als man sich je hätte vorstellen können«[143].

Ende der 1990er Jahre glaubten einige, das Rätsel der Lust und die damit verbundene Sucht (die im Wesentlichen ein unkontrollierbares Streben nach Lust ist) sei geklärt. Dopamin wurde als Übeltäter ausgemacht, und das Belohnungssystem war der Ort, an dem es seine Arbeit verrichtete. Dopamin vermittelte uns als Reaktion auf jede Erfahrung, die wir als angenehm bezeichnen würden, ein gutes Gefühl. Wenn Drogen den Dopaminspiegel künstlich anheben, dann könnte dies dazu führen, dass wir uns zu sehr an dieses gute Gefühl klammern – was zu zwanghaftem Verhalten führen würde, das darauf abzielt, dass das Vergnügen nicht nachlässt.

Es gibt jedoch ein Problem mit dieser Erklärung. Denn hier werden komplexe Phänomene wie Vergnügen und Sucht auf einen einfachen Mechanismus reduziert, der nur die Wirkung eines einzigen Neurotransmitters beinhaltet. Und wie wir gelernt haben, passen Neurowissenschaft und Einfachheit normalerweise nicht zusammen.

Eine neue Sichtweise auf Dopamin

Zur gleichen Zeit, als Dopamin den Höhepunkt seines Ruhms als Glücksbotenstoff erreichte, begannen einige Forscher darauf hinzuweisen, dass seine Rolle komplexer ist. Ein Problem mit der Hypothese, dass Dopamin Freude verursacht, ergab sich aus Experimenten, bei denen die Dopaminwerte im Gehirn von Tieren wie Ratten drastisch gesenkt wurden. Wenn dies geschah, schienen die Ratten viel von ihrer natürlichen Motivation zu verlieren, irgendetwas zu tun, auch zu essen und zu trinken. Aber sie behielten auch ihre scheinbare Fähigkeit bei, Dinge zu »mögen«. Wenn man beispielsweise Ratten mit Dopaminmangel eine Lösung aus Zucker und Wasser gab (etwas, das sie normalerweise sehr ansprechend finden), schienen sie diesen Geschmack immer noch zu genießen.[144] Ebenso berichteten menschliche Patienten, denen Drogen verabreicht wurden, welche die Dopaminaktivität im Gehirn blockieren, immer noch, dass sie sich durch Substanzen wie Amphetamin wohlfühlten.[145]

Ein weiterer Riss im Fundament der Glücksbotenstoff-Hypothese entstand, als sich herausstellte, dass Dopamin-Neuronen im Belohnungssystem auch als Reaktion auf aversive Erlebnisse (wie einen leicht unangenehmen Elektroschock) aktiviert wurden.[146] Die Vorstellung, dass Dopamin der Glücksbotenstoff ist, war schwer mit den Beweisen zu vereinbaren, die darauf hindeuteten, dass es auch bei negativen Erfahrungen eine Rolle spielte.

Auf der Grundlage dieser Ergebnisse begannen die Forscher, ihre Sichtweise auf Dopamin zu ändern, und es entstanden mehrere neue Ideen. Diese Vorschläge weisen Dopamin zwar eine gewisse Rolle bei der Verarbeitung von lohnenden Erfahrungen zu; es wird aber nicht behauptet, dass Dopamin tatsächlich für die Erzeugung von Vergnügen verantwortlich ist. Um einige dieser Hypothesen zu veranschaulichen, betrachten wir das Beispiel einer Belohnung in Form eines köstlichen Eisbechers. Stellen Sie sich vor, Sie halten an einem Freitagabend an einer neuen Eisdiele in der Stadt an und stellen fest, dass dort eine Eiscreme-Geschmacksrichtung angeboten wird, die Sie noch nie zuvor gegessen haben. Diese kombiniert das Beste von mehreren Ihrer anderen Lieblingseissorten (für mich könnte das so etwas wie eine Mischung aus Apfelkuchen und Bananeneis sein, mit Stücken von Zimtschnecken und vielleicht sogar ein wenig Karamell). Sie kaufen ein Eis dieser Sorte, und es ist das beste Eis, das Sie je probiert haben.

Eine Hypothese besagt, dass Dopamin Ihrem Gehirn hilft, Erinnerungen zu schaffen, die das Eis mit allem verbinden, was für den Erhalt der Belohnung relevant ist (zum Beispiel: Sie haben es in dieser neuen Eisdiele gekauft, es war ein Freitagabend). Wahrscheinlich werden auch Verbindungen zu subtilen Details über das Erlebnis hergestellt, wie beispielsweise der Geruch in der Eisdiele; die Musik, die im Radio im Laden lief, und sogar die Stimmung, in der Sie sich befanden, als Sie das Eis aßen.

Indem Sie den Genuss des Eisessens mit all diesen Details verknüpfen, hilft Ihnen Ihr Gehirn, den Weg zurück zu dieser angenehmen Erfahrung zu finden. Es sorgt zum Beispiel dafür, dass Sie nicht vergessen, wo Sie das Eis gekauft haben. Und wann immer Sie einem der Hinweise ausgesetzt sind, die mit diesem erfreulichen Ereignis verbunden sind, wird Ihr Gehirn Sie daran erinnern, wie gut das Eis schmeckte – und den Wunsch wecken, es erneut zu essen.

Eine andere These deutet daraufhin, dass Dopamin in erster Linie für die Erzeugung der Motivation verantwortlich ist, die notwendig ist, um das Eis erneut essen zu wollen. Nach dieser Ansicht wird Dopamin jedes Mal, wenn Sie an der Eisdiele vorbeifahren oder wenn es Freitagabend ist oder wenn Sie das Lied hören, das im Radio im Laden lief, daran beteiligt sein, einen Motivationszustand zu erzeugen, der Sie dazu bringt, wieder zur Eisdiele gehen zu wollen.

Eine weitere beliebte Hypothese besagt, dass Dopamin daran beteiligt ist, etwas zu lernen, das als *Belohnungsvorhersagefehler* bezeichnet wird. Die Theorie dabei ist, dass Ihr Gehirn immer dann, wenn es auf etwas stößt, das lohnend sein könnte, vorhersagt, wie wertvoll die Belohnung sein wird (also wie gut Sie sich damit fühlen, wie lange sie anhalten wird, wie angenehm sie für Ihre Sinne sein wird). Immer wenn sich etwas als lohnender herausstellt, als ursprünglich erwartet wurde, erfolgt eine starke Reaktion, die durch Dopamin vermittelt wird. Wenn der Belohnungswert des Reizes niedriger ist als erwartet, werden die Dopaminsignale unterdrückt. Auf diese Weise trainiert Dopamin das Gehirn in Bezug auf den Wert der potenziellen Belohnungen und hilft dabei, zu bestimmen, welche Belohnungen am wünschenswertesten sind – und damit auch, welche wir versuchen sollten zu erreichen. Nach dieser Hypothese wäre der Belohnungswert des Genusses, als Sie dieses köstliche Eis gegessen haben, weitaus höher gewesen, als Ihr Gehirn erwartet hatte (obwohl Sie schon einmal Eis gegessen haben, war dies ein außergewöhnlich gutes Eis). Durch die Dopamin-Signale wurde also eine Erinnerung für Ihr Gehirn geschaffen, dass Eis aus diesem Laden besonders wertvoll ist. Das wird Sie also dazu verleiten, wieder Eis vom selben Ort haben zu wollen.

Aus den Augen (oder außer Reichweite), aus dem Sinn

Wenn Sie versuchen, Ihr Gehirn dazu zu bringen, etwas zu vergessen, zu dem es in der Vergangenheit eine starke, angenehme Verbindung hergestellt hat (zum Beispiel ein bestimmtes Nahrungsmittel zu essen), versuchen Sie, es außer Sichtweite zu halten – oder es zumindest schwer erreichbar zu machen. In einer Studie wurde zum Beispiel eine Schale mit Salzbrezeln in den Büros der Studienteilnehmer aufgestellt. In einigen Fällen wurden die Brezeln ganz bequem auf dem Schreibtisch des Teilnehmers platziert, ein anderes Mal wurden sie in die Schublade des Schreibtischs gelegt. Und manchmal wurden sie auf ein Regal in ein paar Metern Entfernung gestellt, sodass die Person von ihrem Schreibtisch aufstehen musste, um sie zu holen. Die Leute aßen etwa 34 Prozent weniger Brezeln pro Tag, wenn diese außer Sichtweite waren (in ihrer Schreibtischschublade), und 30 Prozent weniger pro Tag, wenn sie unerreichbar waren.[147] Wenn also etwas schwieriger zu bemerken oder außerhalb der direkten Reichweite ist, kann dies dabei helfen, eine schlechte Angewohnheit zu beenden.

Jede dieser Hypothesen (oder Kombinationen davon) könnte helfen, den Zustand von Herrn S. vom Anfang des Kapitels zu erklären. Die erhöhte Dopaminaktivität in seinem Gehirn könnte zur Bildung besonders starker Erinnerungen an die Freude am Rubbellosspiel geführt haben, oder sie könnte einen starken Motivationszustand erzeugt haben, der ihn dazu veranlasst hat, die Lose wiederholt zu kaufen. Als er gewann, veranlasste vielleicht die hohe Reizübermittlung per Dopamin sein Gehirn dazu, die Belohnung für den Gewinn viel höher einzuschätzen, als sie hätte sein sollen, was ihn dazu veranlasste, diese Belohnung erneut zu suchen.

Es gibt keinen klaren Konsens darüber, welche dieser Hypothesen richtig ist, und es ist wahrscheinlich, dass mehr als eine von ihnen zumindest teilweise zutreffend ist. Denn es ist völlig plausibel – wenn nicht sogar wahrscheinlich –, dass Dopamin bei der Belohnung von Erlebnissen mehrere Funktionen hat. Oder vielleicht ist auch keine von ihnen richtig – es gibt nämlich einige Wissenschaftler, die heute argumentieren, dass der Beitrag von Dopamin zu unseren lohnenden Erfahrungen überbewertet wird.[148] Nach dieser Ansicht ist Dopamin wahrscheinlich nur einer von mehreren Neurotransmittern, die für die Belohnung im Gehirn von Bedeutung sind. Unabhängig davon scheinen sich die meisten Neurowissenschaftler darin einig zu sein, dass Dopamin nicht der (einzige) »Glücksbotenstoff« ist.

Wie ist das jetzt mit der Freude?

Die Sache mit dem Dopamin ist also komplizierter als zunächst angenommen. Aber unabhängig davon, auf welcher Seite der Debatte man bei der Frage nach der Rolle von Dopamin bei der Belohnung steht, gibt es keine guten Beweise für die Annahme, dass Dopamin selbst Freude bereitet. Was tut es also?

Um diese Frage zu beantworten, erforschen einige Neurowissenschaftler weiterhin das Gehirn auf der Suche nach dem schwer fassbaren »Lustzentrum«. Und sie haben einige interessante Anhaltspunkte gefunden. Neurobildgebungsstudien zeigen zum Beispiel, dass angenehme Dinge wie Essen, Sex, Drogen, Musik und Kunst eine überlappende Gruppe von Hirnstrukturen aktivieren, die Bereiche wie den präfrontalen Cortex, den Nucleus accumbens und die Amygdala einschließt.[149] Diese Studien können uns jedoch nur sagen, dass diese Regionen während der angenehmen Erfahrungen aktiver sind – sie können uns nicht sagen, dass sie diese Erfahrungen verursachen.

Um eine bessere Vorstellung davon zu bekommen, welche Hirnregionen Freude bereiten könnten, müssen Forscher oft auf invasivere Experimente zurückgreifen, was in der Regel die Arbeit mit Menschen ausschließt. Mithilfe von Techniken, bei denen eingeschränkte Bereiche des Gehirns durch Stimulation oder Injektion von Medikamenten bei Nagetieren getestet werden, haben Wissenschaftler eine Reihe von sogenannten »hedonischen Hotspots« (auch hedonistische Hotspots) identifiziert, die im gesamten Gehirn verteilt sind. Diese Hotspots scheinen in der Lage zu sein, angenehme Reaktionen zu erzeugen oder zu verstärken, wenn sie stimuliert werden.[150]

Studien über diese hedonischen Hotspots haben jedoch zu dem Verständnis geführt, dass die Rolle einiger dieser Strukturen beim Vergnügen oft komplizierter ist, als wir angenommen hatten. Untersuchungen des Nucleus accumbens legen zum Beispiel nahe, dass nur etwa 10 Prozent der Struktur tatsächlich mit dem Vergnügen in Verbindung stehen, während die anderen 90 Prozent entweder keinen Einfluss auf die Lustempfindungen haben oder diese sogar aktiv unterdrücken können, wenn sie stimuliert werden.[151]

Die Wahrheit ist also, dass die Suche nach dem Verständnis des Glücksgefühls noch lange nicht abgeschlossen ist. Klare Antworten sind trotz jahrelanger intensiver Forschung zu diesem Thema schwer zu finden. Dennoch halten die Wissenschaftler an ihrem Bestreben fest, Lust und Vergnügen und die Art und Weise, wie das Gehirn diese Empfindungen produziert, besser zu verstehen. Ein Grund für ihre Beharrlichkeit ist die Hoffnung, dass diese Art von Forschung uns helfen wird, ein Problem zu lösen, das zwischen 9 Prozent[152] und fast 50 Prozent[153] der Bevölkerung betrifft, je nachdem, wie man den entsprechenden Begriff definiert: Sucht.

Sucht

Nach Angaben des National Institute on Drug Abuse (Nationales Institut für Drogenmissbrauch) benötigten im Jahr 2016 über 20 Millionen Amerikaner eine Behandlung wegen Drogen- oder Alkoholabhängigkeit (nur ein kleiner Teil von ihnen erhielt eine solche Therapie tatsächlich).[154] Als eine Gruppe von Forschern 2010 versuchte abzuschätzen, wie viele Menschen von *irgendetwas* abhängig sind – nicht nur von Drogen und Alkohol, sondern auch von Verhaltensweisen wie übermäßigem Essen, Glücksspiel, Internetnutzung, Arbeit, Einkaufen und Sex –, kamen sie zu dem Schluss, dass wahrscheinlich fast 50 Prozent der Bevölkerung der Vereinigten Staaten die Kriterien für eine oder mehrere Abhängigkeiten erfüllen.[155]

Aus Gründen der Übersichtlichkeit werde ich hier nur auf die Drogenabhängigkeit eingehen. Es ist jedoch wichtig, darauf hinzuweisen, dass die Forschung darauf hindeutet, dass Abhängigkeiten von Verhaltensweisen (wie Glücksspiel oder Sex) und anderen Substanzen (wie Essen) ebenfalls häufig vorkommen. Und das meiste von dem, was ich hier aufgreifen werde, gilt auch für diese anderen Arten von Sucht.

Sucht ist eine Störung, die Obsessionen und Zwänge beinhaltet. Die Obsession besteht darin, die Droge zu beschaffen oder einzusetzen, und der Zwang nimmt die Form eines Triebs an, an die Droge heranzukommen und sie zu konsumieren. Die Obsession beginnt schließlich, praktisch alle Gedanken des Menschen komplett zu besetzen, was dazu führt, dass er von Verlangen überwältigt wird und permanent damit beschäftigt ist, darüber nachzudenken, wie er die Droge in die Hände bekommen kann. Die Zwänge veranlassen ihn dazu, die Droge zu nehmen, selbst wenn der Gebrauch sein Leben beeinträchtigt. Dies kann zu Problemen in Beziehungen oder bei der Wahrnehmung der Aufgaben am Arbeitsplatz oder in der Schule führen. Einige betroffene Personen strukturieren ihr Leben komplett um und vernachlässigen Verpflichtungen, Menschen und sogar Hobbys, die nicht mit dem Drogenkonsum zusammenhängen.

Die Zwänge können auch dazu führen, dass jemand eine Droge weiterhin einnimmt, unabhängig davon, welchen Schaden sie seinem Leben zufügen könnte – selbst wenn sie eine körperliche Bedrohung für ihn darstellt. Wenn dieser Mensch also weiter Drogen nimmt, können diese sogar sein Leben gefährden. Aber die Besessenheit und der Zwang sind zu diesem Zeitpunkt oft zu stark, als dass jemand damit aufhören könnte. Im Jahr 2017 starben in den Vereinigten Staaten mehr als 70 000 Menschen an einer Drogenüberdosis – das sind mehr Todesfälle als die Gesamtzahl der Amerikaner, die im gesamten Vietnamkrieg ums Leben kamen.[156]

Wie kann eine Droge bei jemandem einen so überwältigenden Antrieb erzeugen, dass er sein Leben riskiert, um sie zu konsumieren? In der Vergangenheit gingen Forscher und Laien gleichermaßen davon aus, dass diejenigen, die drogensüchtig waren, einfach schlechte Entscheidungen trafen. Sie *entschieden* sich dafür, weiterhin Drogen im Übermaß zu nehmen – und gleichzeitig *beschlossen* sie, alle damit verbundenen Konsequenzen zu ignorieren. Die Neurowissenschaften haben uns jedoch heute ein klareres Bild einer Reihe von neurobiologischen Veränderungen vermittelt, die als Reaktion auf den Drogenkonsum auftreten. Diese Veränderungen im Gehirn machen es außerordentlich schwer, sich von einer Sucht zu befreien – unabhängig davon, was die Person tun *will*.

Ein Teufelskreis

Um zu versuchen, diese Veränderungen zu verstehen, schauen wir uns das Beispiel einer College-Studentin namens Ann an, die zum ersten Mal ein Amphetamin-Medikament wie Adderall verwendet, um für eine bevorstehende neurowissenschaftliche Prüfung zu lernen. Dieses Beispiel ist mir bekannt, da der Amphetaminkonsum an Universitäten wie denen, an der ich arbeite, zu einer Art Epidemie geworden ist. Die Studenten nehmen stimulierende Medikamente ein, die ihnen ganz problemlos verschrieben werden (gewöhnlich verschreibt man sie bei Aufmerksamkeitsdefizit-/Hyperaktivitätsstörungen oder ADHS), um bei allen möglichen Aktivitäten wach und aufmerksam zu bleiben, vom Lernen bis hin zu exzessivem Konsum ihrer Lieblingsserien.

Als Ann Adderall zum ersten Mal verwendete, fand sie es anregend und recht angenehm. Ihr Gehirn wurde aufmerksam darauf, dass dies eine positive Erfahrung ist, und hat starke Erinnerungen an alles andere gebildet, was Ann zu diesem Zeitpunkt gefühlt und getan hat. Ihr Gehirn bildete also starke Assoziationen zwischen der Droge, dem Lernen, der Zeit, zu der sie das Medikament nahm (spät in der Nacht), und sogar dem Geschmack des Getränks, das sie beim Lernen trank.

Die so gebildeten Assoziationen gehen mit tatsächlichen Veränderungen in der Struktur des Gehirns einher. Im Belohnungssystem entwickeln beispielsweise die Teile der Neuronen, die normalerweise Nachrichten (in Form von Neurotransmittern) von anderen Neuronen empfangen – die sogenannten *Dendriten* –, neue Fortsätze, die sich in Richtung der umgebenden Neuronen erstrecken.[157] Man nimmt an, dass diese Art von Veränderungen es den Neuronen ermöglicht, neue und/oder stärkere Verbindungen mit anderen Neuronen in der Nähe herzustellen.

Diese Veränderungen in der Struktur der Neuronen scheinen das Belohnungssystem auch besser auf Dinge abzustimmen, die mit angenehmen Erfahrungen in Verbindung gebracht werden – wie alles, was sich zum Zeitpunkt der Einnahme des Medikaments in der Umgebung befand, also etwa der Geruch und Geschmack der Droge und so weiter. Die neuen neuronalen Verbindungen erzeugen eine schnelle Reaktion im Gehirn, sobald etwas auftritt, das mit der Belohnung in Verbindung steht. Diese Reaktion löst damit auch das Verlangen und die Motivation aus, die angenehme Erfahrung erneut zu erleben.

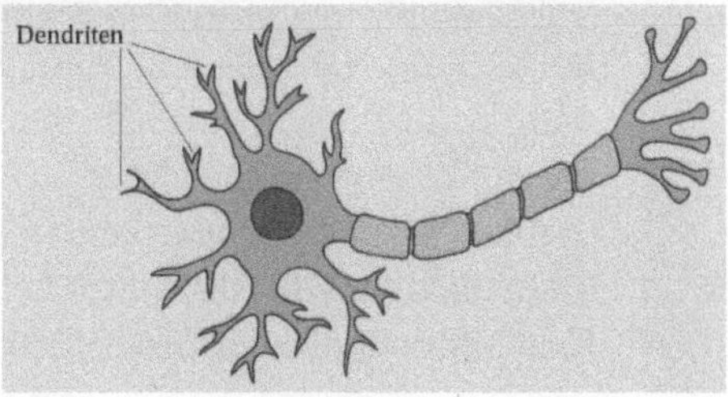

Es gibt Untersuchungen, die darauf hinweisen, dass diese Art von Verbindungen sogar aktiviert werden können, bevor jemand sich bewusst ist, dass er etwas ausgesetzt war, das mit einer früheren lohnenden Erfahrung zusammenhängt.[158] Stellen Sie sich zum Beispiel einen Ex-Raucher vor, der die Straße entlangläuft. Wenn er an jemandem vorbeikommt, der eine Zigarette raucht, riecht er einen Hauch von Zigarettenrauch. Doch bevor er bewusst eine Verbindung zwischen dem Geruch und der Erinnerung an das Vergnügen, das das Rauchen für ihn bedeutet hat, herstellt, könnten die Belohnungsbereiche seines Gehirns diese Verbindung bereits hergestellt und das Verlangen einen Sekundenbruchteil früher ausgelöst haben. Diese Art der unbewussten, reflexartigen Reaktion auf belohnungsbezogene Reize macht die Unterdrückung des Verlangens noch schwieriger.

Die Selbstkontrolle stärken

Obwohl es bei der Überwindung von Sucht nicht nur um Willenskraft geht, können Sie möglicherweise besser mit einer schlechten Angewohnheit aufhören, wenn Sie Ihre Fähigkeit zur Selbstbeherrschung stärken. Studien haben gezeigt, dass es hilfreich sein kann, in einem Bereich seines Lebens Selbstkontrolle auszuüben, um diese auch auf andere Bereiche auszudehnen. Manche Forscher vergleichen die Selbstbeherrschung mit einem Muskel, der durch den Gebrauch stärker wird. Wenn Sie also einen oder einige wenige Bereiche in Ihrem Leben finden, in denen Sie Selbstkontrolle üben können, könnte Ihnen das helfen, Ihre Willenskraft insgesamt zu stärken. In einer Studie war zum Beispiel die Wahrscheinlichkeit, dass Raucher, die vor der Rauchentwöhnung ihre Selbstbeherrschung geübt haben, indem sie zwei Wochen lang auf Süßigkeiten verzichteten, in den nächsten 28 Tagen vom Rauchen abstinent blieben, mehr als doppelt so hoch wie bei denjenigen, die vor der Rauchentwöhnung keine Selbstkontrolle praktiziert hatten.[159]

Im Fall von Ann geschieht Folgendes, als sie das nächste Mal für eine große Prüfung lernen will: Die Neuorganisation der Neuronen in ihrem Gehirn bewirkt, dass das Lernen stark mit ihren Erinnerungen daran verbunden ist, wie sie sich mit Adderall gefühlt hat. Wenn sie daran denkt, für ihr Examen zu lernen, verspürt sie den starken Wunsch, das Medikament zu nehmen. Die Tatsache, dass sie das Gefühl hat, das Medikament helfe ihr beim Lernen, macht die Entscheidung, es zu nehmen, viel leichter. Schließlich scheint es fast so, als würde die *Nicht*-Einnahme der Droge der Entscheidung gleichkommen, nicht so gut bei der Prüfung zu sein – oder zumindest ist das die rationale Erklärung, von der sie sich selbst überzeugt.

Mit der Zeit beginnt Ann, das Medikament häufiger zu nehmen. Es wird normal für sie, dass sie es nicht nur vor dem Lernen, sondern auch vor dem Training und nach dem Aufwachen am Morgen einnimmt, um zusätzliche Energie zu bekommen. Bald beginnt ihr Gehirn, die Einnahme von Adderall mit zahlreichen anderen Aktivitäten und Umgebungen zu verbinden. So reagiert ihr Gehirn ständig auf diese Orte und Ereignisse, indem es die Motivation und den Wunsch steigert, die Droge zu nehmen. Ihr Amphetaminkonsum ist relativ konstant geworden, und sie beginnt, andere Medikamente zu benötigen, die ihr beim Schlafen helfen.

Daraufhin entwickeln sich weitere Veränderungen in Anns Gehirn. Das Gehirn scheint, wie die meisten Teile des Körpers, ein Gleichgewicht zu schätzen. Doch etwas wie Amphetamin stört dieses Gleichgewicht, indem es eine erhöhte Freisetzung von Neurotransmittern verursacht. Als Reaktion darauf versucht das Gehirn, die Aktivität von Rezeptoren zu reduzieren, die während Anns Drogenkonsum übermäßig aktiviert werden. Dies geschieht häufig dadurch, dass beispielsweise einige dieser Rezeptoren vorübergehend entfernt werden.

Aufgrund dieser Veränderungen im Gehirn als Reaktion auf den Gebrauch des Medikaments hat Adderall mit der Zeit eine schwächere Wirkung auf Ann. Aber weil Ann bereits so starke Assoziationen zwischen dem Medikament und den guten Erfahrungen, die sie damit hat, hergestellt hat, hört sie nicht auf, das Medikament zu nehmen, als es weniger wirksam wird. Stattdessen erhöht sie die Dosis, in der Hoffnung, dass sie dadurch die Art von Wirkungen erleben kann, die sie zu Beginn der Einnahme des Medikaments hatte.

Das Gehirn versucht erneut, das Gleichgewicht wiederherzustellen, indem es die Aktivität in einigen Bereichen von Anns Gehirn hemmt, die mit Belohnung und Freude verbunden sind. Dies führt jedoch zu einer unbeabsichtigten Nebenwirkung, die dazu führt, dass Ann nicht nur weniger Freude durch die Einnahme von Adderall, sondern auch weniger Vergnügen an anderen Dingen in ihrem Leben empfindet. Allmählich scheinen die Dinge, die sie gerne gemacht hatte, bevor sie anfing, Adderall regelmäßig zu nehmen (ins Kino gehen, lesen, wandern), nicht mehr so viel Spaß zu machen. Diese Schwierigkeit, Freude zu empfinden, wird als *Anhedonie* bezeichnet. Bei einem Menschen, der das Vergnügen mit einer bestimmten Droge in Verbindung bringt, kann dies dazu führen, dass er diese Droge noch zwanghafter konsumiert - weil scheinbar nichts anderes sie ersetzen kann.

Da Ann eine immer stärkere Abhängigkeit von Amphetamin entwickelt, werden Bereiche in ihrem präfrontalen Cortex, die wahrscheinlich eine wichtige Rolle bei der Impulskontrolle und Entscheidungsfindung spielen, merkwürdig unteraktiv. Die Gründe für diese verminderte Aktivität sind noch nicht vollständig geklärt, aber das Phänomen wurde bei Menschen beobachtet, die von verschiedenen Drogen abhängig sind, und es kann dazu führen, dass es für einen Süchtigen schwieriger wird, das Verlangen zu stoppen und vernünftige Entscheidungen zu treffen.[160] Natürlich bedeutet eine Beeinträchtigung dieser Fähigkeiten nichts Gutes für einen Süchtigen, der versucht, Entscheidungen zu vermeiden, die seine Abhängigkeit verlängern. Nehmen wir zum Beispiel einen Kokainkonsumenten, der versucht, abstinent zu bleiben. Wenn er auf einer Party ist und Kokain angeboten bekommt, funktionieren die Teile seines Gehirns, die ihm normalerweise dabei helfen würden, den Entschluss zu fassen, das Kokain abzulehnen, möglicherweise nicht optimal. Und das macht die Entscheidung, »Nein« zu sagen, viel schwieriger.

Irgendwann beginnt Ann zu erkennen, dass ihr Amphetaminkonsum ein Problem darstellt. Da sie so schlecht schläft, hat sie das Gefühl, dass sie Amphetamin braucht, um wach zu bleiben - ansonsten ist sie tagsüber erschöpft. Sie hat das Bedürfnis, die Dosis der Droge, die sie regelmäßig einnimmt, zu erhöhen, aber diese steigenden Mengen haben sie auch reizbar gemacht. Manchmal stellt sie fest, dass sie so viel Adderall einnimmt, dass sie zur Beruhigung etwas trinken muss. Sie hat auch damit begonnen, ihre Pillen zu zerdrücken und diese zu schnupfen, weil dies eine Möglichkeit ist, die Wirkung zu verstärken und sie sofort zu spüren.

An diesem Punkt ist Ann in der Lage zu erkennen, dass die Dinge eine schlechte Wendung genommen haben, und sie möchte den Drogenkonsum einstellen. Es gefällt ihr nicht mehr und sie hat nur noch wenig Freude daran. Aber immer, wenn sie versucht, mit dem Konsumieren aufzuhören, hat sie das Gefühl, dass es viel schwieriger ist, klar zu denken und zu funktionieren. Dies ist zum Teil auf ihre Abhängigkeit von Amphetamin zurückzuführen, um die kognitiven Auswirkungen des Schlafmangels auszugleichen. Aber das Absetzen eines Medikaments, an das sich das Gehirn gewöhnt hat, geht auch mit der Freisetzung von Stresshormonen einher, die das Gefühl von Angst und Unwohlsein fördern können.[161]

Als Ann also versucht, das Medikament abzusetzen, fühlt sie sich schrecklich. Und ihr Gehirn, das Amphetamin inzwischen mit zahlreichen verschiedenen Menschen, Orten und Dingen in Verbindung gebracht hat, löst ständig Begierden aus, um sie davon zu überzeugen, dass die Droge die einzige Möglichkeit ist, sich wieder besser zu fühlen. Irgendein starker Teil ihres Gehirns hält weiter an der Erinnerung fest, dass das Amphetamin ihr ein gutes Gefühl vermittelt hat. Dieser Teil des Gehirns versucht außerordentlich hartnäckig, sie davon zu überzeugen, dass diese guten Gefühle vielleicht wieder erreichbar sind – so sehr, dass er dazu neigt, das rationale Denken zu unterdrücken.

Eine neue Sichtweise der Sucht

Wie Sie aus Anns Geschichte ersehen können, wird die Entwicklung einer Drogensucht durch eine Reihe von Veränderungen im Gehirn begünstigt, die die Abhängigkeit aufrechterhalten. Wenn Sie noch nie in Ihrem Leben gegen eine Sucht gekämpft haben, dann könnten Sie beim Lesen von Anns Geschichte geneigt gewesen sein zu denken: »Warum hört sie nicht einfach auf, die Droge zu nehmen?«

Zwar gibt es sicherlich viele Beispiele von Menschen, die in der Lage sind, mitten in einer Sucht (oder bevor eine Sucht zu problematisch wird) mit einem »kalten Entzug« auszusteigen, doch für die meisten Menschen ist dies eine unglaublich schwierige Aufgabe. Schließlich sabotiert das Gehirn – also genau die Maschinerie, auf die man sich verlassen muss, um das Ziel zu erreichen – ihre Bemühungen, dies zu tun. Der Mensch hat sich zwar bewusst entschieden, die Substanz nicht mehr zu nehmen, aber es gibt andere Elemente seines Gehirns, welche die Droge als sehr wertvoll erkannt haben – fast so, wie das Gehirn auf Nahrung bei einem Menschen, der hungert, reagieren würde. Diese Elemente beginnen, die Motivation zur Einnahme der Droge zu erhöhen, noch bevor man überhaupt eine Chance hat, seine Willenskraft einzusetzen.

Diese Perspektive unterstützt die Vorstellung, dass Sucht nicht einfach eine Wahl ist, sondern eher einer psychischen Störung wie einer Depression ähnelt. Diese Sichtweise der Sucht kann jedoch umstritten sein, da manche sie so auffassen könnten, dass der Einzelne nach dem Entstehen einer Sucht hilflos ist, sich aus deren Griff zu befreien – insbesondere ohne medizinische Intervention. Schließlich betrachten wir Depressionen im Allgemeinen nicht als etwas, aus dem Menschen durch Willenskraft und vernünftige Entscheidungen herauskommen können. Aber Motivation und Wahlmöglichkeiten können wichtige Faktoren bei der Überwindung einer Suchterkrankung sein, und viele – wenn nicht die meisten – Süchtigen erreichen schließlich den Punkt, an dem die Diagnose Sucht nicht mehr auf sie zutrifft.[162]

Gleichzeitig spricht dies nicht gegen die Tatsache, dass Sucht mehr ist als nur eine einfache Entscheidung für oder gegen den Konsum einer Droge. Es handelt sich dabei um neurobiologische Veränderungen, die dazu führen, dass Belohnungen stark überbewertet werden, während gleichzeitig obsessives und zwanghaftes Verhalten aufrechterhalten wird. Diese Veränderungen können die Fähigkeit einer Person behindern, rationale Entscheidungen zu treffen, was die Frage aufwirft, als wie autonom wir diese Entscheidungen betrachten sollten.

Unabhängig davon könnte man argumentieren, dass Sucht immer noch untrennbar mit einer Wahl verbunden ist, weil Menschen ihre eigenen Abhängigkeiten verursachen, indem sie sich überhaupt erst für den Konsum von Drogen entscheiden. Es stimmt: Eine Sucht ließe sich vermeiden, wenn eine Droge nie eingenommen oder ein bestimmtes Verhalten nie praktiziert würde. Aber Sucht ist in dieser Hinsicht nicht einzigartig – Entscheidungen über den Lebensstil liegen einigen unserer problematischsten Krankheiten zugrunde. Typ-2-Diabetes zum Beispiel wird stark vom Lebensstil beeinflusst (Übergewicht ist der bei Weitem größte Risikofaktor). Unser Verhalten (zum Beispiel wenig Bewegung, schlechte Ernährung, Rauchen) kann auch das Risiko für Krebs, Herz-Kreislauf-Erkrankungen und eine Reihe anderer Gesundheitsprobleme erhöhen. Wenn diese Krankheiten auftreten, geben wir dem Patienten allerdings selten die Schuld.

Daher ist es wichtig, die Sucht in eine ähnliche Kategorie einzuordnen. Was auch immer Ihre Meinung über den Ursprung der Sucht sein mag, wir wissen genug über die Neurowissenschaften, um Sucht als eine Krankheit zu behandeln und nicht als logische Folge eines schlechten Urteilsvermögens. Die wissenschaftliche und medizinische Gemeinschaft betrachtet Sucht heutzutage eher als eine Krankheit. Und die Annahme dieser Sichtweise war notwendig für viele der Fortschritte, die wir beim Verständnis der Neurobiologie dieser Erkrankung gemacht haben. Die Öffentlichkeit und andere Institutionen wie das Strafrechtssystem greifen jedoch immer noch manchmal auf eine »Patientenschuld« zurück, wenn es um Sucht geht.

Süchtige sind jedoch in gewisser Weise die Opfer des Konzepts ihres Gehirns. Das Belohnungssystem hat sich wahrscheinlich entwickelt, um sicherzustellen, dass wir weiterhin die Motivation haben, nach den Dingen zu suchen, die für unser Überleben am wichtigsten sind, wie Nahrung und Wasser. Auf diese Weise ist es ein genialer Mechanismus. Denn wie könnte man besser sicherstellen, dass wir den Dingen nachgehen, die wir zum Überleben brauchen, als sie zu einem angenehmen Erlebnis zu machen? Aber das Belohnungssystem funktioniert manchmal etwas zu gut, und das Gehirn kann ein bisschen zu eifrig bei seinen Versuchen werden, die Freude zu maximieren und den Schmerz zu minimieren. Dieser Eifer kann eine dunkle Seite des Vergnügens zum Vorschein bringen und eine der überraschendsten – und verheerendsten – Dichotomien des Gehirns aufdecken.

9 Schmerz

Als Gabby Gingras geboren wurde, schien sie ein gesundes, glückliches Baby zu sein. Alle Eltern sorgen sich in einem gewissen Ausmaß um die Gesundheit eines Neugeborenen, und Gabbys Eltern waren erleichtert, als diese Sorge verblasste und ein Gefühl stolzer Freude an ihre Stelle trat.

Erst als Gabby zu zahnen begann, merkten ihre Eltern, dass etwas nicht stimmte. Während die meisten Babys dann auf Dingen herumkauen, die sich auf ihrem Zahnfleisch gut anfühlen, biss Gabby auf alles – von festem Plastikspielzeug bis hin zu Büchern mit festem Einband. Dies war jedoch nur ein wenig ungewöhnlich. Die wirklichen Sorgen begannen, als Gabby anfing, an ihren eigenen Fingern zu beißen – bis die Haut völlig aufgerissen und blutig war.

Was dieses Verhalten noch unerklärlicher machte, war, dass Gabby sich nicht davon abhalten ließ. Ihre Eltern fanden sie in ihrem Kinderbett mit Fingern, die laut ihrer Mutter wie »rohe Hamburger« aussahen[163], aber Gabby war völlig gelassen. Sie schien überhaupt keine Schmerzen zu haben.

Es war fast unmöglich, Gabby am Zerkauen ihrer Finger zu hindern. Und als sie immer mehr Zähne bekam, begann sie auf ihrer Zunge zu kauen – und hörte auch nicht auf, nachdem diese stark verletzt war. Ihre Ärzte waren ratlos und empfahlen, Gaby alle Milchzähne entfernen zu lassen, damit sie sich nicht verletzen konnte, und ihre Eltern stimmten dem zu.

Damit war das Problem des Kauens vorübergehend gelöst, aber dann tauchte eine weitere – möglicherweise noch schwerwiegendere – Komplikation auf. Etwa zu der Zeit, als Gabby ein Jahr alt wurde, ging ihre Mutter in ihr Zimmer, um sie von einem Mittagsschlaf zu holen, und bemerkte, dass sie einen Fussel im Auge zu haben schien. Als sie versuchte, ihn herauszuholen, stellte sie fest, dass es gar kein Fussel war, sondern eine dunkle Stelle im Auge selbst. Gabby hatte sich die Hornhaut stark zerkratzt – eine Verletzung, bei denen sich die meisten Erwachsenen vor Schmerzen krümmen würden und das Auge nicht mehr öffnen könnten. Gabby schien davon nicht betroffen zu sein.

Der Arzt nähte ihre Augenlider zu, damit die Hornhaut heilen konnte. Aber Gabby riss die Fäden heraus, wiederum ohne offensichtliche Schmerzen. Leider konnte das Auge nicht mehr heilen, und Gabby wurde auf diesem Auge blind. Da die Ärzte befürchteten, dass eine Infektion in dem verletzten Auge lebensbedrohlich werden könnte, waren sie gezwungen, es zu entfernen.

Von diesem Zeitpunkt an trug Gabby eine schützende Kontaktlinse – tagsüber zusätzlich mit einer Schutzbrille und nachts mit einer Schwimmbrille –, um zu verhindern, dass sie ihrem gesunden Auge Schaden zufügte. Trotz all dieser Vorsichtsmaßnahmen ist Gabby heute mit 17 Jahren quasi blind.

Aber die Sehbehinderung ist nicht das einzige Leiden, das Gabby ertragen musste. Sie verlor durch Unfälle und einen chirurgischen Eingriff, bei dem ein Teil ihres Kiefers entfernt werden musste (der seit Wochen gebrochen war, ohne dass sie es gemerkt hat), alle ihre bleibenden Zähne. Sie hat eine Reihe von Knochenbrüchen, Verbrennungen und anderen Verletzungen erlebt. All diese Probleme rührten, wie ihre Eltern schließlich erfuhren, daher, dass sie unfähig ist, Schmerzen zu empfinden.

Gabby hat eine außerordentlich seltene Erkrankung, die als *hereditäre sensorische und autonome Neuropathie* oder HSAN bekannt ist. Bei HSAN entwickeln sich die sensorischen Neuronen, die normalerweise für die Erkennung von Schmerzen und extremen Temperaturen zuständig sind, nicht richtig, sodass der Patient beides nicht erleben kann.

Gabbys Fall hilft dabei, die Bedeutung des Schmerzes zu unterstreichen. Obwohl wir dazu neigen, Schmerz als Hindernis zu betrachten – und das kann er zweifellos sein –, ist er auch ein kritisch wichtiges Signal. Es lässt das Gehirn wissen, dass der Körper geschädigt wurde und dass folglich etwas Gefährliches in der Umwelt vorhanden sein könnte. Das Gehirn kann diese Information dann nutzen, um sich aus der Gefahrensituation zu bringen (und mit der Reparatur des Schadens zu beginnen).

Der Verlust dieses Signals kann problematisch, ja sogar katastrophal sein. Patienten, die an einer ähnlichen Störung wie Gabby leiden, haben ein höheres Risiko eines frühen Todes aufgrund einer Vielzahl von Faktoren, die von einer unbemerkten Verletzung bis hin zu einem einfach nur unterentwickelten Gefühl der Angst reichen. Mit anderen Worten: Kinder mit Schmerzunempfindlichkeit haben es viel schwerer zu lernen, welche gefährlichen Verhaltensweisen sie vermeiden müssen. Das Problem ist, dass die meisten von uns diese Art von Dingen lernen, indem sie sich verletzen. Wenn Sie von einem tief hängenden Ast von einem Baum herunterspringen und der Aufprall sehr heftig für Ihre Beine ist, dann werden Sie wahrscheinlich nicht versuchen, von einem drei Meter höher gelegenen Ast zu springen. Diese schmerzhafte Lektion bewirkt bei Patienten mit Krankheiten wie der von Gabby nichts – wie zum Beispiel bei einem 14-jährigen Jungen, der bei einem Sprung vom Dach eines Hauses umkam.[164]

Trotz seines schlechten Rufs können wir also nicht einfach auf den Schmerz verzichten. Wir brauchen ihn als Signal, um unser Gehirn wissen zu lassen, wenn etwas eine Bedrohung für unseren Körper darstellt, und das Fehlen dieses Signals kann ebenso schädlich sein wie ein übertrieben starkes Schmerzsignal. Natürlich beginnt und endet der Schmerz, wie bei anderen Signalen, die das Gehirn verwendet, bei den Neuronen.

Der Weg des Schmerzes – von den Rezeptoren zum Gehirn

In der gesamten Haut (und an anderen Stellen im Körper) sind winzige Rezeptorproteine eingebettet, die auf Störungen reagieren sollen, die von leichten Druckstellen (wie sie zum Beispiel auftreten können, wenn man zu fest auf einen Tisch drückt) bis hin zu einer Verletzung reichen. Wenn diese Sinnesrezeptoren stimuliert werden, senden sie eine Nachricht an das Rückenmark, das dieses Signal dann an das Gehirn weiterleitet.

Einige dieser Rezeptoren sind darauf spezialisiert, nur auf schädliche Reize wie starken Druck, Gewebeschäden oder extreme Temperaturen zu reagieren. Sie werden *Nozizeptoren* genannt – ein Begriff, der sich grob mit Schadensrezeptor übersetzen lässt – und sie werden jedes Mal aktiviert, wenn wir uns verletzen, verbrennen oder Erfrierungen holen. Sie sind der Ursprung des Schmerzes.

Wenn Nozizeptoren aktiviert werden, senden sie einen elektrischen Impuls entlang der Neuronen, die zum Rückenmark führen. Das Signal wird dann an Neuronen weitergeleitet, die auf die gegenüberliegende Seite des Rückenmarks übergehen und bis zum Gehirn weiterreichen. Diese Neuronen bestehen aus mehreren Schmerzbahnen, die zusammen als *anterolaterales System* bezeichnet werden – benannt allein nach ihrer Position im Rückenmark (nach vorne und zur Seite). Jede dieser Bahnen endet an einer bestimmten Stelle im Gehirn, aber die bekannteste von ihnen, der sogenannte *spinothalamische Trakt*, führt vom Rückenmark zum Thalamus. Der spinothalamische Trakt spielt eine entscheidende Rolle bei der Wahrnehmung des Ortes, der Intensität und Qualität des Schmerzes.

Wie ich in Kapitel 7 erwähnt habe, wird der Thalamus oft als ein Relais beschrieben, aber er tut viel mehr, als nur Informationen weiterzugeben. Die Neuronen im Thalamus sind auch aktiv an der Verarbeitung dieser Informationen beteiligt. Die Rolle des Thalamus bei der Verarbeitung von Schmerzsignalen ist noch nicht vollständig geklärt, aber es gibt Hinweise darauf, dass die

Struktur an einer Vielzahl von Reaktionen auf schmerzhafte Stimuli beteiligt sein könnte. Dazu gehört zum Beispiel, die Aufmerksamkeit dorthin zu lenken, wo der Schmerz auftritt, emotionale Reaktionen auf den Schmerz zu koordinieren und sogar die Intensität des Schmerzes zu erhöhen oder zu verringern.

Die Schmerzverarbeitung endet jedoch nicht im Thalamus. Schmerzsignale werden vom Thalamus zu mehreren Bereichen des Cortex geleitet, die ebenfalls an der Schmerzwahrnehmung beteiligt sind. Einer dieser Bereiche ist ein bestimmter Abschnitt der Großhirnrinde, der als *primärer somatosensorischer Cortex* bezeichnet wird und der darauf spezialisiert ist, Signale nicht nur über Schmerzen, sondern über alle Arten von Berührungsempfindungen zu verarbeiten.

Eine Drehscheibe für Berührung und Schmerz

Der primäre somatosensorische Cortex ist so angeordnet, dass verschiedene Bereiche des Cortex Informationen von verschiedenen Teilen des Körpers erhalten – ein Aufbau, der als *somatotopisch* bezeichnet wird. Mit anderen Worten: Ein Teil des primären somatosensorischen Cortex ist für die Aufnahme von sensorischen Informationen aus den Händen zuständig, ein anderer für die Verarbeitung von Informationen aus den Füßen und ein weiterer für die Schultern, Ellenbogen, Knöchel usw. Diese Art der somatotopischen Anordnung ähnelt dem, was wir im motorischen Cortex sehen.

Die Aktivität im primären somatosensorischen Cortex ist mit der Verarbeitung sowohl schmerzhafter als auch nicht schmerzhafter Aspekte eines Reizes verbunden. Zum Beispiel hilft uns der primäre somatosensorische Cortex, die Intensität des Schmerzes sowie die Stelle zu erkennen, an der er am Körper auftritt. Er ermöglicht uns auch, andere nicht schmerzhafte Merkmale dessen zu erkennen, was den Schmerz verursacht, wie beispielsweise Material, Bewegung usw. Wenn Sie mit dem Hammer auf Ihren Finger schlagen, werden bestimmte somatosensorische Cortexneuronen, die Ihrem Finger zugeordnet sind, aktiviert, um anzuzeigen, dass dort Schmerzen auftreten. Andere Neuronen würden das kalte, metallische Gefühl des Hammerkopfs wahrnehmen. Und wieder andere würden registrieren, dass der Schmerz mit einem schnellen Aufprall verbunden ist.

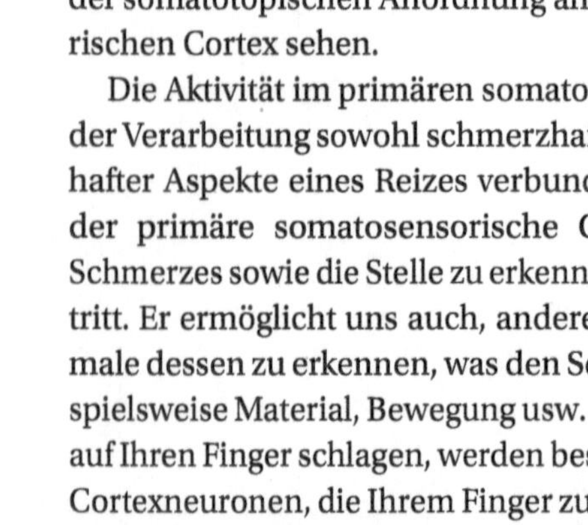

Die Neuronen des anterolateralen Systems

kommunizieren auch mit anderen Bereichen des Cortex, um komplexere Reaktionen auf Schmerzen zu erzeugen. Diese Reaktionen sind wichtig für die grundlegende Schmerzwahrnehmung. Sie können jedoch einen noch größeren Einfluss bei bestimmten chronischen Schmerzproblemen haben, die dazu führen können, dass jemand von seinem Arzt etwas über Schmerzen wissen will (mehr dazu weiter unten in diesem Kapitel). Man nimmt beispielsweise an, dass der cinguläre Cortex mit verschiedenen Aspekten einer schmerzhaften Erfahrung zu tun hat, die von der emotionalen Komponente des Schmerzempfindens bis zur Schmerzkontrolle und -hemmung reichen. Und eine Hirnregion, die *Insula* genannt wird – die sich tief in der Großhirnrinde an der Stelle befindet, an der Frontal-, Parietal- und Temporallappen zusammentreffen –, scheint ebenfalls an den emotionalen Aspekten des Schmerzes, der Schmerzkontrolle und der Kampf- oder Fluchtreaktionen, die als Reaktion auf den Schmerz auftreten, beteiligt zu sein.

Die Bedeutung der emotionalen Komponente des Schmerzes lässt sich besonders gut erkennen, wenn man Menschen betrachtet, die an einer Störung namens *Schmerzasymbolie* leiden. Bei dieser seltenen Erkrankung empfinden die Patienten Schmerzen; diese stören sie aber nicht. Wenn sie mit einer Nadel in die Hand gestochen werden, sagen sie vielleicht: »Das tut weh.« Aber sie könnten es auch mit einem Lächeln sagen, und sie werden ihre Hand nicht instinktiv wegziehen, wie es die meisten von uns tun würden. Sie können den Schmerz fühlen, aber er hat für sie keine Bedeutung. Ihr Gehirn interpretiert ihn nicht als gefährliches oder angstauslösendes Ereignis. Dieser seltene Zustand tritt typischerweise nach einer Schädigung der Insula auf.[165]

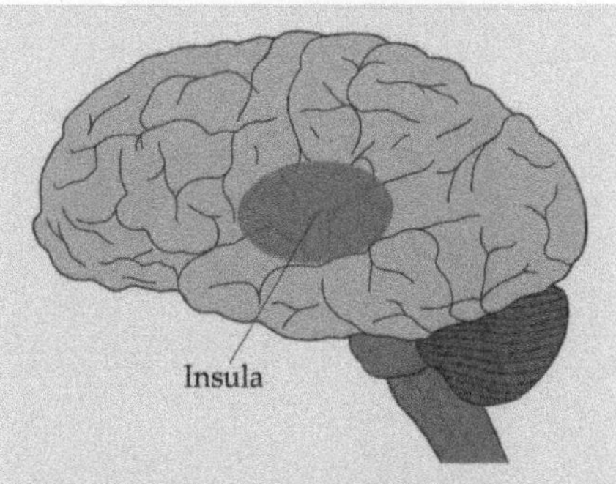

Ungefährer Bereich der Insula (Die Insula ist auf der Oberfläche des Gehirns nicht sichtbar.)

Schmerz ist also mehr als nur das unangenehme Gefühl von etwas wie einer Nadel, die in die Haut gestochen wird. Er beinhaltet all die damit verbundenen Wahrnehmungen und Emotionen, die mit dieser Erfahrung einhergehen. Wenn diese Nadel in Ihre Haut eindringt, erkennt Ihr Gehirn das Gefühl sofort als unangenehm, aber es bewirkt auch, dass Ihre Herzfrequenz steigt, und es erzeugt Gefühle wie Angst, Besorgnis oder vielleicht Wut. Ohne diese zusätzlichen Komponenten hat eine schmerzhafte Erfahrung nur sehr wenig Einfluss auf uns. Mit ihnen kann sie unsere Gedanken und unser Wohlbefinden vollständig beherrschen.

Aber unser Nervensystem lehnt sich nicht einfach zurück und lässt uns Schmerzen erleben, ohne zu versuchen, uns zu helfen. Es stellt uns mehrere Mechanismen zur Hemmung des Schmerzes zur Verfügung, um zu verhindern, dass er zu überwältigend wird.

Den Schmerz wegreiben

Stellen Sie sich vor, Sie stehen von einem Stuhl auf und schlagen dabei mit dem Ellenbogen hart auf eine Tischecke – und das tut *weh*. Was ist Ihre erste körperliche Reaktion nach ein paar Schimpfwörtern? Für die meisten von uns wäre es, den Ellenbogen zu greifen, etwas Druck auszuüben und gleichzeitig zu reiben. Aber haben Sie jemals darüber nachgedacht, warum wir das tun? Erwarten wir wirklich, dass das Reiben einer Verletzung dazu führt, dass sie sich besser anfühlt?

Die Antwort lautet: Ja, das tun wir, und der Grund dafür ist, dass dies tatsächlich funktioniert. Erinnern Sie sich an die Neuronen im Rückenmark, die die Schmerzinformation von den Nozizeptoren in der Haut erhalten? Nun, sie erhalten auch Informationen von nicht nozizeptiven Neuronen, oder Neuronen, die durch Berührung aktiviert werden, die nicht mit dem Schmerz zusammenhängen. Das Reiben, das Sie nach der Ellenbogenverletzung vornehmen, fällt in diese Kategorie.

Die verwirrende Natur des Herzinfarkt-Schmerzes

Obwohl wir über eine hoch entwickelte Fähigkeit zur Schmerzerkennung verfügen, ist unser Gehirn nicht immer in der Lage, die genaue Stelle zu bestimmen, von der ein Schmerz ausgeht. Dies gilt insbesondere dann, wenn der Schmerz aus dem Inneren des Körpers kommt und nicht von oberflächlicheren Verletzungen herrührt. Ein gutes Beispiel dafür sind Herzinfarkt-Schmerzen, die häufig in der Brust empfunden werden, aber auch den linken Arm oder sogar den Kiefer, den Hals und den Rücken betreffen können. Die Gründe, warum dieser Schmerz sich so weit ausbreiten kann, sind immer noch nicht völlig geklärt, aber es wurden mehrere Hypothesen vorgeschlagen. Eine davon ist, dass sensorische Neuronen, die von den inneren Organen des Brustkorbs kommen, in denselben Abschnitt des Rückenmarks gelangen wie sensorische Neuronen aus Bereichen wie dem linken Arm. Aufgrund dieser Konvergenz des Inputs ist das Gehirn möglicherweise nicht in der Lage zu erkennen, woher der Schmerz kommt, sodass es ihn eher auf benachbarte Bereiche als auf das Herz zurückführt.

Wenn viele Informationen von diesen nicht nozizeptiven Neuronen kommen, scheinen sie die Schmerzinformationen zu stören, die von den schmerzempfindlichen Neuronen kommen. Man nimmt sogar an, dass dieser regelmäßige sensorische Input wie ein Gatter für Schmerzempfindungen wirken kann. Wenn genügend normale Berührungsinformationen übertragen werden, bewirkt dies, dass sich das Gatter schließt und die Schmerzinformationen nicht mehr ins Gehirn gelangen.

Dieses Konzept wurde in moderne Schmerztherapien mit einem Ansatz integriert, der als *transkutane elektrische Nervenstimulation* oder TENS bezeichnet wird. TENS wird zur Behandlung fast aller Arten von Schmerzen eingesetzt (manchmal effektiv, manchmal nicht). Dabei wird ein kleines Gerät verwendet, das an der Haut befestigt wird und leichte elektrische Ströme erzeugt. Diese Ströme stimulieren die Nerven in einem Bereich, in dem die Schmerzen auftreten. Die Stimulation funktioniert ziemlich genau so wie das Reiben der Haut nach einer Verletzung – sie aktiviert nicht nozizeptive Neuronen, die die Signale von Nozizeptoren stören. Dabei wird sozusagen das Schmerzgatter geschlossen und verhindert, dass Schmerzinformationen das Gehirn erreichen.

Die Vorstellung, dass es ein Gatter gibt, das die Schmerzübertragung an das zentrale Nervensystem steuert, war praktisch und konzeptionell nützlich. Aber es ist nicht immer der Fall, dass die Schmerzhemmung auf der Ebene der sensorischen Neuronen beginnt. Das Gatter, durch das Schmerzsignale ins Gehirn gelangen, kann auch auf Befehl von viel weiter oben geschlossen werden.

Übergeordnete Mechanismen

Henry K. Beecher war während des Zweiten Weltkriegs als Chirurg auf dem Schlachtfeld tätig, als er einige Beobachtungen machte, die schließlich dazu beitragen sollten, die Art und Weise zu ändern, wie wir über Schmerzen denken. Zunächst bemerkte Beecher, dass Soldaten, die in das Lazarett gebracht wurden, oft nicht sehr von Schmerzen geplagt schienen - trotz der manchmal schweren Verletzungen. Die meisten von ihnen baten nicht um Schmerzmittel, und viele schienen sogar in guter Stimmung zu sein.

Die Patienten, an deren Behandlung Beecher sich vor dem Krieg im Massachusetts General Hospital gewöhnt hatte, waren jedoch ganz anders gewesen. Diese zivilen Patienten waren viel niedergeschlagener, wenn er sie behandelte. Sie klagten mehr über ihre Schmerzen und verlangten viel eher Schmerzmittel.

Beecher sammelte einige Daten, um zu sehen, ob seine Beobachtungen zutrafen. Einige davon sammelte er während seiner Arbeit im Kriegslazarett, den Rest stellte er zusammen, als er zurück ins Massachusetts General Hospital kam. Was er fand, entsprach seinen eher zufälligen Beobachtungen: Zivilpatienten bewerteten ihre Schmerzen durchweg als stärker als die Soldaten, und 88 Prozent der Zivilisten wollten Betäubungsmittel zur Behandlung ihrer Schmerzen - im Vergleich zu nur 32 Prozent der Soldaten.[166]

Natürlich, so dachte Beecher, kamen diese Patienten unter ganz anderen Umständen ins Krankenhaus. Die Soldaten waren gerade erst in der Schlacht gewesen - eine sehr stressige und traumatische Erfahrung - und das Krankenhaus schien im Vergleich dazu wie ein sicherer Hafen. Die Soldaten, die sehr schwere Wunden hatten, dachten oft, sie würden von der Front nach Hause geschickt. Ihre Erleichterung und ihr Optimismus ergaben also gewissermaßen Sinn.

Für die Zivilbevölkerung hingegen war es an sich schon eine erschütternde Erfahrung, sich einer Operation unterziehen zu müssen. Dies brachte eine Reihe zusätzlicher Stressfaktoren mit sich, die von Krankenhausrechnungen bis hin zu Zeitversäumnissen bei der Arbeit reichten – ohne den Silberstreif am Horizont, der Schlacht zu entkommen.

Die Beweise zeigten, dass psychologische Faktoren in der Lage waren, die Schmerzen zu beeinflussen. Daher nahm Beecher an, dass Schmerzen mehr als nur ein körperliches Signal sind. Schmerz schien eine wesentliche mentale Komponente zu haben: Stress könnte ihn verschlimmern und Optimismus könnte ihn lindern.

Während seiner Zeit im Lazarett bemerkte Beecher auch ein weiteres ungewöhnliches Schmerzphänomen. Manchmal gingen ihnen starke Schmerzmittel wie Morphium aus. Anstatt jedoch den schwer verletzten Soldaten solch betäubende Schmerzmittel offen zu verweigern, gab Beecher ihnen manchmal Kochsalzlösung, um sie zu beruhigen. Natürlich sagte er ihnen nicht, dass sie etwas ohne schmerzlindernde Eigenschaften bekämen. Sie hatten den Eindruck, dass sie ein starkes Analgetikum erhielten.

Beecher war überrascht, dass seine Patienten in der Regel so reagierten, als ob ihre Schmerzen tatsächlich nachgelassen hätten – unabhängig davon, ob er ihnen Kochsalzlösung oder Morphium verabreicht hatte. Es war, als würde die Kochsalzlösung ihnen eine gewisse Linderung der Schmerzen verschaffen, nur weil sie dies erwarteten. Diese Art von Reaktion wird heute als *Placebo-Effekt* bezeichnet und tritt auf, wenn sich jemand besser fühlt, nachdem ihm etwas verabreicht wurde, das eigentlich wahrscheinlich keine direkte Wirkung auf den Körper hat.

Zusammengenommen deutete Beecher diese Ergebnisse dahingehend, dass das Gehirn unter den richtigen Umständen eine Möglichkeit haben muss, den Schmerz zu hemmen. Wir wissen jetzt, dass Beecher recht hatte, und wir haben einige der Hirnareale und -wege identifiziert, die dafür verantwortlich sind.

Eine wichtige Entdeckung

Neurowissenschaftler wissen seit den 1960er Jahren, dass eine leichte elektrische Stimulation an bestimmten Stellen des Gehirns eine drastische Verringerung der Schmerzwahrnehmung bewirken kann. Eine dieser Regionen ist ein winziger kreisförmiger Bereich im Hirnstamm, der als *periaquäduktales Grau* bezeichnet wird. Das periaquäduktale Grau, das oft als PAG bezeichnet wird, weil dies leichter auszusprechen ist, umgibt einen mit Flüssigkeit gefüllten Kanal, der als *cerebraler Aquädukt* bezeichnet wird (daher der Name periaquäduktal).

Der erste Nachweis, dass das PAG Schmerzen hemmen könnte, stammt aus Experimenten an Ratten. Die Forscher fanden heraus, dass sie, wenn sie das PAG bei Ratten stimulierten, die Tiere ohne jegliche Betäubung (und ohne dass die Nager Anzeichen von starken Schmerzen zeigten) operieren konnten.[167] Zunächst war nicht klar, wie diese Schmerzhemmung erreicht wurde. Im Laufe des nächsten Jahrzehnts tauchten jedoch Details auf, die zu einem etwas besseren Verständnis führten.

Das wichtigste Detail war die Entdeckung von Rezeptoren im Gehirn, die durch Substanzen aktiviert werden konnten, die aus dem Schlafmohn gewonnen werden – einer blühenden Pflanze, die für ihre natürliche Produktion einer saftartigen schmerzstillenden Substanz namens *Opium* bekannt ist. Opium dient als Ausgangsmaterial für die Herstellung von Arzneimitteln und Drogen wie Morphin, Heroin, Oxycodon und anderen (die als *Opioide* bezeichnet werden). Die Rezeptoren, die auf Opioide ansprechen, die sogenannten *Opioidrezeptoren,* sind in der Regel in einigen Bereichen des

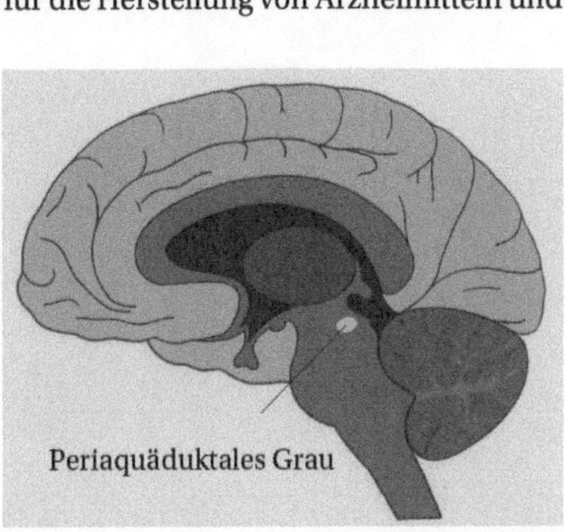

Gehirns stärker konzentriert als in anderen. Das PAG ist eines der Gebiete mit hoher Konzentration. Die Rezeptoren wirken wie ein Schlüssel-Schloss-Mechanismus. Wenn eine Substanz, die der Rezeptor erkennen soll, an den Rezeptor bindet, öffnet er das Schloss – und löst damit eine beliebige Anzahl von möglichen Reaktionen in der Zelle aus. Was bedeutet es also, dass es in unserem Gehirn Rezeptoren gibt, die so konstruiert sind, dass sie durch Opioide »entriegelt« werden können?

Natürliche Schmerzmittel

Als diese Rezeptoren zum ersten Mal entdeckt wurden, gingen die Forscher davon aus, dass sie eigentlich nicht für die Interaktion mit Opioiden konzipiert waren. Es machte viel mehr Sinn, dass es Substanzen geben könnte, die vom Körper produziert werden (solche Substanzen werden oft als *endogen* bezeichnet, d.h. »von innen kommend«), die den Opioiden strukturell ähnlich sind. Diese Substanzen wären also das, worauf die fraglichen Rezeptoren reagieren sollten.

Die Substanzen wurden in den 1970er Jahren entdeckt und als *endogene Opioide* bezeichnet. Heute haben Forscher mehrere verschiedene Arten endogener Opioide identifiziert, und wahrscheinlich haben Sie bereits von mindestens einer Art gehört: den *Beta-Endorphinen* (besser bekannt als Endorphine). Endorphine wurden in den frühen 2000er Jahren recht bekannt, nachdem die Forschung darauf hinwies, dass sie an einer Vielzahl von angenehmen Reaktionen beteiligt sind.

Diese Forschung (und die Berichterstattung in den Medien) war vielleicht ein bisschen voreilig. Studien verknüpften die Freisetzung von Endorphinen mit einer Reihe von Dingen, die von intensiver körperlicher Betätigung[168] über das Essen von Schokolade[169] bis hin zum Streicheln von Hunden reichten.[170] Wenn Sie den Begriff »Endorphine« googeln, erhalten Sie Ergebnisse, bei denen von Endorphinen als »Glückschemikalien« die Rede ist und in denen erklärt wird, wie Sie Ihre Endorphinwerte »ankurbeln« können. Tatsächlich jedoch werden in den meisten Forschungsarbeiten zu Endorphinen und Verhalten Korrelationen beschrieben, und wir sind uns immer noch nicht sicher, wie weit die Funktionen der Endorphine im Nervensystem reichen. Daher sind Behauptungen über unser Verständnis ihrer Rolle beim Glücklichsein übertrieben – über diese Funktion wird oft spekuliert, aber sie wird nur unzureichend verstanden.

Dennoch scheinen Endorphine und andere endogene Opioide für die natürliche Schmerzhemmung wichtig zu sein. Wenn sie an Rezeptoren in Bereichen wie dem PAG binden, kann dies PAG Signale (über einen indirekten Weg, der an anderer Stelle im

Hirnstamm endet) bis hinunter zum Rückenmark senden, um Neuronen zu hemmen, die Schmerzinformationen transportieren. Endogene Opioide können sich auch an Rezeptoren an einer Vielzahl anderer Stellen binden – auch direkt an diese Rückenmarksneuronen –, um den Schmerz zu hemmen.

Wenn Schmerz ein so wichtiges Signal ist, dann könnte man fragen, warum dann die Schmerzhemmung ein Merkmal des Nervensystems ist. Nun, zusätzlich zur bloßen Begrenzung einer Reaktion, die manchmal etwas außer Kontrolle geraten kann, könnte sich die Schmerzhemmung aufgrund ihres lebensrettenden Potenzials entwickelt haben.

Stellen Sie sich zum Beispiel vor, Sie sind ein Jäger und Sammler in prähistorischen Zeiten, der durch die Savanne wandert und plötzlich von einem hungrigen Löwen angegriffen wird. Sie haben eine Waffe, also tun Sie Ihr Bestes, um den Löwen abzuwehren, aber dabei streift das Tier Ihr Bein, seine Krallen graben sich tief ins Fleisch und verursachen bei Ihnen eine schwere Platzwunde. Nun kommt die lebensrettende Funktion ins Spiel. Trotz der Schwere der Wunde können Sie den Schmerz ignorieren – zumindest vorerst, während Sie weiterhin versuchen, Ihr Leben zu retten. Während Sie sich in einer solchen Stresssituation befinden, ist Ihr Gehirn besonders gut in der Lage, Schmerzsignale zu unterdrücken. So können Sie versuchen, aus der potenziell gefährlichen Situation herauszukommen, bevor Sie sich über die Schmerzen, die Sie erleben, Sorgen machen.

Dasselbe Phänomen tritt manchmal bei Soldaten in der Schlacht oder sogar bei Sportlern bei einem wichtigen Spiel auf. Sie können den Schmerz größtenteils ignorieren, bis die Kampf- oder Fluchtreaktion nachlässt, was zu Geschichten über Soldaten führt, die erst nach dem Abklingen der Schüsse merkten, dass sie angeschossen wurden, oder über Sportler, die die Schwere einer Verletzung erst nach dem Ende eines Spiels erkannten. Dies ist einfach nur ein Überbleibsel einer Reaktion, die wahrscheinlich das Leben unserer Vorfahren gerettet und unsere Existenz ermöglicht hat.

Aber natürlich löst diese Schmerzhemmung nicht alle unsere Probleme mit Schmerzen. Dies wird durch das Ausmaß an chronischen Schmerzen, die wir heute bei den Menschen in unserer

Gesellschaft beobachten, deutlich. Ironischerweise haben unsere Bemühungen, mit chronischen Schmerzen umzugehen, zu einer der größten Krisen im Bereich der öffentlichen Gesundheit des 21. Jahrhunderts in den Vereinigten Staaten geführt: dem übermäßigen Gebrauch gefährlicher schmerzstillender Medikamente.

Chronische Schmerzen

Der kurzfristige Schmerz, den man empfindet, wenn man etwas tut, wie mit dem Hammer auf den Finger zu schlagen oder einen heißen Ofen zu berühren, gilt als *akuter Schmerz* – was im Grunde nur bedeutet, dass er nicht lange anhält. Akute Schmerzen sind eine normale Reaktion auf eine Verletzung, und wie wir bereits gesehen haben, ist es für unseren Körper eine wichtige Möglichkeit, uns über etwas Gefährliches in der Umwelt zu informieren.

Wenn der Schmerz länger andauert als die für die Verletzung typische Heilungszeit, dann geht er in den Bereich des sogenannten *chronischen Schmerzes* über. Obwohl die Definitionen variieren, gelten Schmerzen im Allgemeinen als chronisch, wenn sie länger als drei Monate anhalten. Diese Erkrankung ist überraschend häufig und betrifft weltweit etwa jeden fünften Menschen.[171] Sie ist der Hauptgrund für Menschen, sich in ärztliche Behandlung zu begeben, und eine häufige Ursache für eine Berufsunfähigkeit.

Während die Funktion von akuten Schmerzen klar ist, war der Nutzen von chronischen Schmerzen bisher etwas schwieriger zu ergründen. Einige Forschungsergebnisse deuten darauf hin, dass sie (wie akute Schmerzen) auch im evolutionären Sinne nützlich sein könnten, da eine erhöhte Schmerzempfindlichkeit nach einer Verletzung Organismen wachsamer und vorsichtiger gegenüber Bedrohungen machen kann, da sie sich bereits anfälliger für Schäden fühlen.[172] Ungeachtet dessen scheint die chronische Schmerzreaktion für den modernen Menschen (der nicht ständig Gefahr läuft, von Raubtieren angegriffen zu werden) wenig vorteilhaft zu sein.

In der Forschung wird noch immer daran gearbeitet herauszufinden, wie sich akute Schmerzen in chronische Schmerzen verwandeln. Ein Mechanismus, der dabei beteiligt zu sein scheint, ist ein Prozess der Langzeitpotenzierung (die Verstärkung der Synapsen aufgrund aktueller Aktivität, die ich in Kapitel 2 besprochen habe), ähnlich dem, was im Hippocampus bei der normalen Gedächtnisbildung passiert. In diesem Fall erfolgt die Langzeitpotenzierung jedoch an Synapsen im Rückenmark, die an der Weiterleitung von Schmerzinformationen an das Gehirn beteiligt sind.

Diese Synapsen können zu dem werden, was Neurowissenschaftler als »sensibilisiert« bezeichnen, oder sie reagieren eher auf selbst leichte Stimulation. Dies kann zu übermäßigen Schmerzsignalen aus der mit diesen Synapsen verbundenen Körperregion führen, was darin resultiert, dass das Gehirn Dinge als schmerzhaft empfindet, obwohl diese Dinge zuvor vielleicht nur leicht unangenehm waren.

Obwohl diese Sensibilisierung wahrscheinlich der am besten verstandene Mechanismus ist, scheint es, dass bei chronischen Schmerzen noch viel mehr passiert. So ist zum Beispiel die hemmende Kontrolle, die das Gehirn normalerweise zur Schmerzlinderung einsetzt, nicht so wirksam, und es gibt strukturelle Veränderungen in Bereichen des Gehirns wie der Insula und dem cingulären Cortex, die mit einer erhöhten emotionalen Reaktion auf Schmerzen in Verbindung gebracht werden könnten.

Schmerzbehandlung: ein zweischneidiges Schwert

Da Schmerz eine komplexe Reaktion ist, die aus einer Kombination von körperlichen und emotionalen Komponenten besteht, ist die Erfahrung jedes Menschen damit etwas anders. Für einige ist die körperliche Reaktion möglicherweise schwerer, während andere stärker von den psychologischen Auswirkungen betroffen sind. Und natürlich hängt der Beitrag dieser verschiedenen Facetten des Schmerzes auch von der Art der Verletzung ab. Insgesamt macht diese Variabilität die Behandlung von Schmerzen außerordentlich schwierig.

Obwohl es eine Reihe von verschiedenen Schmerzbehandlungen gibt, neigen wir dazu, immer zuerst das zu betrachten, was normalerweise als das Wirksamste angesehen wird: Schmerzmedikamente. Dazu können Heilmittel wie nichtsteroidale Antirheumatika (NSAR) gehören, die Schmerzen und Entzündungen lindern, indem sie die Aktivität von Enzymen hemmen, die an der Förderung dieser Art von Reaktionen auf Verletzungen beteiligt sind. NSARs wie Aspirin und Ibuprofen sind nicht nebenwirkungsfrei, aber im Allgemeinen für eine kurzfristige Anwendung sicher. Sie werden typischerweise bei leichten bis mäßig starken Schmerzen eingesetzt und sind oft bei starken Schmerzen weniger wirksam.

Bei starken Schmerzen verschreiben Ärzte eher Opioidpräparate. Einige davon, wie Morphin und Codein, kommen natürlicherweise in Opium vor. Andere, wie Oxycodon und Hydrocodon, werden durch irgendeine Modifikation der natürlichen Opioide hergestellt. Und wieder andere, wie Fentanyl, werden vollständig synthetisch hergestellt- ohne jedes natürliche Material als Ausgangspunkt.

Alle Opioide wirken auf ähnliche Weise, obwohl ihre Wirksamkeit (Stärke) in Abhängigkeit von dem jeweiligen Medikament unterschiedlich ist. Wenn jemand ein Opioid einnimmt, bindet es an die gleichen Rezeptoren, an die endogene Opioide binden, wodurch der Schmerz auf verschiedene Weise gehemmt wird.

Durch die Bindung an Opioidrezeptoren im Rückenmark können Opioidmedikamente beispielsweise die Schmerzsignale an der Stelle stoppen, an der sie beginnen. Durch die Bindung an Rezeptoren in Bereichen wie dem PAG aktivieren sie auch die vorhin beschriebenen hemmenden Schmerzsysteme, was dazu führt, dass Neuronen aus dem PAG indirekt die Schmerzsignalisierung im Rückenmark unterdrücken. In beiden Fällen wird das Schmerzsignal, das das Gehirn erreicht, drastisch reduziert, wodurch der Schmerz besser erträglich wird.

Da Opioidrezeptoren im gesamten Nervensystem vorkommen, können Opioidmedikamente die Aktivität von Neuronen an verschiedenen Stellen modifizieren, was neben der Schmerzlinderung zu einer Reihe weiterer Wirkungen führt. Einige dieser Wirkungen werden im Allgemeinen als positiv angesehen. So lindern Opioide beispielsweise Ängste und bewirken einen allgemeinen Zustand der Zufriedenheit (der sich in Euphorie verwandeln kann, wenn die Medikamente in hohen Dosen oder über verschiedene Wege wie Schnupfen oder Injektionen verabreicht werden).

Die breite Wirkung von Opioiden führt aber auch zu Nebenwirkungen. Beispielsweise sind Opioidrezeptoren im Darm und im Afterschließmuskel weit verbreitet, weshalb die Einnahme von Opioidmedikamenten häufig zu Verstopfung führt. Noch wichtiger ist, dass es Opioidrezeptoren in Bereichen des Hirnstamms gibt, die bei der Regulierung der Atemfrequenz oder der Atmung helfen. Dadurch können Opioidmedikamente die Atemfrequenz beeinflussen, was problematisch sein kann, wenn sie in hoher Dosis verabreicht werden (mehr dazu gleich).

Ganz abgesehen von den Nebenwirkungen können aber auch die starke Schmerzhemmung und die allgemein positiven Auswirkungen von Opioidmedikamenten problematisch sein. Sie können den Opioidkonsum so angenehm machen, dass manche Menschen dazu verführt werden, die Medikamente übermäßig stark zu konsumieren. Für bestimmte Personen – insbesondere für solche, die zu Suchtverhalten neigen – ist das gute Gefühl, das Opioide verursachen, zu schwer zu ignorieren, was zu einem erhöhten Suchtpotenzial führt.

Funktioniert Schmerzakupunktur?

Trotz ihrer Einstufung als alternative Therapie ist die Akupunktur auch in westlichen Ländern zu einer recht beliebten Option zur Schmerzbehandlung geworden. Die Idee hinter der Akupunktur ist, dass das Platzieren von Nadeln an ausgewählten Stellen in der Haut hilft, das Gleichgewicht der »Lebensenergien« wiederherzustellen, die (wenn sie im Gleichgewicht sind) die Gesundheit fördern. Und das funktioniert tatsächlich? Leider ist das schwer zu sagen. Die Frage ist umstritten und wird von Mitgliedern der medizinischen und der Forschungsgemeinschaft heiß diskutiert. Während einige Studien zeigen, dass die Akupunktur bei der Behandlung bestimmter Arten von Schmerzen nur mäßig wirksam ist, wurde in vielen anderen festgestellt, dass jeglicher Nutzen der Akupunktur auf den Placebo-Effekt zurückzuführen sein könnte.[173] Aber selbst wenn der Nutzen der Akupunktur nur auf den Placebo-Effekt zurückzuführen ist, könnte sie einigen pharmakologischen Behandlungen vorzuziehen sein, wenn sie hilft, Schmerzen zu lindern. Schließlich verursacht die Akupunktur nur sehr wenige Nebenwirkungen und birgt nicht die Risiken, die mit vielen Schmerzmitteln verbunden sind.

Opioide können jedoch auch für Menschen, die sie wie vorgeschrieben einnehmen, ein Risiko darstellen. Wie ich im letzten Kapitel über die Sucht erwähnt habe, möchte das Gehirn an allen seinen Rezeptoren ein regelmäßiges Aktivitätsniveau aufrechterhalten. Wenn dieses Aktivitätsniveau zu hoch oder zu niedrig wird, setzt es Mechanismen in Gang, die es auf den Ausgangszustand zurückbringen sollen. Dasselbe gilt für Opioidrezeptoren. Wenn diese Rezeptoren durch die Einnahme von Opioidmedikamenten überreizt werden, löst das Gehirn Prozesse aus, die die Rezeptoren weniger reaktionsfähig machen – oder sogar einige von ihnen vorübergehend entfernen. Dies führt dazu, dass das Nervensystem weniger empfindlich auf Opioide reagiert.

Der allgemeine Effekt dieser verminderten Reaktionsfähigkeit besteht darin, dass der Konsument nun mehr Opioide einnehmen muss, um die Reaktion zu erzeugen, an die er sich mit geringeren Dosen gewöhnt hatte – ein Phänomen, das als *Toleranz* bezeichnet wird. Dies führt dazu, dass er höhere Dosen von Opioiden einnimmt, was das Suchtrisiko weiter erhöht. Die Veränderungen in der Reaktionsfähigkeit der Opioidrezeptoren verursachen jedoch auch ein Problem, wenn der Konsument plötzlich mit dem Konsum der Droge aufhört.

Denken Sie einen Moment über dieses Szenario nach. Wir haben einen Rezeptor im gesamten Nervensystem, der an einer Vielzahl von Funktionen beteiligt ist, darunter auch an unserer Fähigkeit, Schmerzen auf natürliche Weise zu hemmen. Aber diese Rezeptoren funktionieren nun nicht so, wie sie sollten, weil jemand viele Opioidmedikamente genommen hat. Solange sich das Medikament noch im System dieser Person befindet, verursacht es ein ausreichend hohes Aktivitätsniveau, um den Verlust der funktionierenden Rezeptoren auszugleichen. Wenn man das Medikament jedoch abrupt entfernt, wird das Nervensystem in eine Situation gebracht, in der nur noch vergleichsweise weniger aktivierbare Opioidrezeptoren vorhanden sind – und jetzt gibt es kein Medikament mehr im System, das die verbleibenden Rezeptoren überreizt. Da das endogene Opioidsystem nicht normal funktioniert, ist auch die Aktivität in vielen Bereichen, die vom endogenen Opioidsystem beeinflusst werden, geringer als normal.

Dies führt zu Wirkungen, die in vielerlei Hinsicht das Spiegelbild derer sind, die unter dem Einfluss des Medikaments erlebt wurden. Wenn jemand plötzlich die Einnahme des Medikaments abbricht, fühlt er sich möglicherweise unwohl und ängstlich, ihm wird übel und er ist äußerst schmerzempfindlich. Zudem kann es zu zahlreichen unangenehmen körperlichen Symptomen kommen, die von einer schnellen Herzfrequenz bis hin zu Durchfall reichen können. Dies wird als *Opioidentzug* bezeichnet. Obwohl er nicht tödlich ist, ist er eine höllische Erfahrung. Der Schweregrad des Entzugs korreliert mit der Menge der Droge, an die sich jemand gewöhnt hatte. Aber jeder, der über einen längeren Zeitraum Opioide einnimmt, ist anfällig für Entzugserscheinungen – auch wenn er die Empfehlungen des Arztes in Bezug auf die Dosierung befolgt hat.

Daher erfüllen Opioide die Voraussetzungen für eine unglaublich süchtig machende Klasse von Medikamenten. Sie bewirken, dass man sich großartig fühlt, Schmerzen und Ängste reduziert werden, und sie erzeugen sogar Euphorie, wenn Sie hoch genug dosiert werden. Nimmt man jedoch zu viel oder zu lange davon, beginnt sich das Nervensystem an ihre Anwesenheit zu gewöhnen. Wenn man dann versucht, die Einnahme zu beenden, reagiert der Körper heftig, und man fühlt sich so elend, dass man den intensiven Wunsch hat, das Gefühl auf die einzige Weise zu beenden, die man kennt: indem man noch mehr von der Droge einnimmt.

Der Grund dafür, dass dies bei Opioiden ein solches Problem darstellt (zusätzlich zu all den Schäden, die die Sucht im Leben eines Menschen anrichten kann), ist, dass Opioide ein hohes Risiko für den Tod durch Überdosierung mit sich bringen. Erinnern Sie sich an die Bereiche im Hirnstamm, die bei der Regulierung der Atmung helfen und die reich an Opioidrezeptoren sind? Wenn jemand eine zu hohe Dosis Opioide einnimmt, werden diese Rezeptoren exzessiv stimuliert. Dies kann die Atemfrequenz auf ein gefährliches Niveau verlangsamen, was zu der häufigsten Todesursache bei Opioid-Überdosierung führt: Atemdepression. Mit anderen Worten, die Atmung wird so lange unterdrückt oder verlangsamt, bis sie aufhört.

Die Zahlen in den Vereinigten Staaten sind erschütternd. Im Jahr 2017 starben in den Vereinigten Staaten über 47 000 Menschen an einer Überdosis von Opioiden, eine Zahl, die fast sechsmal so hoch ist wie 1999.[174] Das sind rund 130 Todesfälle pro Tag – mehr Menschen als durch Schusswaffen oder Autounfälle getötet werden. Die Palette der betroffenen Drogen reicht von illegalen Straßendrogen wie Heroin bis hin zu verschreibungspflichtigen Opioiden wie Oxycodon.

Die Gründe für die Entstehung der Krise sind komplex. Sie reichen von unethischem Marketing durch Pharmaunternehmen über nachlässige Verschreibungspraktiken von Ärzten bis hin zu sozioökonomischen Faktoren. Folglich sind weitreichende Interventionen erforderlich, um die Zunahme dieser Epidemie einzudämmen.

Die Probleme, die Schmerzen verursachen, sind also nicht nur persönlicher Natur, sondern auch gesellschaftlicher Natur. Gleichzeitig brauchen wir den Schmerz als Signal, welches das Gehirn auf mögliche Gefahren in der Umwelt aufmerksam macht. Wir können also nicht darauf abzielen, den Schmerz vollständig zu beseitigen. Stattdessen müssen wir lernen, mit ihm zu leben. Vielleicht wird uns das bessere Verständnis, das die neurowissenschaftliche Forschung bieten kann, eines Tages dabei helfen, das zu erleichtern.

10
Aufmerksamkeit

Als Mike Mitte 60 war, erlitt er einen Schlaganfall, bei dem er die Funktion seines linken Arms verlor. Aber er war froh, dass er überlebt hatte – und erleichtert, dass er immer noch klar denken konnte. Nach seiner Rückkehr aus dem Krankenhaus schien alles in Ordnung zu sein, daher war er verwirrt, als seine Frau Julia eines Tages darauf bestand, dass er wieder zum Arzt gehen sollte.

Aber Julia hatte ein seltsames Verhalten bemerkt. Zunächst hatte sie beobachtet, dass Mike durchgehend nur von der einen Hälfte seines Tellers (der rechten Hälfte) aß. Die ersten Male, als dies geschah, hatte sie ihn danach gefragt, und jedes Mal hatte er eine vage Erklärung geliefert, dass er nicht so hungrig sei. Als sie ihn ausdrücklich danach fragte, warum er nur von einer Seite des Tellers aß, sagte er, es sei nur ein Zufall – doch es passierte weiterhin bei jeder Mahlzeit.

Dann wurde Julia Zeuge von etwas anderem Ungewöhnlichen. Mike hatte sich etwa eine Woche lang nicht rasiert, nachdem er aus dem Krankenhaus nach Hause gekommen war, hatte nun einen leichten Stoppelbart und entschied schließlich, ihn abzurasieren. Als er nach dem Rasieren aus dem Badezimmer kam, bemerkte Julia, dass die rechte Seite seines Gesichts sauber rasiert war, aber es so aussah, als hätte der Rasierer die gesamte linke Seite nicht einmal berührt. Zuerst dachte sie, es sei ein Witz, aber als sie lachte, schien Mike etwas verwirrt zu sein. Sie wies ihn darauf hin, und er tat es schnell ab, indem er sagte, er müsse »ein paar Stellen übersehen haben«.

Als Julia Mike schließlich in die Arztpraxis schleppte, bat ihn der Arzt, ein paar Bilder zu zeichnen. Zunächst zeigte er auf die analoge Uhr, die an der Wand hing, und bat ihn, eine einfache Skizze davon anzufertigen. Mike kam dem nach, aber seine Zeichnung zeigte alle Zahlen auf der Uhr auf die rechte Seite gequetscht; die linke Seite der Uhr war leer. Dann bat ihn der Arzt, eine Blume zu zeichnen. Mike zeichnete die Hälfte einer Blume – sie hatte keine linke Seite.

Schließlich gab der Arzt Mike ein Blatt Papier mit einer scheinbar zufälligen Ansammlung von kurzen Linien und bat ihn, alle Linien zu markieren. Mike markierte nur die Linien auf der rechten Seite des Papiers und reichte es, offensichtlich stolz auf seine Arbeit, dem Arzt zurück.

Nachdem er seine Leistung bei diesen Aufgaben gesehen hatte, war der Arzt überzeugt, dass Mike an einem Zustand litt, der als *Hemineglect* oder *Halbseitenneglect*, manchmal auch als *kontralaterale Vernachlässigung* bezeichnet wird. Hemineglect ist meist die Folge einer Schädigung des Parietallappens der rechten Hemisphäre (oft aufgrund eines Schlaganfalls). Dies führt dazu, dass die Patienten eine Seite ihres Gesichtsfeldes nicht mehr beachten.

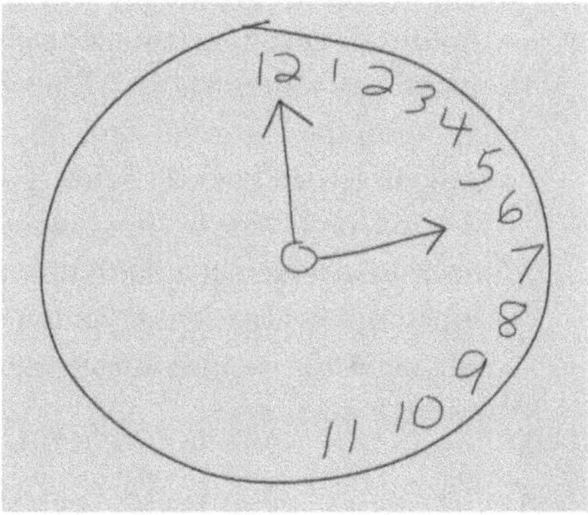

Patienten, die unter Hemineglect leiden, sind sich oft nicht bewusst, dass sie einen so großen Teil der äußeren Welt nicht beachten. Einige leugnen es sogar noch, nachdem ihnen Beweise vorgelegt worden sind, und einige wenige treiben dieses Leugnen auf die Spitze. Eine 73-jährige Frau, die unter Hemineglect litt, bestand beispielsweise darauf, dass ihre linke Hand nicht ihre eigene sei. Sie sagte, die Ärzte hätten sie sicher in ihrem Krankenhausbett liegen gelassen.[175]

Das mag lächerlich klingen, aber es ist tatsächlich nicht ungewöhnlich, dass unser Gehirn diese Art von extremer Rationalisierung einsetzt, wenn es mit etwas konfrontiert wird, in dem es keinen Sinn erkennen kann. Das nennt man *Konfabulation*, und niemand von uns ist dagegen immun. Einige Störungen, wie Hemineglect, scheinen besonders wahrscheinlich dazu zu führen.

Hemineglect ist eine schwerwiegende Störung der Aufmerksamkeit, und sie ist ein gutes Beispiel dafür, was passieren kann, wenn unser Gehirn nicht in der Lage ist, Informationen über einen Teil der Außenwelt zu sammeln. Aufmerksamkeit bedeutet jedoch weit mehr als nur die Aufnahme von Informationen. Die Umwelt ist so voller Informationen – wenn wir nicht die Fähigkeit hätten, einige davon zu ignorieren, wären unsere Wahrnehmungsfähigkeiten völlig überfordert und alle Reize würden wie undeutbarer Unsinn ineinander übergehen.

Aufmerksamkeit bedeutet also nicht nur das Sammeln von Informationen, sondern auch das Abziehen von Informationen, die nicht besonders relevant sind. Unser Gehirn befindet sich also ständig in einem komplizierten Sortierprozess, und all dies geschieht oft, ohne dass wir uns dessen bewusst sind. Meistens werden wir uns dessen erst dann bewusst, wenn es entweder nicht so funktioniert, wie wir es erwarten, oder wenn wir vor einer Aufgabe stehen, die von uns abverlangt, unsere Aufmerksamkeit bewusst zu fokussieren.

Cocktailpartys und Aufmerksamkeit

Um ein Gefühl für die schwierige Aufgabe zu bekommen, die unser Gehirn bewältigen muss, um Aufmerksamkeit zu erlangen, schauen wir uns ein oft verwendetes Beispiel einer Cocktailparty an. Stellen Sie sich vor, Sie sprechen mit einem Freund, aber um Sie herum sind Dutzende anderer Menschen – alle in kleinen Gruppen und in Gesprächen miteinander beschäftigt.

Während Ihr Freund mit Ihnen spricht, werden zahlreiche Daten an Ihr Gehirn gesendet. Sie achten auf die Worte, Mimik und Gestik Ihres Freundes. Aber es gibt auch viele andere Unterhaltungen in Hörweite. Und irgendwie ist Ihr Gehirn in der Lage, den scheinbar unaufhörlichen Fluss von Wörtern, die aus allen anderen Richtungen kommen, weitgehend zu ignorieren, um sich in erster Linie auf das zu konzentrieren, was Ihr Freund sagt. Forscher haben dafür den Begriff *Cocktailparty-Effekt* geprägt.

Vielleicht denken Sie, dass Sie bei einer Cocktailparty den Gesprächen anderer Leute tatsächlich viel Aufmerksamkeit schenken. Das mag stimmen, aber wenn Sie das tun, tun Sie es meist in den Zeiten, in denen Ihr Gespräch in einer Flaute ist. Andernfalls schenken Sie dem Gespräch, in dem Sie sich gerade befinden, wahrscheinlich nicht die volle Aufmerksamkeit. Untersuchungen haben ergeben, dass es fast unmöglich ist, mehr als ein Gespräch gleichzeitig aufmerksam zu verfolgen.

Auf einer Party wie dieser achten Sie also in der Regel vor allem auf das, was für Ihr Gehirn am wichtigsten ist: die Person, mit der Sie sprechen, und das, was sie sagt. Aber es ist nicht so, dass Ihr Gehirn das, was um Sie herum passiert, völlig ignoriert. Stattdessen hält es die Aufmerksamkeit für diese anderen Gespräche auf einem niedrigen Niveau und falls es etwas hört, das ihm besonders wichtig erscheint, hört es diesem ein wenig zu.

Für Ihr Gehirn ist Ihr Name eines der relevanten Dinge. Selbst wenn Sie die Gespräche um Sie herum ausblenden, haben Ihre Ohren immer noch die unheimliche Fähigkeit, sich beim Hören Ihres Namens zu melden. Wenn also die Personen in der Unterhaltung neben Ihnen anfangen, Ihren Namen zu verwenden, werden Sie das wahrscheinlich bemerken, selbst wenn Sie sich hauptsächlich auf Ihren Freund konzentrieren.

Wenn Sie dem Gespräch, an dem Sie beteiligt sind, Aufmerksamkeit schenken, weil Sie ein Interesse daran haben, zeigen Sie eine Art von Aufmerksamkeit, die als *endogene Aufmerksamkeit* bekannt ist. Erinnern Sie sich an die Ausführung über endogene Opioide und daran, dass »endogen« »von innen kommend« bedeutet. Zur endogenen Aufmerksamkeit gehört also, dass man seine Aufmerksamkeit auf etwas richtet, weil der Wunsch dazu aus seinem Inneren kommt – man konzentriert sich darauf, weil man es will. Die endogene Aufmerksamkeit wird manchmal auch als *Top-down-Aufmerksamkeit* bezeichnet, weil die Neigung, die Aufmerksamkeit zu fokussieren, von der oberen Ebene der Hierarchie der Wünsche des Gehirns kommt: unseren bewussten Wünschen.

Dies steht im Gegensatz zur *exogenen Aufmerksamkeit,* die dann ins Spiel kommt, wenn Ihre Aufmerksamkeit auf natürliche Weise von etwas anderem in der Umgebung abgelenkt wird. Das kann passieren, wenn Sie Ihren Namen in einem Nebengespräch hören. Oder es könnte auch vorkommen, wenn jemand auf der Cocktailparty ein Glas fallen lässt und dies auf dem Boden zerbricht.

In beiden Fällen würden Sie Ihren Kopf fast reflexartig zum Ort des Geräuschs drehen. Exogene Aufmerksamkeit wird manchmal als *Bottom-up-Aufmerksamkeit* bezeichnet, da wir wenig bewusste Kontrolle über sie haben. In diesem Fall kontrolliert also nicht unser höheres Bewusstsein die Aufmerksamkeit, sondern die Aufmerksamkeit kontrolliert unsere bewusste Hirnaktivität.

Unsere Aufmerksamkeitsfähigkeiten werden zwischen endogener und exogener Aufmerksamkeit aufgeteilt. Wenn wir die eine ausüben, wird die andere bis zu einem gewissen Grad unterdrückt. Wie wir alle wissen, hat jedoch selbst bei intensiver Konzentration immer etwas anderes in der Umgebung die Fähigkeit, uns abzulenken, wenn es auffällig genug ist.

Aufmerksamkeit im Gehirn

Bei einer so komplizierten Aufgabe wie der Aufmerksamkeit ist es wahrscheinlich nicht überraschend, dass ein großer Teil des Gehirns daran beteiligt ist. Aber es gibt einige Hirnregionen, die dabei wichtiger zu sein scheinen als andere.

Obwohl die Aufmerksamkeit jeden beliebigen Sinn (Sehen, Hören, Tasten usw.) einschließen kann, verwende ich zur Vereinfachung in erster Linie Beispiele, die sich mit dem Sehen befassen. Schließlich sind Menschen visuelle Wesen, und wenn ich Sie bitten würde, mir fünf Dinge zu nennen, die Sie in der vergangenen Woche aufmerksam beobachtet haben, dann würden mindestens vier davon wahrscheinlich die visuelle Aufmerksamkeit betreffen. Wir verwenden visuelle Aufmerksamkeit, wenn wir einen Film ansehen, ein Buch lesen oder sogar auf unserem Smartphone durch soziale Medien scrollen.

Es sollte nicht überraschen, dass dann, wenn wir mithilfe einer bestimmten Sinnesmodalität aufmerksam sind, die Teile unseres Gehirns, die normalerweise diese sensorischen Informationen verarbeiten, aktiver werden. Wenn wir uns also um etwas Visuelles kümmern, nimmt die Aktivität in Bereichen unseres primären visuellen Cortex zu. Dasselbe gilt für andere visuelle Bereiche, die an der Verarbeitung des Reizes beteiligt sind. Erinnern Sie sich zum Beispiel an das fusiforme Gesichtsareal aus Kapitel 7? Wenn man sich auf ein Gesicht konzentriert, steigt auch die Aktivität im fusiformen Gesichtsareal an.[176]

Dies kratzt jedoch nur an der Oberfläche. Forscher haben auch große Netzwerke von Hirnregionen identifiziert, die bei Aufgaben, die Aufmerksamkeit erfordern, aktiver zu sein scheinen. Und es gibt Hinweise darauf, dass separate Netzwerke der endogenen bzw. exogenen Aufmerksamkeit gewidmet sind.

Wenn die Hirnaktivität während einer visuellen endogenen Aufmerksamkeitsaufgabe überwacht wird, ist beispielsweise ein Netzwerk hoch aktiv, das zwei Hauptgebiete umfasst – eines, das als *frontales Augenfeld* bezeichnet wird, und ein anderes, das als *Sulcus intraparietalis,* kurz IPS, bekannt ist. Das frontale Augenfeld befindet sich jeweils in den Frontallappen beider Gehirnhälften, und Untersuchungen zufolge spielt es eine wichtige Rolle bei der Fokussierung unseres Blicks auf der Grundlage endogener Aufmerksamkeit.[177] Das frontale Augenfeld hilft Ihnen, Ihre Augen beim Lesen auf dieses Buch zu richten.

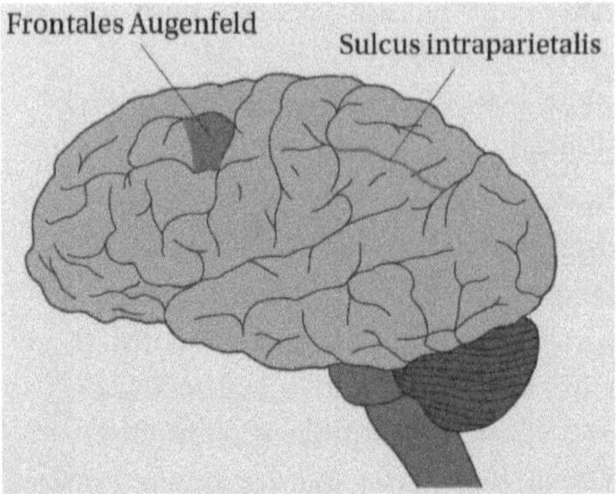

Der Sulcus intraparietalis befindet sich im Parietallappen. Der Begriff *Sulcus* bezieht sich auf eine der tiefen Rillen, die die Oberfläche des Gehirns bedecken und ihm ein faltiges Aussehen verleihen, und der Sulcus intraparietalis ist ein Sulcus, der sehr aktiv ist, wenn wir unsere Aufmerksamkeit auf etwas richten, das wir für wichtig halten.[178]

Das frontale Augenfeld und der Sulcus intraparietalis arbeiten jedoch nicht allein. Sie scheinen bei der Lenkung der visuellen Aufmerksamkeit führend zu sein, aber sie rekrutieren auch viele andere Hirnregionen, um einen reibungslosen Ablauf zu gewährleisten.

Darüber hinaus haben Wissenschaftler festgestellt, dass es ein weiteres Aufmerksamkeitsnetz gibt, das in erster Linie der exogenen Aufmerksamkeit gewidmet ist. Es handelt sich dabei ebenfalls um eine Verbindung zwischen Teilen des Parietal- und Frontallappens, die sich jedoch auf verschiedene Hirnregionen konzentriert. Interessanterweise scheint es, dass die Aktivität in diesem Netzwerk hauptsächlich in der rechten Hemisphäre stattfindet.[179] Auch hier gibt es zwei Bereiche des Gehirns, die als Hauptakteure fungieren: der *temporoparietale Übergang* und der *ventrolaterale präfrontale Cortex.*

Der temporoparietale Übergang ist anatomisch gesehen kein sehr gut definiertes Gebiet, aber man geht allgemein davon aus, dass es sich um die Region des Gehirns handelt, in der der Temporal- und der Parietallappen zusammentreffen. Der temporoparietale Übergang ist aktiv, wenn die Aufmerksamkeit verlagert wird – also dann, wenn jemand in einem Nebengespräch Ihren Namen sagt oder auf der anderen Seite des Raums ein Glas auf den Boden fällt. Die Aktivität im temporoparietalen Übergang wird unterdrückt, wenn wir uns auf unsere endogene Aufmerksamkeit konzentrieren – wahrscheinlich, weil wir nicht wollen, dass unsere Aufmerksamkeit ohne guten Grund von etwas Wichtigem abgelenkt wird.[180]

Der ventrolaterale präfrontale Cortex ist ein weiterer Bereich, der keine klare anatomische Definition hat. Er wird bei Verschiebungen der exogenen Aufmerksamkeit aktiviert,[181] und obwohl seine Rolle in dieser Hinsicht nicht vollständig verstanden wird, scheint er für die Funktion des Arbeitsgedächtnisses wichtig zu sein. Daher kann er damit zu tun haben, die Erinnerung an die Umgebung aufrechtzuerhalten und dies dafür zu nutzen, unerwartete Veränderungen zu identifizieren, die die Ursache für eine Aufmerksamkeitsverschiebung sein könnten.

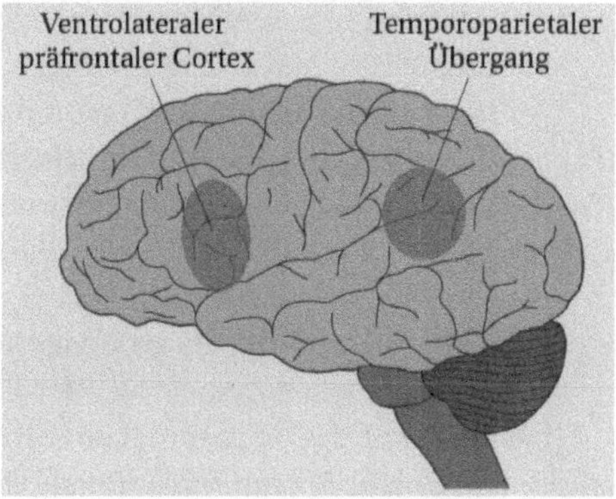

Auch hier gilt, dass der temporoparietale Übergang und der ventrolaterale präfrontale Cortex nicht isoliert funktionieren. Durch Verbindungen mit anderen Hirnregionen können sie unsere Aufmerksamkeit auf nicht erwartete Reize lenken. Die beiden Netzwerke interagieren und arbeiten auch dynamisch miteinander. Wenn die Aktivität in einem Netzwerk zunimmt, nimmt die Aktivität im anderen Netzwerk ab und umgekehrt. Es ist die Flexibilität und Leichtigkeit, mit der unser Gehirn von einem Netzwerk zum anderen wechseln kann, die unsere Aufmerksamkeit so vielseitig macht.

Die begrenzten Ressourcen der Aufmerksamkeit

Es ist beeindruckend, wie das Gehirn in der Lage ist, mühelos die Aufmerksamkeit auf eine Sache zu fokussieren, die Aufmerksamkeit schnell zu verlagern, wenn es etwas anderes in der Umgebung bemerkt, das wichtig ist, und sich dann wieder auf das ursprüngliche Ziel zu konzentrieren. Ein deutliches Defizit unserer Aufmerksamkeitsfähigkeit ist jedoch, dass wir nicht über eine grenzenlose Kapazität verfügen. Wie wir alle wissen, kann es manchmal außerordentlich schwierig sein, seine Aufmerksamkeit auf nur eine Sache zu richten.

Forscher wissen seit Langem, dass wir nur ein gewisses Maß an Aufmerksamkeit aufbringen können. Eine Möglichkeit, dies zu testen, ist ein Verfahren, bei dem jemand einen Kopfhörer aufsetzt und in jedem Ohr einen anderen Dialog hört. Wer diese Aufgabe erfüllen soll, ist im Allgemeinen nur in der Lage, den Wörtern, die auf einem Ohr ankommen, große Aufmerksamkeit zu schenken. Und oft sind die einzigen Details, die man währenddessen auf dem anderen Ohr wahrnehmen kann, wirklich auffällige Dinge wie zum Beispiel, ob der Sprecher männlich oder weiblich war. Als die Forscher diesen Ansatz zum Testen des Cocktailparty-Effekts verwendeten, bemerkten die Teilnehmer nur in etwa einem Drittel der Fälle, dass ihr Name in das nicht beachtete Ohr gesprochen wurde.[182]

Die gleiche Art von Effekt tritt bei visuellen Informationen auf. Bitten Sie beispielsweise jemanden, sich zwei Filmausschnitte gleichzeitig anzusehen, dann kann er sich nur auf den einen oder anderen konzentrieren. Und wenn Sie ihn bitten, einem Aspekt einer Szene besondere Aufmerksamkeit zu widmen, übersieht er möglicherweise andere Merkmale der Szene, die man kaum übersehen kann. Ein Beispiel dafür ist ein faszinierendes Experiment von Daniel Simons und Christopher Chabris von der Harvard Universität. Die Teilnehmer sahen sich aufmerksam ein Video an, in dem zwei Teams – eines mit weißen und eines mit schwarzen Hemden – ein paar Basketbälle warfen. Die Forscher baten die Teilnehmer zu zählen, wie oft der Ball hin- und herging; einige Teilnehmer konzentrierten sich auf die Mannschaft in weißen Hemden und andere auf die Mannschaft in schwarzen Hemden.

Während sie sich darauf konzentrierten, dass der Ball hin- und hergeworfen wurde, geschah etwas Unerwartetes: Eine Person in einem Gorillakostüm wanderte von der linken Seite des Bildschirms in das Bild, schlenderte durch die Menge der Basketballspieler und verließ den Bildschirm nach rechts. Erstaunlicherweise bemerkten nur 42 Prozent der Teilnehmer, die sich auf das weißgekleidete Team konzentrierten, den Gorilla überhaupt.[183] Sie waren so auf Menschen in weißen Hemden fixiert, dass der Gorilla sozusagen einfach mit den schwarzgekleideten Spielern verschmolz.

Einige Forscher vergleichen unsere Fähigkeit zur Aufmerksamkeit mit einem Scheinwerferlicht. Nach dieser Analogie bewegt unser Gehirn unseren Aufmerksamkeitsfokus in der Umgebung und hebt Dinge hervor, die für uns zu diesem Zeitpunkt wichtig sind. Doch während dieser Scheinwerfer dazu beiträgt, bestimmte Aspekte der Umgebung in den Fokus zu rücken, lässt er andere unweigerlich im Dunkeln - wie den Gorilla. Dies sind die Reize, die wir nicht beachten, sodass wir auch nicht so gut in der Lage sind, Informationen aus ihnen zu gewinnen.

Aber unser Gehirn ist sich der Dinge, die außerhalb dieses Scheinwerfers geschehen, nicht völlig unbewusst. Stattdessen filtert es auf einer unterbewussten Ebene unwichtige Informationen heraus und alarmiert uns weiterhin, wenn etwas Lebenswichtiges außerhalb unseres Aufmerksamkeitsfokus geschieht. Dieser Filterprozess wurde mit einem Engpass verglichen. Da es in unserer Umgebung zu viele Informationen gibt, die wir nicht aufnehmen können, können nur die wertvollsten und notwendigsten Informationen ausgewählt werden, um die wir uns kümmern müssen. Diese Informationen schaffen es durch den Engpass, während andere, weniger relevante Informationen ausgesondert werden.

Obwohl Aufmerksamkeit also eine bemerkenswerte Fähigkeit ist, hat sie ihre Grenzen. Aber wir brauchen keine Experimente, um das zu verstehen. Wir wissen das aus Erfahrung, und das macht es umso erstaunlicher, dass wir routinemäßig versuchen, diese Grenzen zu erweitern, indem wir mehr als eine Aufgabe gleichzeitig machen.

Multitasking

Mit dem Aufkommen von Smartphones und anderen Arten von Technologie, die das gleichzeitige Tun mehrerer Dinge fördern, ist »Multitasking« so etwas wie ein Trend geworden. Menschen beschreiben sich selbst oft als gute Multitasker, um zu zeigen, wie kompetent sie sind. Bücher und andere Produkte bieten Strategien, die den Menschen bei der Bewältigung von Multitasking helfen sollen. Wenn man nur einen Blick auf irgendeinen gut besuchten öffentlichen Ort wirft, findet man viele Menschen, die sich mit mehr als einer Aufgabe beschäftigen. Sie können zum Beispiel sprechen und texten oder über Kopfhörer an einem Computer arbeiten. Obwohl einige von uns gerne glauben, dass wir effizient sind, wenn es um Multitasking geht, legt die Forschung nahe, dass die große Mehrheit von uns dies nicht ohne erhebliche Beeinträchtigung unserer Leistung tun kann.

Bevor wir uns mit dieser Forschung befassen, möchte ich eines klarstellen: Wenn wir das Wort »Multitasking« verwenden, meinen wir in der Regel »Task-Switching«, also Aufgabenwechsel. Wie wir bereits gesehen haben, ist die Fähigkeit unseres Gehirns, sich gleichzeitig auf zwei Aufgaben zu konzentrieren, sehr begrenzt, und die meisten Menschen sind nicht in der Lage, dies effektiv zu tun. Wenn wir Multitasking betreiben, erledigen wir eine Aufgabe, wechseln zu einer anderen und dann wieder zurück. Wenn Sie also so etwas tun, wie eine SMS zu schreiben, während Sie mitten in einem Gespräch sind, sind Sie nicht mit beiden Aufgaben gleichzeitig beschäftigt. Stattdessen wechselt Ihr Aufmerksamkeitsfokus auf die eine Aufgabe, dann auf die andere, dann wieder auf die erste und so weiter. Ähnlich verhält es sich, wenn Sie versuchen, etwas zu erledigen, während der Fernseher im Hintergrund läuft. Sie sind nicht in der Lage, sich voll und ganz Ihrer Arbeit zu widmen und gleichzeitig auf den Fernseher zu achten. Stattdessen springt Ihr Aufmerksamkeitsscheinwerfer hin und her, und jedes Mal, wenn er auf einer Sache steht, erhalten Sie nicht viele Informationen über die andere.

Es ist nicht überraschend, dass es viele Untersuchungen gibt, die darauf hindeuten, dass diese Art von Multitasking die Leistung beeinträchtigt. Eines der schlimmsten Beispiele dafür ist das Schreiben von Textnachrichten während des Autofahrens. Einigen Schätzungen zufolge vermindert das Schreiben von Texten während der Fahrt unsere Fähigkeit, auf die Straße zu achten, stärker als der Einfluss von Alkohol.[184] Gesellschaftlich gesehen führen Unfälle aufgrund des Schreibens von Textnachrichten während der Fahrt insgesamt zu mehr verlorenen Lebensjahren als viele schwere Krankheiten.[185]

Die Folgen von Textnachrichten während der Fahrt veranschaulichen, wie sich Multitasking (oder Aufgabenwechsel) negativ auf die Aufmerksamkeit auswirken kann, und die meisten Menschen würden nicht bestreiten, dass Texte tippen bei gleichzeitigem Autofahren zu einer erheblichen Beeinträchtigung der Aufmerksamkeit auf die Straße führt. Aber was ist mit anderen üblichen Praktiken wie dem Einschalten des Fernsehers im Hintergrund, während man E-Mails beantwortet? Oder das Hören von Musik während der Arbeit?

Dies sind für viele von uns tägliche Gewohnheiten. Wenn Sie zu den Leuten gehören, die sich darauf einlassen, könnten Sie geneigt sein zu sagen, dass sie Ihre Aufmerksamkeit nicht wirklich beeinträchtigen. Untersuchungen haben jedoch ergeben, dass selbst diese relativ unauffälligen Hintergrundgeräusche die Genauigkeit und Produktivität beeinträchtigen.[186, 187]

Der unwirksame »Mozart-Effekt«

Vielleicht haben Sie schon vom »Mozart-Effekt« gehört, der im Wesentlichen der Idee entspricht, dass das Hören von Mozart uns klüger machen kann. Die Popularität dieses Begriffs hat einige Leute dazu veranlasst, Mozart oder andere klassische Musik während der Arbeit zu hören, und hat Eltern dazu veranlasst, ihren Kindern und Säuglingen Mozart vorzuspielen, in der Hoffnung, dass dies ihren IQ erhöht. Studien über den Mozart-Effekt legen sogar nahe, dass das Hören von allem, was Freude, Interesse oder Wachsamkeit fördert – sei es nun Mozarts Musik oder einfach nur der Klang des Stadtverkehrs –, vor der Erledigung einer Aufgabe zu einem höheren Energieniveau und damit zu einer etwas besseren Leistung führen kann.[188] Der Effekt ist aber nicht auf Mozart beschränkt, und es gibt keine Hinweise darauf, dass er einen langfristigen Einfluss auf die Intelligenz hat. Auch das Hören von etwas Angenehmem, Interessantem oder Anregendem während der gleichzeitigen Arbeit an einer Aufgabe, die konzentrierte Aufmerksamkeit erfordert, scheint die Leistung nicht zu verbessern. Bei dieser Art von Unternehmungen können wir meist unser Bestes geben, wenn wir im Stillen arbeiten.

Warum also tun wir diese Dinge weiterhin, wenn sie sich nachteilig auf unsere Leistung auswirken? Die Antwort ist einfach: Weil wir sie mögen. Wir finden es schön, Musik zu hören. Wenn wir uns also hinsetzen, um eine Aufgabe zu erledigen, die vielleicht nicht ganz so angenehm ist, legen wir im Hintergrund etwas Musik auf, um die Arbeit ein wenig erträglicher zu machen. Daran ist natürlich nichts falsch, aber denken Sie daran, dass Sie dadurch wahrscheinlich etwas langsamer und weniger genau arbeiten. Mit diesem Gedanken im Hinterkopf können Sie die Vorteile und Kosten abwägen und entscheiden, ob Sie diese Hintergrundgeräusche wirklich brauchen oder ob die anstehende Arbeit Ihre volle Aufmerksamkeit erfordert.

Supertasker

Vielleicht hat Sie die Lektüre des vorigen Abschnitts dazu veranlasst, ein wenig nachzudenken und über einige Ihrer Verhaltensweisen genauer nachzudenken, wobei Ihnen der Gedanke kam, die eine oder andere schlechte Gewohnheit zu ändern. Aus diesem Grund bin ich fast zögerlich, dieses nächste Thema zu behandeln, denn zweifellos werden viele gewohnheitsmäßige Multitasker, die darüber lesen, sofort annehmen, dass sie in die nun folgende Kategorie fallen.

Im Jahr 2010, nicht lange nachdem Multitasking zu einem beliebten Thema in der Forschung geworden war, tauchte ein unerwartetes Phänomen auf. Ein Forscherpaar von der University of Utah, Jason Watson und David Strayer, veröffentlichte einen Bericht, in dem darauf hingewiesen wurde, dass es möglicherweise einige Menschen gibt, die gegen die negativen Auswirkungen von Multitasking immun sind. Watson und Strayer nannten diese Menschen *Supertasker.*[189]

Um Personen zu identifizieren, die in diese Kategorie fallen könnten, baten die Forscher die Teilnehmer, sich in einen Fahrsimulator zu setzen, während sie von einem Mobiltelefon akustische Aufforderungen erhielten, andere Aufgaben zu erledigen. Für die anderen Aufgaben wurde den Teilnehmern eine Reihe von Wörtern vorgelesen, die sie später der Reihe nach aufzählen sollten. Um die Sache ein wenig zu erschweren, wurden zwischen den einzelnen Wörtern mathematische Aufgaben eingefügt. Der Proband hörte also vielleicht etwas wie »Katze«, gefolgt von »Ist drei geteilt durch eins minus eins gleich zwei?«, gefolgt von »Kasten«. Sie mussten die Wörter im Gedächtnis behalten und gleichzeitig sagen, ob die Lösung der mathematischen Aufgabe richtig oder falsch war. Während der ganzen Zeit im Fahrsimulator verfolgten sie ein Auto, das häufig bremste, und mussten dabei auf die Bremslichter achten und entsprechend selbst abbremsen.

Die meisten Teilnehmer schnitten nicht gut ab. Tatsächlich zeigten über 97 Prozent von ihnen eine stark beeinträchtigte Leistung. Gab man ihnen nur das Fahren oder nur die Höraufgabe als Test, konnten sie gut abschneiden. Aber wenn man beides zusammenbrachte, überforderte das ihre Aufmerksamkeitsfähigkeit.

Ein kleiner Prozentsatz (etwa 2,5 Prozent) der Teilnehmer zeigte jedoch keine Aufmerksamkeitsdefizite, wenn sie im Fahrsimulator saßen und um andere Dinge gebeten wurden. Ihre Leistung war konsistent, egal ob sie nur fahren, nur Fragen beantworten oder beides gleichzeitig tun sollten. In einigen Fällen verbesserte sich ihre Leistung sogar, wenn sie mehrere Aufgaben zu erledigen hatten.[190]

Diese »Supertasker« scheinen die Regeln der Aufmerksamkeit zu missachten. Ihr Aufmerksamkeitsfokus kann viel mehr von der Welt erfassen, als die meisten von uns es können, und ihr Aufmerksamkeitsengpass ist viel breiter. Strayer und Watson (und andere Kollegen) untersuchen diese Gruppe weiter, um zu sehen, ob wir aus ihren außergewöhnlichen Aufmerksamkeitsfähigkeiten etwas lernen können.

Glauben Sie, dass Sie ein Supertasker sind? Nun, damit sind Sie nicht allein. Viele von uns denken, dass wir viel besser im Multitasking sind, als wir es in Wirklichkeit sind, was uns häufiger zum Multitasking veranlasst. Aber die Forschung zeigt überraschenderweise, dass diejenigen von uns, die am meisten Multitasking betreiben, am schlechtesten darin zu sein scheinen. Mehrere Studien haben herausgefunden, dass Menschen, die berichten, dass sie regelmäßig Multitasking betreiben, bei Leistungstests, nachdem sie Multitasking betrieben haben, schlechter abschneiden.[191] Dies legt nahe, dass diejenigen, die oft Multitasking machen, es einfach deshalb tun, weil sie sehr leicht abzulenken sind, und nicht, weil sie besonders gut darin sind.

Nur etwa zwei von 100 Personen sind Supertasker. Wenn Sie sich fragen, ob Sie in diese Kategorie fallen, können Sie einen Supertasker-Test (entwickelt von Strayer und seinen Kollegen) machen, um das herauszufinden. Sie brauchen etwa 40 Minuten, um den Test zu machen, den Sie auf *supertasker.org* finden, aber es könnte sich lohnen, um zu erfahren, ob Sie gegen die negativen Auswirkungen von Multitasking immun sind.

Aufmerksamkeitsdefizit-/ Hyperaktivitätsstörung

Wenn es um Aufmerksamkeitsstörungen – oder Störungen im Allgemeinen – geht, fällt es schwer, sich eine zu vorzustellen, die in den letzten Jahrzehnten mehr Kontroversen hervorgerufen hat als die Aufmerksamkeitsdefizit-/Hyperaktivitätsstörung oder ADHS. ADHS ist gekennzeichnet durch Symptome der Unaufmerksamkeit, wie zum Beispiel leichte Ablenkbarkeit oder Fokussierungsprobleme und Symptome der Hyperaktivität, wie beispielsweise übermäßiges Zappeln oder Unruhe. Patienten können nur Symptome in einer dieser Kategorien aufweisen und trotzdem die Diagnose ADHS erhalten. Mit anderen Worten, jemand kann Symptome der Unaufmerksamkeit haben und an ADHS erkrankt sein, auch wenn er keine Symptome der Hyperaktivität zeigt.

Natürliche Wege zur Steigerung der Aufmerksamkeit

Suchen Sie nach einer natürlichen Möglichkeit, Ihre Aufmerksamkeitsspanne zu verbessern? Meditation und Bewegung sind vielleicht gute Ansätze. Studien deuten darauf hin, dass eine Achtsamkeitsmeditation, die über einen Zeitraum von nur zwei Wochen durchgeführt wird, dazu beitragen kann, die kognitive Kontrolle und die Aufmerksamkeitsfokussierung zu verbessern.[192] Dies ist sinnvoll, wenn man bedenkt, dass dies auch beinhaltet, dass man seine Fähigkeit verfeinert, sich nicht auf ablenkende Gedanken zu konzentrieren. Auch leichte körperliche Bewegung, wie zügiges Gehen, kann die kognitive Leistung für eine kurze Zeit danach verbessern.[193] Einer dieser Ansätze könnte helfen, wenn Sie dazu neigen, sich am Vormittag oder Nachmittag nicht mehr so gut konzentrieren zu können.

Ein Teil der Debatte um ADHS dreht sich darum, dass einige glauben, dass es überdiagnostiziert sei. Es gibt verschiedene Rechtfertigungen für diese Annahme, wobei ein Argument darin besteht, dass Ärzte bei der Diagnosestellung bei Kindern (die am häufigsten mit ADHS diagnostizierte Gruppe) auf Berichte aus zweiter Hand (in der Regel von den Eltern) über das Verhalten eines Kindes angewiesen ist. Dies kann natürlich die Identifizierung von Fällen etwas weniger genau und zuverlässig machen.

Andere sind sogar so weit gegangen zu sagen, dass ADHS eigentlich gar keine Störung ist. Stattdessen, so argumentieren sie, stelle es ein ganz normales Verhalten dar, das nur nach bestimmten sozialen und kulturellen Standards als unangemessen angesehen wird. Diese Sichtweise steht jedoch im Widerspruch zur medizinischen Gemeinschaft, die ADHS als eine genau definierte psychische Erkrankung betrachtet.

Ein weiterer Aspekt der ADHS-Debatte konzentriert sich auf die Medikamente, mit denen es behandelt wird. Die pharmakologische Behandlung von ADHS erfolgt meist mit stimulierenden Medikamenten wie Amphetamin (wie Adderall) oder Methylphenidat (wie Ritalin). Diese Seite der Debatte wurde in den 1990er Jahren etwas lauter, als die Verschreibung dieser Medikamente an Kinder immer häufiger wurde. Und diese Kontroverse hat sich verschärft, weil die Zahl der Kinder, bei denen ADHS diagnostiziert wurde, zugenommen hat (was bedeutet, dass auch die Zahl der Kinder, die Medikamente einnehmen, gestiegen ist). In den Vereinigten Staaten wurde bei etwa einem von zehn Kindern ADHS diagnostiziert, und etwa eines von zwanzig Kindern nimmt Medikamente gegen ADHS ein.[194]

Das ADHS-Gehirn

Welche Prozesse im Gehirn ursächlich für ADHS sind, ist immer noch nicht vollständig geklärt. Es wurden eine Reihe struktureller Unterschiede zwischen den Gehirnen von ADHS-Patienten und gesunden Menschen festgestellt, aber ihre Beziehung zu den Symptomen der Erkrankung ist unklar. Die Hypothesen über die Ursachen von ADHS haben sich stattdessen hauptsächlich auf

Veränderungen im Stoffwechsel des Gehirns konzentriert, insbesondere auf zwei Neurotransmitter: Dopamin und Noradrenalin.

Diese Hypothesen stammen aus der Zeit, als ADHS noch nicht einmal als ADHS bezeichnet wurde. Zu dieser Zeit (Anfang der 1970er Jahre) wurde es als *minimale Hirnfunktionsstörung* bezeichnet – eine seltsame Terminologie, weil man ursprünglich glaubte, dass die Krankheit durch eine leicht ausgeprägte Hirnschädigung verursacht wurde. Trotz ihres damals begrenzten Verständnisses der Erkrankung wussten die Forscher, dass Substanzen wie Amphetamin die Symptome von ADHS verbessern. Und die Wirkungsweise von Amphetamin im Gehirn war bekannt: Es bewirkt eine Erhöhung der Dopamin- und Noradrenalinspiegel (und in geringerem Maße auch des Serotonins) in der Synapse. (In ähnlicher Weise wirkt das andere Medikament, das üblicherweise zur Behandlung von ADHS verwendet wird, Methylphenidat, in erster Linie zur Erhöhung des Dopamin- und Noradrenalinspiegels).

Die Forscher stellten daher die folgende Hypothese auf: Wenn ein Medikament, das den Dopamin- und Noradrenalinspiegel erhöht, die Symptome der Erkrankung verbessert, wird die Erkrankung wahrscheinlich durch niedrige Dopamin- und Noradrenalinspiegel verursacht. Als die Wissenschaftler die Ursachen von ADHS genauer untersuchten, fanden sie experimentelle Beweise, die diese Sichtweise unterstützen, und begannen, eine vollständigere Erklärung dafür zu formulieren, wie diese Neurotransmitter beteiligt sein könnten. Besonders Dopamin erhielt viel Aufmerksamkeit.

Folgende These stellten sie auf: Damit Aufmerksamkeitsprozesse richtig funktionieren, ist ein mäßig hoher Dopaminspiegel erforderlich. Wenn der Dopaminspiegel zu niedrig ist, kann es dem Gehirn schwerfallen, einer Sache die richtige Aufmerksamkeit zu widmen. Dies kann dazu führen, dass bestimmte Reize beachtet werden, auch wenn sie nicht relevant sind (Förderung der Ablenkbarkeit). Und wenn es nicht genügend Reize in der Umgebung gibt, kann die Person den Mangel an Stimulation dadurch ausgleichen, dass sie hyperaktiv wird. Diese Hypothese wurde manchmal als *Unterstimulation* bezeichnet.

In der einen oder anderen Form wurde die Hypothese der Unterstimulation im Bereich der ADHS-Forschung sehr einflussreich. Aber wie wir in Kapitel 5 gesehen haben, als wir über Depressionen sprachen, können Hypothesen, die sich bei der Erklärung psychischer Störungen zu sehr auf die Ebene eines Neurotransmitters konzentrieren, möglicherweise nicht alle Komplexitäten erklären, die solche Krankheiten beim Menschen ausmachen.

ADHS, Dopamin und der Rest der Geschichte

Als die Forschung zu Dopamin und ADHS fortgesetzt wurden, blieb die Geschichte nicht konsistent. In einigen Studien wurde herausgefunden, dass ADHS mit niedrigeren Dopaminspiegeln in bestimmten Teilen des Gehirns zusammenhängt, in anderen ließen sich jedoch keine Unterschiede in der Dopaminaktivität feststellen. Und wieder andere Forscher fanden eine erhöhte Dopaminaktivität.[195]

Dies trübt das Bild ein wenig, wenn es darum geht, auf Anomalien in der Dopaminfunktion als Hauptursache von ADHS hinzuweisen. Unabhängig davon gibt es immer noch Hinweise, die eine Rolle von Dopamin für die Aufmerksamkeit belegen, sowie Hinweise, die die Wirksamkeit von Stimulanzien bei der Verbesserung der Aufmerksamkeit und Konzentration belegen. Eine Studie aus dem Jahr 2013 ergab nämlich, dass Menschen, die Schwierigkeiten hatten, ihre Aufmerksamkeit auf etwas zu richten, in bestimmten Hirnregionen niedrige Dopaminwerte aufwiesen – und dass Methylphenidat die Dopaminwerte in diesen Hirnregionen erhöhte und gleichzeitig die Aufmerksamkeitsfähigkeit verbesserte.[196] Interessanterweise ergab die Studie jedoch auch, dass die Dopaminfunktion bei ADHS-Patienten und gesunden Patienten etwa gleich war. Obwohl diese Studie also eine Rolle von Dopamin bei der Aufmerksamkeit unterstützt, deutet sie auch darauf hin, dass der Neurotransmitter (oder dessen Mangel) möglicherweise nicht die Hauptursache für ADHS ist.

Die Ergebnisse weisen ebenfalls darauf hin, dass stimulierende Medikamente zwar helfen können, einige Symptome von ADHS zu verbessern, dass sie aber möglicherweise nichts tun, um die der Störung zugrunde liegenden Probleme spezifisch zu beheben. Dies ist natürlich nicht unbedingt ein Problem, solange die Medikamente gut wirken. Man ist sich jedoch noch nicht sicher, wie gut die ADHS-Medikamente langfristig wirken. Wie sich in einigen Studien zeigte, erhöht sich durch die Medikamente zwar die Aufmerksamkeit in den Stunden nach der Einnahme, aber eine mehrjährige Einnahme führt nicht zu Verbesserungen bei beispielsweise Schulnoten oder anderen Leistungen.[197]

ADHS scheint uns also eine weitere Lektion darin zu erteilen, dem Reiz einer einfachen Erklärung zu widerstehen. Der Versuch, ein komplexes Thema zu erklären, indem man sich auf nur einen Neurotransmitter (oder eine Gehirnregion) bezieht, verkennt die Komplexität des Nervensystems. Denn obwohl ADHS vielleicht Störungen des Dopaminspiegels beinhaltet, wird ein Dopamin-Ungleichgewicht wahrscheinlich nicht alle Fälle der Erkrankung allein erklären können. Wenn das Gehirn nur so einfach wäre.

Schlusswort

Unser Verständnis des Gehirns entwickelt sich ständig weiter, und wie andere wissenschaftliche Disziplinen korrigieren sich die Neurowissenschaften ständig selbst. Wir verlassen uns oft jahrzehntelang auf ein einziges Paradigma der Funktionsweise des Gehirns, nur um festzustellen, dass dieses Paradigma drastisch verändert werden muss, wenn neue Erkenntnisse zutage treten. Dieser selbstkorrigierende Prozess ist jedoch keineswegs ein Mangel, sondern eine der größten Stärken der wissenschaftlichen Methode. Obwohl wir nie sicher sein können, dass die Schlussfolgerungen, die wir über das Gehirn ziehen, tatsächlich der Realität entsprechen, können wir sicher sein, dass alle Fehler, die wir gemacht haben, irgendwann durch spätere wissenschaftliche Untersuchungen korrigiert werden.

Obwohl ich sehr darauf geachtet habe, dass alle Informationen in diesem Buch auf dem neuesten Stand sind, kann es sein, dass zumindest ein Teil davon im Laufe der Zeit aufgrund der sich ändernden Perspektiven in der Neurowissenschaft veraltet sein wird. Und selbst wenn alle Details in diesem Buch noch jahrelang gültig bleiben, stellen sie doch nur einen kleinen Bruchteil dessen dar, was wir heute über das Gehirn wissen. Ich habe in den letzten zehn Jahren versucht, alles über das Nervensystem zu lernen, was ich konnte, aber es gibt immer noch jede Menge Dinge, die ich noch nicht vollständig verstanden habe. Und es gibt wahrscheinlich noch viel mehr, dessen ich mir überhaupt nicht bewusst bin. Was ich damit sagen möchte, ist, dass das Lernen über das Gehirn ein Unterfangen ist, das weder einen klar definierten Zielpunkt hat noch jemals vollendet sein wird. Es wird immer mehr zu wissen geben.

Dennoch ist es die Anstrengung wert – und eines der faszinierendsten Unterfangen, das Sie je unternehmen werden. Deshalb ermutige ich Sie, es fortzusetzen. Nutzen Sie dieses Buch als Ausgangspunkt, aber nehmen Sie dann ein weiteres Buch zur Hand. Schauen Sie sich einige Filme und Dokumentationen an. Melden Sie sich für einen neurowissenschaftlichen Kurs an einer Hochschule oder Universität an. Ihr Gehirn sind in vielerlei Hinsicht

Sie selbst. Und wie könnte man sich selbst besser verstehen lernen – und all die scheinbar unerklärlichen Dinge, die man tun könnte –, als mehr über das Organ zu erfahren, das Ihre Persönlichkeit hervorbringt?

Ich hoffe, dass ich durch dieses Buch etwas von der Faszination, die das Gehirn auf mich ausübt, mit Ihnen teilen konnte. Jetzt ist es an der Zeit, dass Sie nach Antworten auf Ihre persönlichen Fragen zu diesem unglaublichen Organ suchen. Wenn dies der Beginn Ihrer Bemühungen ist, das Gehirn zu verstehen, dann beneide ich Sie, da es in meinem Leben keine intellektuell aufregendere Zeit gab als zu Beginn dieser Reise. Und wenn Sie ein langjähriger Enthusiast der Neurowissenschaften sind, der weiterhin nach Wissen über das Gehirn sucht, dann teile ich Ihr anhaltendes Staunen und Ihre Begeisterung. Auf jeden Fall hoffe ich, dass Sie Ihr Streben nach neurowissenschaftlichem Wissen und all die erstaunlichen Enthüllungen, die es für Sie bereithält, genießen.

Über den Autor

Marc Dingman promovierte 2013 in Neurowissenschaften an der Pennsylvania State University. Seitdem ist er Fakultätsmitglied im Biobehavioral Health Department an der Penn State, wo er Neurowissenschaften und Gesundheitswissenschaften unterrichtet. Er verbringt einen Großteil seiner Freizeit damit, Menschen über Neurowissenschaften zu unterrichten, und zwar über seine Website (*www.neurochallenged.com*) und seine beliebte YouTube-Serie *2-Minute Neuroscience*. Er lebt mit seiner Frau und seinen zwei Kindern außerhalb des State College, Pennsylvania.

Erfahren Sie mehr auf Marcs Website und seiner YouTube-Videoserie 2-Minute Neuroscience

Wenn Sie mehr über das Gehirn erfahren möchten, ist meine Website (www.neurochallenged.com) ein guter Ausgangspunkt. Sie enthält Links zu allen meinen 2-Minuten-Videos aus dem Bereich der Neurowissenschaften und Hunderte von Artikeln sowie ein Glossar mit über 500 Begriffen.

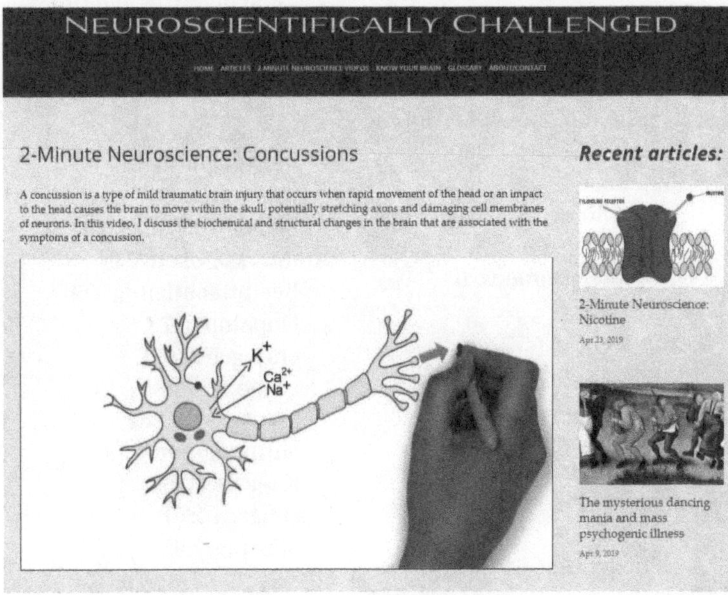

Index

B

C

D

E

F

G

H

Endnoten

1 K. Goldstein: »Zur Lehre von der Motorischen Apraxie«, in: *Journal für Psychologie und Neurologie* 11, no. 4/5 (1908): 270-283

2 R. Adolphs, D. Tranel, H. Damasio und A. Damasio: »Impaired Recognition of Emotion in Facial Expressions Following Bilateral Damage to the Human Amygdala«, in: *Nature 372,* no. 6507 (December 1994): 669-672

3 J.S. Feinstein, R. Adolphs, A. Damasio und D. Tranel: »The Human Amygdala and the Induction and Experience of Fear«, in: *Current Biology 21,* no. 1 (January 2011): 34-38

4 ebd.

5 C.M. Schumann und D.G. Amaral: »Stereological Estimation of the Number of Neurons in the Human Amygdaloid Complex«, in: *Journal of Comparative Neurology* 491, no. 4 (October 2005): 320-329

6 D.J. Lanska: »The Klüver-Bucy Syndrome«, in: *Frontiers of Neurology and Neuroscience 41* (2018): 77-89

7 H. Klüver, P. Bucy: »An Analysis of Certain Effects of Bilateral Temporal Lobectomy in the Rhesus Monkey, with Special Reference to ›Psychic Blindness‹«, in: *The Journal of Psychology 5,* no. 1 (January 1938): 33-54

8 Obwohl die Experimente von Klüver und Bucy bekannt sind, waren sie nicht die ersten Experimente, bei denen ähnliche Verhaltensänderungen nach einer Schädigung des Temporallappens festgestellt wurden. Brown und Schäfer waren Klüver und Bucy um etwa 50 Jahre voraus. Vgl. S. Brown und E. Schäfer: »An Investigation into the Functions of the Occipital and Temporal Lobes of the Monkey's Brain«, in: *Philosophical Transactions of the Royal Society* B 179 (1888): 303–327

9 L. Weiskrantz: »Behavioral Changes Associated with Ablation of the Amygdaloid Complex in Monkeys«, in: *Journal of Comparative and Physiological Psychology 49,* no. 4 (August 1956): 381-391

10 J.E. LeDoux, P. Cicchetti, A. Xagoraris und L.M. Romanski: »The Lateral Amygdaloid Nucleus: Sensory Interface of the Amygdala in Fear Conditioning« in: *Journal of Neuroscience* 10, no. 4 (April 1990): 1062-1069.

11 G.J.Quirk, C. Repa und J.E. LeDoux: »Fear Conditioning Enhances Short-Latency Auditory Responses of Lateral Amygdala Neurons: Parallel Recordings in the Freely Behaving Rat« in: *Neuron 15*, no. 5 (November 1995): 1029-1039

12 K.S. LaBar, J.C. Gatenby, J.C. Gore, J.E. LeDoux und E.A. Phelps. »Human Amygdala Activation during Conditioned Fear Acquisition and Extinction: A Mixed-Trial fMRI Study«, in: *Neuron 20*, no. 5 (May 1998): 937-945

13 D. Mobbs, R. Yu, J.B. Rowe, H. Eich, O. Feldman Hall und T. Dalgleish: »Neural Activity Associated with Monitoring the Oscillating Threat Value of a Tarantula«, *in: Proceedings of the National Academy of Sciences of the United States of America 107*, no. 47 (November 2010): 20582-20586

14 P.J. Whalen, S.L. Rauch, N.L. Etcoff, S.C. McInerney, M.B. Lee und M.A. Jenike: »Masked Presentations of Emotional Facial Expressions Modulate Amygdala Activity without Explicit Knowledge«, in: *Journal of Neuroscience 18*, no. 1 (January 1998): 411-418

15 Boston Legal: *Attack of the Xenophobes*, Directed by J. Terlesky, Written by D.E. Kelly and C. Turk. 20th Century Fox Television, Nov. 13, 2007

16 *Avengers: Age of Ultron*, Film, Directed by J. Whedon. Burbank, California: Buena Vista Entertainment, 2015

17 M. Gallagher, P.W. Graham und P.C. Holland: »The Amygdala Central Nucleus and Appetitive Pavlovian Conditioning: Lesions Impair One Class of Conditioned Behavior«, in: *Journal of Neuroscience 10*, no. 6 (June 1990): 1906-1911

18 J.S. Feinstein, C. Buzza, R. Hurlemann, R.L. Follmer, N.S. Dahdaleh, W.H. Coryell, M.J. Welsh, D. Tranel und J.A. Wemmie: »Fear and Panic in Humans with Bilateral Amygdala Damage«, in: *Nature Neuroscience 16*, no. 3 (March 2013): 270-272

19 B. Becker, Y. Mihov, D. Scheele, K.M. Kendrick, J.S. Feinstein, A. Matusch, M. Aydin, et al.: »Fear Processing and Social Networking in the Absence of a Functional Amygdala«, in: *Biological Psychiatry 72*, no. 1 (July 2012): 70-77

20 S.A. Freedman, H.G. Hoffman, A. Garcia-Palacios, P.L. Tamar Weiss, S. Avitzour und N. Josman: »Prolonged Exposure and Virtual Reality-Enhanced Imaginal Exposure for PTSD Following a Terrorist Bulldozer Attack: A Case Study«, in: *Cyberpsychology, Behavior, and Social Networking 13*, no. 1 (February 2010): 95-101

21 I. Liberzon, S.F. Taylor, R. Amdur, T.D. Jung, K.R. Chamberlain, S. Minoshima, R.A. Koeppe und L.M. Fig: »Brain Activation in PTSD in Response to Trauma-Related Stimuli«, in: *Biological Psychiatry 45,* no. 7 (April 1999): 817-826

22 L.M. Shin, C.I. Wright, P.A. Cannistraro, M.M. Wedig, K. McMullin, B. Martis, M.L. Macklin, et al.: »A Functional Magnetic Resonance Imaging Study of Amygdala and Medial Prefrontal Cortex Responses to Overtly Presented Fearful Faces in Posttraumatic Stress Disorder« in: *Archives of General Psychiatry 62,* no. 3 (March 2005): 273-281

23 E.S. Parker, L. Cahill und J.L. McGaugh: »A Case of Unusual Autobiographical Remembering«, in: *Neurocase 12,* no. 1 (February 2006): 35-49

24 ebd.

25 ebd.

26 ebd.

27 S. Dice: »Aplysia californica«, University of Michigan Museum of Zoology, last modified 2014, https://animaldiversity.org/accounts/Aplysia_californica/

28 D. Wearing: *Forever Today: A Memoir of Love and Amnesia,* London: Double- day, 2005

29 M.A. Wilson und B.L. McNaughton: »Reactivation of Hippocampal Ensemble Memories during Sleep«, in: *Science 265,* no. 5172 (July 1994): 676-679

30 Centers for Disease Control and Prevention: »Life Expectancy at Birth, by Race and Sex, Selected Years 1929-98«, in: *National Vital Statistics Reports 50,* no. 6 (August 2017): 1-64

31 Alzheimer's Association: »2018 Alzheimer's Disease Facts and Figures,« in: Alzheimer's & Dementia 14, no. 3 (2018): 367-429

32 G. Chêne, A. Beiser, R. Au, S.R. Preis, P.A. Wolf, C. Dufouil und S. Seshadri, »Gender and Incidence of Dementia in the Framingham Heart Study from Mid-Adult Life«, in: *Alzheimer's & Dementia 11,* no. 3 (March 2015): 310-320

33 D.J. Simons, W.R. Boot, N. Charness, S.E. Gathercole, C.F. Chabris, D.Z. Hambrick und E.A. Stine-Morrow: »Do ›Brain-Training‹ Programs Work? «, in: *Psychological Science in the Public Interest 17,* no. 3 (October 2016): 103-186

34 H. Forstl und A. Kurz: »Clinical Features of Alzheimer's Disease«, in: *European Archives of Psychiatry and Clinical Neuroscience 249,* no. 6 (December 1999): 288-290

35 P. Giannakopoulos, F.R. Herrmann, T. Bussière, C. Bouras, E. Kövari, D.P. Perl, J.H. Morrison, G. Gold, P.R. Hof: »Tangle and Neuron Numbers, but Not Amyloid Load, Predict Cognitive Status in Alzheimer's Disease«, in: *Neurology 60*, no. 9 (May 2003): 1495-500

36 E. Lugaresi, R. Medori, P. Montagna, A. Baruzzi, P. Cortelli, A. Lugaresi, P. Tinuper, M. Zucconi und P. Gambetti: »Fatal Familial Insomnia and Dysautonomia with Selective Degeneration of Thalamic Nuclei«, in: *New England Journal of Medicine 315*, no. 16 (October 1986): 997-1003

37 L. Cracco, B.S. Appleby und P. Gambetti, vFatal Familial Insomnia and Sporadic Fatal Insomnia«, in: *Handbook of Clinical Neurology 153* (2018): 271-299

38 L. Xie, H. Kang, Q. Xu, M.J. Chen, Y. Liao, M. Thiyagarajan, J. O'Donnell, et al.: »Sleep Drives Metabolite Clearance from the Adult Brain«, in: *Science 342*, no. 6156 (October 2013): 373-377

39 R. Ginzberg: »Three Years with Hans Berger: A Contribution to His Biography«, in: *Journal of the History of Medicine and Allied Sciences 4*, no. 1 (1949): 361-371

40 D. Millett: »Hans Berger: From Psychic Energy to the EEG«, in: *Perspectives in Biology and Medicine 44*, no. 4 (Fall 2001): 522-542

41 L. Leclair-Visonneau, D. Oudiette, B. Gaymard, S. Leu-Semenescu und I. Arnulf: »Do the Eyes Scan Dream Images during Rapid Eye Movement Sleep? Evidence from the Rapid Eye Movement Sleep Behaviour Disorder Model«, in: *Brain 133*, no. 6 (June 2010): 1737-1746

42 C.D. Clemente und M.B. Sterman: »Limbic and Other Forebrain Mechanisms in Sleep Induction and Behavioral Inhibition«, in: *Progress in Brain Research 27* (1967): 34-47

43 M.J. McGinty und M.B. Sterman: »Sleep Suppression After Basal Forebrain Lesions In the Cat«, in: *Science 160*, no. 3833 (June 1968): 1253-1255

44 G. Moruzzi, H.W. Magoun: »Brain Stem Reticular Formation and Activation of the EEG«, in: *The Journal of Neuropsychiatry and Clinical Neurosciences 7*, no. 2 (Spring 1995): 251-267

45 H.H. Webster und B.E. Jones: »Neurotoxic Lesions of the Dorsolateral Pontomesencephalic Tegmentum-Cholinergic Cell Area in the Cat. II. Effects upon Sleep-Waking States«, in: *Brain Research 458*, no. 2 (August 1988): 285-302

46 M. Thakkar, C. Portas und R.W. McCarley: »Chronic Low-Amplitude Electrical Stimulation of the Laterodorsal Tegmental Nucleus of Freely Moving Cats Increases REM Sleep«, in: *Brain Research 723,* no. 1-2 (June 1996): 223-227

47 L. Lin, J. Faraco, R. Li, H. Kadotani, W. Rogers, X. Lin, X. Qiu, P.J. de Jong, S. Nishino und E. Mignot: »The Sleep Disorder Canine Narcolepsy Is Caused by a Mutation in the Hypocretin (Orexin) Receptor 2 Gene«, in: *Cell 98,* no. 3 (August 1999): 365-376

48 T.C. Thannickal, R.Y. Moore, R. Nienhuis, L. Ramanathan, S. Gulyani, M. Aldrich, M. Cornford, J.M. Siegel: »Reduced Number of Hypocretin Neurons in Human Narcolepsy«, in: *Neuron 27,* no. 3 (September 2000): 469-74

49 A.M. Chang, D. Aeschbach, J.F. Duffy und C.A. Czeisler: »Evening Use of Light-Emitting Ereaders Negatively Affects Sleep, Circadian Timing, and Next-Morning Alertness«, in: *Proceedings of the National Academy of Sciences of the United States of America 112,* no. 4 (January 2015): 1232-1237

50 F.K. Stephan und I. Zucker: »Circadian Rhythms in Drinking Behavior and Locomotor Activity of Rats are Eliminated by Hypothalamic Lesions«, in: *Proceedings of the National Academy of Sciences of the United States of America 69,* no. 6 (June 1972): 1583-1586

51 D.C. Mitchell, C.A. Knight, J. Hockenberry, R. Teplansky und T.J. Hartman: »Beverage Caffeine Intakes in the U.S.«, in: *Food and Chemical Toxicology 63* (January 2014): 136-142

52 E.S. Ford, T.J. Cunningham, W.H. Giles und J.B. Croft: »Trends in Insomnia and Excessive Daytime Sleepiness among U.S. Adults from 2002 to 2012«, in: *Sleep Medicine 16,* no. 3 (March 2015): 372-378

53 A. Aldridge, J. Bailey und A.H. Neims: »The Disposition of Caffeine during and after Pregnancy«, in: *Seminars in Perinatology 5,* no. 4 (October 1981): 310-314

54 C. Drake, T. Roehrs, J. Shambroom und T. Roth: »Caffeine Effects on Sleep Taken 0, 3, or 6 Hours before Going to Bed«, in: *Journal of Clinical Sleep Medicine 9,* no. 11 (November 2013): 1195-1200

55 E. Ferracioli-Oda, A. Qawasmi und M.H. Bloch: »Meta-Analysis: Melatonin for the Treatment of Primary Sleep Disorders«, in: *PLoS One 8,* no. 5 (May 2013): e63773

56 H.P. Landolt, E. Werth, A.A. Borbély und D.J. Dijk: »Caffeine Intake (200 Mg) in the Morning Affects Human Sleep and EEG Power Spectra at Night«, in: *Brain Research 675*, no. 1-2 (March 1995): 67-74

57 M. Takeda, H. Tachibana, N. Shibuya, Y. Nakajima, B. Okuda, M. Sugita und H. Tanaka: »Pure Anomic Aphasia Caused by a Subcortical Hemorrhage in the Left Temporo-Parieto-Occipital Lobe«, in: *Internal Medicine Journal 38*, no. 3 (March 1999): 293-295

58 J.S. Johnson und E.L. Newport: »Critical Period Effects in Second Language Learning: The Influence of Maturational State on the Acquisition of English as a Second Language«, in: *Cognitive Psychology 21*, no. 1 (January 1989): 60-99

59 J.K. Hartshorne, J.B. Tenenbaum und S. Pinker: »A Critical Period for Second Language Acquisition: Evidence from 2/3 Million English Speakers«, in: *Cognition 177* (August 2018): 263-277

60 M. Brysbaert, M. Stevens, P. Mandera und E. Keuleers: »How Many Words Do We Know? Practical Estimates of Vocabulary Size Dependent on Word Definition, the Degree of Language Input and the Participant's Age«, in: *Frontiers in Psychology 7* (July 2016): 1116

61 P. Broca: »Remarks on the Seat of the Faculty of Articulated Language, Following an Observation of Aphemia (Loss of Speech)« trans. C.D. Green, in: *Bulletin de la Société Anatomique 6* (1861): 330-357

62 K. Amunts, A. Schleicher, U. Bürgel, H. Mohlberg, H.B. Uylings und K. Zilles: »Broca's Region Revisited: Cytoarchitecture and Intersubject Variability«, in: *Journal of Comparative Neurology 412*, no. 2 (1999): 319-341

63 M.S. Gazzaniga und R.W. Sperry: »Language after Section of the Cerebral Commissures«, in: *Brain 90*, no. 1 (March 1967): 131-148

64 T. Rasmussen und B. Milner: »Clinical and Surgical Studies of the Cerebral Speech Areas in Man«, in: *Cerebral localization*, eds. K.J. Zulch, O. Creutzfeld und G.C. Galbraith (New York: Springer-Verlag, 1975), 238-257

65 A.K. Lindell: »In Your Right Mind: Right Hemisphere Contributions to Language Processing and Production«, in: *Neuropsychol Review 16*, no. 3 (September 2006): 131-148

66 N. Geschwind: »The Organization of Language and the Brain«, in: *Science 170*, no. 3961 (November 1970): 940-944
67 P. Tremblay und A.S. Dick: »Broca and Wernicke are Dead, or Moving Past the Classic Model of Language Neurobiology«, in: *Brain and Language 162* (November 2016): 60-71
68 A. Cooke, E.B. Zurif, C. DeVita, D. Alsop, P. Koenig, J. Detre, J. Gee, M. Pinãngo, J. Balogh und M. Grossman: »Neural Basis for Sentence Comprehension: Grammatical and Short-Term Memory Components«, in: *Human Brain Mapping 15*, no. 2 (February 2002): 80-94
69 N. Nishitani, M. Schürmann, K. Amunts und R. Hari: »Broca's Region: From Action to Language«, in: *Physiology (Bethesda) 20* (February 2005): 60-69
70 J.R. Binder: »The Wernicke Area: Modern Evidence and a Reinterpretation«, in: *Neurology 85*, no. 24 (December 2015): 2170-2175
71 Tremblay und Dick: Broca and Wernicke are Dead, 60-71
72 V. Fromkin, S. Krashen, S. Curtiss, D. Rigler und M. Rigler: »The Development of Language in Genie: A Case of Language Acquisition Beyond the ›Critical Period.‹«, in: *Brain and Language 1* (1974): 81-107
73 M. Dapretto und E.L. Bjork: »The Development of Word Retrieval Abilities in the Second Year and Its Relation to Early Vocabulary Growth«, in: *Child Development 71*, no. 3 (May-June 2000): 635-648
74 J.S. Johnson und E.L. Newport: »Critical Period Effects in Second Language Learning: The Influence of Maturational State on the Acquisition of English as a Second Language«, in: *Cognitive Psychology 21*, no. 1 (January 1989): 60-99
75 ebd.
76 O. Adesope, T. Lavin, T. Thompson und C. Ungerleider: »A Systematic Review and Meta-Analysis of the Cognitive Correlates of Bilingualism«, in: *Review of Educational Research 80*, no. 2 (2010): 207-245
77 E. Bialystok, F.L. Craiku und M. Freedman: »Bilingualism as a Protection against the Onset of Symptoms of Dementia«, in: *Neuropsychologia 45* (2007): 459-464
78 P.K. Kuhl, F.M. Tsao und H.M. Liu: »Foreign-Language Experience in Infancy: Effects of Short-Term Exposure and Social Interaction on Phonetic Learning«, in: *Proceedings of the*

National Academy of Sciences of the United States of America 100, no. 15 (July 2003): 9096-9101

79 A. Dolan, «Always Smiling, the Stroke Patient Who Can't Feel Sad«, in: *The Daily Mail,* August 12, 2013, Health, http://www.dailymail.co.uk/health/article-2389891/Always-smiling-stroke-patient-feel-sad-Condition-leaves-Grandfather-permanently-happy-prone-fits-giggles-inappropriate-times.html

80 D.J. Felleman und D.C. Van Essen: »Distributed Hierarchical Processing in the Primate Cerebral Cortex«, in: *Cerebral Cortex 1,* no. 1 (1991): 1-47

81 P. Broca: »Comparative Anatomy of the Cerebral Convolutions: The Great Limbic Lobe and the Limbic Fissure in the Mammalian Series«, in: *Journal of Comparative Neurology 523,* no. 17 (December 2015): 2501-2554

82 J.W. Papez: »A Proposed Mechanism of Emotion«, in: *Archives of Neurology and Psychiatry 38* (1937): 725-743

83 P.D. MacLean: »Some Psychiatric Implications of Physiological Studies on Frontotemporal Portion of Limbic System (Visceral Brain)«, in: *Electroencephalography and Clinical Neurophysiology 4,* no. 4 (November 1952): 407-418

84 M.S. George, T.A. Ketter, P.I. Parekh, B. Horwitz, P. Herscovitch und R.M. Post: »Brain Activity during Transient Sadness and Happiness in Healthy Women«, in: *American Journal of Psychiatry 152,* no. 3 (March 1995): 341-351

85 H.S. Mayberg, M. Liotti, S.K. Brannan, S. McGinnis, R.K. Mahurin, P.A. Jerabek, J.A. Silva, et al. : »Reciprocal Limbic-Cortical Function and Negative Mood: Converging PET Findings in Depression and Normal Sadness«, in: *American Journal of Psychiatry 156,* no. 5 (May 1999): 675-682

86 P.E. Greenberg, R.C. Kessler, H.G. Birnbaum, S.A. Leong, S.W. Lowe, P.A. Berglund und P.K. Corey-Lisle: »The Economic Burden of Depression in the United States: How Did It Change between 1990 and 2000? «, in: *Journal of Clinical Psychiatry 64,* no. 12 (December 2003): 1465-1475

87 B. Voinov, W.D. Richie und R.K. Bailey: »Depression and Chronic Diseases: It Is Time for a Synergistic Mental Health and Primary Care Approach«, in: *The Primary Care Companion for CNS Disorders 15,* no. 2 (2013): PCC.12r01468

88 A. Mykletun, O. Bjerkeset, S. Overland, M. Prince, M. Dewey und R. Stewart: »Levels of Anxiety and Depression as Pre-

dictors of Mortality: The HUNT Study«, in: *British Journal of Psychiatry 195*, no. 2 (August 2009): 118-125

89 E.A. Osuch, T.A. Ketter, T.A. Kimbrell, M.S. George, B.E. Benson, M.W. Willis, P. Herscovitch und R.M. Post: »Regional Cerebral Metabolism Associated with Anxiety Symptoms in Affective Disorder Patients«, in: *Biological Psychiatry 48*, no. 10 (November 2000): 1020-1023

90 Mayberg et al.: *Reciprocal Limbic-Cortical Function and Negative Mood*, 675-682

91 T. Hajek, J. Kozeny, M. Kopecek, M. Alda und C. Höschl: »Reduced Subgenual Cingulate Volumes in Mood Disorders: A Meta-Analysis«, in: *Journal of Psychiatry & Neuroscience 33*, no. 2 (March 2008): 91-99

92 D.L. Dunner, A.J. Rush, J.M. Russell, M. Burke, S. Woodard, P. Wingard und J. Allen: »Prospective, Long-Term, Multicenter Study of the Naturalistic Outcomes of Patients with Treatment-Resistant Depression«, in: *Journal of Clinical Psychiatry 67* (2006): 688-695

93 M.T. Berlim, A. McGirr, F. Van den Eynde, M.P. Fleck und P. Giacobbe: »Effectiveness and Acceptability of Deep Brain Stimulation (DBS) of the Subgenual Cingulate Cortex for Treatment-Resistant Depression: A Systematic Review and Exploratory Meta-Analysis«, in: *Journal of Affective Disorders 159* (April 2014): 31-38

94 K.S. Choi, P. Riva-Posse, R.E. Gross und H.S. Mayberg: »Mapping the ›Depression Switch‹ during Intraoperative Testing of Subcallosal Cingulate Deep Brain Stimulation«, in: *JAMA Neurology 72*, no. 11 (November 2015): 1252-1260

95 ebd.

96 B.H. Bewernick, S. Kayser, V. Sturm und T.E. Schlaepfer: »Long-Term Effects of Nucleus Accumbens Deep Brain Stimulation in Treatment-Resistant Depression: Evidence for Sustained Efficacy«, in: *Neuropsychopharmacology 37*, no. 9 (August 2012): 1975-1985

97 J.L. Price und W.C. Drevets: »Neural Circuits Underlying the Pathophysiology of Mood Disorders«, in: *Trends in Cognitive Sciences 16*, no. 1 (January 2012): 61-71

98 G.M. Cooney, K. Dwan, C.A. Greig, D.A. Lawlor, J. Rimer, F.R. Waugh, M. McMurdo und G.E. Mead: »Exercise for Depression«, in: *The Cochrane Database of Systematic Reviews 12*, no. 9 (September 2013): CD004366

99 Quoted in: F. Lopez-Munoz und C. Alamo: »Monoaminergic Neurotransmission: The History of the Discovery of Antidepressants from 1950s Until Today«, in: *Current Pharmaceutical Design 15* (2009): 1563-1586

100 E. Shorter: *A History of Psychiatry: From the Era of the Asylum to the Age of Prozac* (New York: John Wiley & Sons, Inc., 1997)

101 National Center for Health Statistics: *Health, United States, 2010: With Special Feature on Death and Dying,* 2011 Feb. Report, 2011

102 P.D. Kramer: *Listening to Prozac: A Psychiatrist Explores Antidepressant Drugs and the Remaking of the Self* (New York: Penguin Books, 1993)

103 R. Invernizzi, C. Velasco, M. Bramante, A. Longo und R. Samanin: »Effect of 5-HT1A Receptor Antagonists on Citalopram-Induced Increase in Extracellular Serotonin in the Frontal Cortex, Striatum and Dorsal Hippocampus«, in: *Neuropharmacology 36,* no. 4-5 (1997): 467-473

104 G.R. Heninger, P.L. Delgado und D.S. Charney: »The Revised Monoamine Theory of Depression: A Modulatory Role for Monoamines, Based on New Findings from Monoamine Depletion Experiments in Humans«, in: *Pharmacopsychiatry 29,* no. 1 (1996): 2-11

105 I. Kirsch, B.J. Deacon, T.B. Huedo-Medina, A. Scoboria, T.J. Moore und B.T. Johnson: »Initial Severity and Antidepressant Benefits: A Meta-Analysis of Data Submitted to the Food and Drug Administration«, in: *PLoS Medicine 5,* no. 2 (2008): e4. Es ist wichtig anzumerken, dass dies ein umstrittenes Gebiet ist, und die Forschung von Kirsch et al. von manchen zu Recht kritisiert wurde. Seit der Veröffentlichung der Studie von Kirsch et al. aus dem Jahr 2008 sind Beweise bekannt geworden, die ihre Ergebnisse sowohl stützen als auch widerlegen. Sogar in Studien, in denen Antidepressiva als wirksam befunden wurden, wurden in der Regel nur bescheidene Wirkungen festgestellt.

106 X. Wang, L. Zhang, Y. Lei, X. Liu, X. Zhou, Y. Liu, M. Wang, et al: »Meta-Analysis of Infectious Agents and Depression«, in: *Scientific Reports 4* (2014): 4530

107 M. Lucas, F. Mirzaei, A. Pan, O.I. Okereke, W.C. Willett, E.J. O'Reilly, K. Koenen und A. Ascherio: »Coffee, Caffeine, and

Risk of Depression among Women«, in: *Archives of Internal Medicine 171*, no. 17 (September 2011): 1571-1578

108 H. Hedegaard, S.C. Curtin und M. Warner: »Suicide Mortality in the United States, 1999-2017«, in: *NCHS Data Brief 330* (November 2018): 1-7

109 J. Cole: *Pride and a Daily Marathon* (Massachusetts: The MIT Press, 1991)

110 G. Fritsch und E. Hitzig: »Electric Excitability of the Cerebrum (Über die elektrische Erregbarkeit des Großhirns) «, in: *Epilepsy & Behavior 15*, no. 2 (June 2009): 123-30

111 M. Omrani, M.T. Kaufman, N.G. Hatsopoulos und P.D. Cheney: »Perspectives on Classical Controversies about the Motor Cortex«, in: *Journal of Neurophysiology 118*, no. 3 (September 2017): 1828-1848

112 F.A. Azevedo, L.R. Carvalho, L.T. Grinberg, J.M. Farfel, R.E. Ferretti, R.E. Leite, W. Jacob Filho, R. Lent und S. Herculano-Houzel: »Equal Numbers of Neuronal and Nonneuronal Cells Make the Human Brain an Isometrically Scaled-Up Primate Brain«, in: *Journal of Comparative Neurology 513*, no. 5 (April 2009): 532-541

113 H.C. Cheng, C.M. Ulane und R.E. Burke: »Clinical Progression in Parkinson Disease and the Neurobiology of Axons«, in: *Annals of Neurology 67*, no. 6 (June 2010): 715-725

114 C.A. Davie: »A Review of Parkinson's Disease,« British Medical Bulletin 86 (2008): 109-127

115 J. Costa, N. Lunet, C. Santos, J. Santos und A. Vaz-Carneiro: »Caffeine Exposure and the Risk of Parkinson's Disease: A Systematic Review and Meta-Analysis of Observational Studies«, in: *Journal of Alzheimers Disease 20*, Suppl. 1 (2010): 221-238

116 M.A. Hernán, B. Takkouche, F. Caamaño-Isorna und J.J. Gestal-Otero: »A Meta-Analysis of Coffee Drinking, Cigarette Smoking, and the Risk of Parkinson's Disease«, in: *Annals of Neurology 52*, no. 3 (September 2002): 276-284

117 Y. Misu und Y. Goshima: »Is L-dopa an Endogenous Neurotransmitter? «, in: *Trends in Pharmacological Sciences 14*, no. 4 (April 1993): 119-123

118 T.A. Newcomer, P.A. Rosenberg und E. Aizenman: » Iron-Mediated Oxidation of 3,4-Dihydroxyphenylalanine to an Excitotoxin«, in: *Journal of Neurochemistry 64*, no. 4 (1995): 1742-1748

119 G. Porras, P. De Deurwaerdere, Q. Li, M. Marti, R. Morgenstern, R. Sohr, E. Bezard, M. Morari, W.G. Meissnera: »L-Dopa-Induced Dyskinesia: Beyond an Excessive Dopamine Tone In the Striatum«, in: *Scientific Reports 4* (2014): 3730
120 A.L. Diaz: »Do I Know You? A Case Study Of Prosopagnosia (Face Blindness)«, in: *The Journal of School Nursing 24*, no. 5 (October 2008): 284-289
121 I. Kennerknecht, T. Grueter, B. Welling, S. Wentzek, J. Horst, S. Edwards und M. Grueter: »First Report of Prevalence of Non-Syndromic Hereditary Prosopagnosia (HPA)«, in: *American Journal of Medical Genetics Part A 140*, no. 15 (August 2006): 1617-1622
122 J.J.S. Barton und S.L. Corrow: »The Problem of Being Bad at Faces«, in: *Neuropsychologia 89* (August 2016): 119-124
123 M. Tomasello, B. Hare, H. Lehmann und J. Call: »Reliance on Head Versus Eyes in the Gaze Following of Great Apes and Human Infants: The Cooperative Eye Hypothesis«, in: *Journal of Human Evolution 52*, no. 3 (March 2007): 314-320
124 K. Koch, J. McLean, R. Segev, M.A. Freed, M.J. Berry, II, V. Balasubramanian und P. Sterling: »How Much the Eye Tells the Brain«, in: *Current Biology 16*, no. 14 (July 2006): 1428-1434
125 *Facts about Color Blindness*, National Eye Institute, last modified February 2015, https://nei.nih.gov/health/color_blindness/facts_about
126 M. Siniscalchi, S. d'Ingeo, S. Fornelli und A. Quaranta: »Are Dogs Red-Green Colour Blind?«, in: *Royal Society Open Science 4*, no. 11 (November 2017): 170869
127 W.C. Gibson: »Pioneers in Localization of Function in the Brain«, in: *Journal of the American Medical Association 180* (June 1962): 944-951
128 S. Finger: *Origins of Neuroscience* (New York: Oxford University Press, 1994)
129 J. Zihl, D. von Cramon und N. Mai: »Selective Disturbance of Movement Vision after Bilateral Brain Damage«, in: *Brain 106*, pt. 2 (June 1983): 313-40
130 J. Zihl und C.A. Heywood: »The Contribution of LM to the Neuroscience of Movement Vision«, in: *Frontiers in Integrative Neuroscience 9* (February 2015): 6
131 I. Gauthier, P. Skudlarski, J.C. Gore und A.W. Anderson: »Expertise for Cars and Birds Recruits Brain Areas Involved in

Face Recognition«, in: *Nature Neuroscience 3*, no. 2 (February 2000): 191-197

132 E.M. Caves, N.C. Brandley und S. Johnsen: »Visual Acuity and the Evolution of Signals«, in: *Trends in Ecology & Evolution 33*, no. 5 (May 2018): 358-372

133 B.W. Rovner und R.J. Casten: »Activity Loss and Depression in Age-Related Macular Degeneration«, in: *American Journal of Geriatric Psychiatry 10*, no. 3 (May-June 2002): 305-310

134 A. Moos und J. Trouvain: »Comprehension of Ultra-Fast Speech - Blind Vs. ›Normally Hearing‹ Persons«, in: *Proceedings of the 16th International Congress of Phonetic Sciences* (August 2007): 677-680

135 A. Gordon: *Echoes of an Angel: The Miraculous True Story of a Boy Who Lost His Eyes but Could Still See*, (Illinois: Tyndale Momentum, 2014)

136 J.J. Chen, H.F. Chang, Y.C. Hsu und D.L. Chen: »Anton-Babinski Syndrome in an Old Patient: A Case Report and Literature Review«, in: *Psychogeriatrics 15*, no. 1 (March 2015): 58-61

137 N. Kim, D. Anbarasan und J. Howard: »Anton Syndrome as a Result of MS Exacerbation«, in: *Neurology Clinical Practice 7*, no. 2 (April 2017): e19-e22

138 B.P. Kolla, M.P. Mansukhani, R. Barraza und J.M. Bostwick: »Impact of Dopa- mine Agonists on Compulsive Behaviors: A Case Series of Pramipexole-Induced Pathological Gambling«, in: *Psychosomatics 51*, no. 3 (May-June 2010): 271-273

139 J. Olds: »Pleasure Centers in the Brain«, in: *Scientific American 195*, no. 4 (October 1956): 105-117

140 H. De Wit und R.A. Wise: »Blockade of Cocaine Reinforcement In Rats with the Dopamine Receptor Blocker Pimozide, but Not with the Noradrenergic Blockers Phentolamine or Phenoxybenzamine«, in: *Canadian Journal of Psychology 31*, no. 4 (December 1977): 195-203

141 G. Di Chiara und A. Imperato: »Drugs Abused by Humans Preferentially Increase Synaptic Dopamine Concentrations in the Mesolimbic System of Freely Moving Rats«, in: *Proceedings of the National Academy of Sciences of the United States of America 85*, no. 14 (July 1988): 5274-5278

142 R.A. Wise: »The Dopamine Synapse and the Notion of ›Pleasure Centers‹ in the Brain«, in: *Trends in Neurosciences 3*, no. 4 (1980): 91-95

143 J.M. Nash: »Addicted: Why Do People Get Hooked? «, in: *Time 149*, no. 18 (May 1997)

144 Bei Ratten kann die Geschmackspräferenz durch genaues Beobachten des Gesichtsausdrucks beurteilt werden. Wenn sie etwas essen oder trinken, das ihnen nicht schmeckt (wie eine sehr bittere Flüssigkeit), lassen sie oft die Schnauze offen herabhängen und schütteln den Kopf wiederholt hin und her. Wenn sie etwas zu sich nehmen, das sie mögen, strecken sie wiederholt die Zunge heraus – als ob sie sich die Lippen lecken. Interessanterweise zeigen menschliche Säuglinge die gleichen Reaktionen auf guten und schlechten Geschmack. Vgl: K.C. Berridge und T.E. Robinson: »What Is the Role of Dopamine in Reward: Hedonic Impact, Reward Learning, or Incentive Salience?«, in: *Brain Research Reviews 28*, no. 3 (December 1998): 309-369

145 L.H. Brauer und H. De Wit: »High Dose Pimozide Does Not Block Amphetamine- Induced Euphoria in Normal Volunteers«, in: *Pharmacology, Biochemistry, and Behavior 56*, no. 2 (February 1997): 265-72

146 M. Pignatelli und A. Bonci: »Role of Dopamine Neurons in Reward and Aversion: A Synaptic Plasticity Perspective«, in: *Neuron 86*, no. 5 (June 2015): 1145-1157

147 J.E. Painter und J. North: »Effects of Visibility and Convenience on Snack Food Consumption«, in: *Journal of the American Dietetic Association 103*, supplement 9 (September 2003): 166-167

148 D.J. Nutt, A. Lingford-Hughes, D. Erritzoe und P.R. Stokes: »The Dopamine Theory of Addiction: 40 Years of Highs and Lows«, in: *Nature Reviews Neuroscience 16*, no. 5 (May 2015): 305-12

149 K.G. Berridge und M.L. Kringelbach: »Pleasure Systems in the Brain«, in: *Neuron 86*, no. 3 (May 2015): 646-664

150 ebd.

151 D.C. Castro und K.C. Berridge: »Opioid Hedonic Hotspot in Nucleus Accumbens Shell: Mu, Delta, and Kappa Maps for Enhancement of Sweetness ›Liking‹ and ›Wanting,‹ «, in: *Journal of Neuroscience 34*, no. 12 (March 2014): 4239-4250

152 *Nationwide Trends:* National Institute on Drug Abuse, last modified June 2015, https://www.drugabuse.gov/publications/drugfacts/nationwide-trends

153 S. Sussman, N. Lisha, M. Griffiths: »Prevalence of the Addictions: A Problem of the Majority or the Minority?«, in: *Evaluation & the Health Professions 34*, no. 1 (March 2011): 3-56

154 *Substance Abuse and Mental Health Services Administration, Key Substance Use and Mental Health Indicators in the United States: Results from the 2016 National Survey on Drug Use and Health* (Maryland: Center for Behavioral Health Statistics and Quality, 2017)

155 Sussman et al.: *Prevalence of the Addictions*, 3-56

156 *Overdose Death Rates*, National Institute on Drug Abuse, last modified January 2019, https://www.drugabuse.gov/related-topics/trends-statistics/overdose-death-rates

157 T.E. Robinson und B. Kolb: »Structural Plasticity Associated with Exposure to Drugs of Abuse«, in: *Neuropharmacology 47*, Suppl. 1 (2004): 33-46

158 A.R. Childress, R.N. Ehrman, Z. Wang, Y. Li, N. Sciortino, J. Hakun, W. Jens, et al. : »Prelude to Passion: Limbic Activation by ›Unseen‹ Drug and Sexual Cues«, in: *PLoS One 3*, no. 1 (January 2008): e1506

159 M. Muraven: »Practicing Self-Control Lowers the Risk of Smoking Lapse«, in: *Psychology of Addictive Behaviors 24*, no. 3 (September 2010): 446-452

160 R.Z. Goldstein und N.D. Volkow: »Dysfunction of the Prefrontal Cortex in Addiction: Neuroimaging Findings and Clinical Implications«, in: *Nature Reviews Neuroscience 12*, no. 11 (October 2011): 652-69

161 G.F. Koob und N.D. Volkow: »Neurobiology of Addiction: A Neurocircuitry Analysis«, in: *Lancet Psychiatry 3*, no. 8 (August 2016): 760-773

162 C. Lopez-Quintero, D.S. Hasin, J.P. de Los Cobos, A. Pines, S. Wang, B.F. Grant und C. Blanco: »Probability and Predictors of Remission from Life-Time Nicotine, Alcohol, Cannabis or Cocaine Dependence: Results from the National Epidemiologic Survey on Alcohol and Related Conditions«, in: *Addiction 106*, no. 3 (March 2011): 657-669

163 A Life Without Pain. Movie. Directed by M. Gilbert. Frozen Feet Films, 2015

164 J.J. Cox, F. Reimann, A.K. Nicholas, G. Thornton, E. Roberts, K. Springell, G. Karbani, et al.: »An SCN9A Channelopathy Causes Congenital Inability to Experience Pain«, in: *Nature 444*, no. 7121 (December 2006): 894-898

165 M. Berthier, S. Starkstein und R. Leiguarda: »Asymbolia for Pain: A Sensory-Limbic Disconnection Syndrome«, in: *Annals of Neurology 24,* no. 1 (July 1988): 41-49

166 H.K. Beecher: »Relationship of Significance of Wound to Pain Experienced«, in: *Journal of the American Medical Association 161,* no. 17 (August 1956): 1609-1613

167 D.V. Reynolds: »Surgery in the Rat during Electrical Analgesia Induced by Focal Brain Stimulation«, in: *Science 164,* no. 3878 (April 1969): 444-445

168 H. Boecker, G. Henriksen, T. Sprenger, I. Miederer, F. Willoch, M. Valet, A. Berthele und T.R. Tölle: »Positron Emission Tomography Ligand Activation Studies in the Sports Sciences: Measuring Neurochemistry in Vivo«, in: *Methods 45,* no. 4 (August 2008): 307-318

169 J. Dum, C. Gramsch und A. Herz: »Activation of Hypothalamic Beta- Endorphin Pools by Reward Induced by Highly Palatable Food«, in: *Pharmacology, Biochemistry, & Behavior 18,* no. 3 (March 1983): 443-447

170 J.S. Odendaal und R.A. Meintjes: »Neurophysiological Correlates of Affiliative Behaviour between Humans and Dogs«, in: *Veterinary Journal 165,* no. 3 (May 2003): 296-301

171 R.D. Treede, W. Rief, A. Barke, Q. Aziz, M.I. Bennett, R. Benoliel, M. Cohen, et al.: »A Classification of Chronic Pain for ICD-11«, in: *Pain 156,* no. 6 (June 2015): 1003-1007

172 R.J. Crook, K. Dickson, R.T. Hanlon und E.T. Walters: »Nociceptive Sensitization Reduces Predation Risk«, in: *Current Biology 24,* no. 10 (May 2014): 1121-1125

173 E. Ernst: »Acupuncture: What Does the Most Reliable Evidence Tell Us?«, in: *Journal of Pain and Symptom Management 37,* no. 4 (April 2009): 709-714

174 *Overdose Death Rates,* National Institute on Drug Abuse, last modified January 2019, https://www.drugabuse.gov/related-topics/trends-statistics/overdose-death-rates

175 S. Aglioti, N. Smania, M. Manfredi und G. Berlucchi: »Disownership of Left Hand and Objects Related to It in a Patient with Right Brain Damage«, in: *Neuroreport 8,* no. 1 (December 1996): 293-296

176 K.M. O'Craven, P.E. Downing und N. Kanwisher: »fMRI Evidence for Objects as the Units of Attentional Selection«, in: *Nature 401,* no. 6753 (October 1999): 584-587

177 M. Corbetta und G.L. Shulman: »Human Cortical Mechanisms of Visual Attention during Orienting and Search«, in: *Philosophical Transactions of the Royal Society of London 353,* no. 1373 (August 1998): 1353-1362

178 M. Corbetta, J.M. Kincade, J.M. Ollinger, M.P. McAvoy und G.L. Shulman: »Voluntary Orienting Is Dissociated from Target Detection in Human Posterior Parietal Cortex«, in: *Nature Neuroscience 3,* no. 3 (March 2000): 292-297

179 M. Corbetta und G.L. Shulman: »Control of Goal-Directed and Stimulus- Driven Attention in the Brain«, in: *Nature Reviews Neuroscience 3,* no. 3 (March 2002): 201-215

180 ebd.

181 ebd.

182 N. Wood und N. Cowan: »The Cocktail Party Phenomenon Revisited: How Frequent are Attention Shifts to One's Name in an Irrelevant Auditory Channel?«, in: *Journal of Experimental Psychology: Learning, Memory, and Cognition 21,* no.1 (January 1995): 255-260

183 D.J. Simons und C.F. Chabris: »Gorillas in Our Midst: Sustained Inattentional Blindness for Dynamic Events«, in: *Perception 28,* no. 9 (1999): 1059-1074

184 D.L. Strayer, F.A. Drews und D.J. Crouch: »A Comparison of the Cell Phone Driver and the Drunk Driver«, in: *Human Factors 48,* no. 2 (Summer 2006): 381-391

185 J.K. Caird, K.A. Johnston, C.R. Willness, M. Asbridge und P. Steel: »A Meta-Analysis of the Effects of Texting on Driving«, in: *Accident: Analysis and Prevention 71* (October 2014): 311-318

186 A. Furnham und L. Strbac: »Music Is as Distracting as Noise: The Differential Distraction of Background Music and Noise on the Cognitive Test Performance of Introverts and Extraverts«, in: *Ergonomics 45,* no. 3 (February 2002): 203-217

187 G.B. Armstrong und L. Chung: »Background Television and Reading Memory in Context: Assessing TV Interference and Facilitative Context Effects on Encoding Versus Retrieval Processes«, in: *Communication Research 27,* no. 3 (June 2000): 327-352

188 E.A. Roth und K.H. Smith: »The Mozart Effect: Evidence for the Arousal Hypothesis«, in: *Perceptual and Motor Skills 107,* no. 2 (October 2008): 396-402

189 J.M. Watson und D.L. Strayer: »Supertaskers: Profiles in Extraordinary Multitasking Ability«, in: *Psychonomic Bulletin & Review 17*, no. 4 (August 2010): 479-485

190 ebd.

191 E. Ophir, C. Nass und A.D. Wagner: »Cognitive Control in Media Multitaskers«, in: *Proceedings of the National Academy of Sciences of the United States of America 106*, no. 37 (September 2009): 15583-15587

192 M.D. Mrazek, M.S. Franklin und D.T. Phillips: »Mindfulness Training Improves Working Memory Capacity and GRE Performance While Reducing Mind Wandering«, in: *Psychological Science 24*, no. 5 (March 2013): 776-781

193 C.H. Hillman, M.B. Pontifex, L.B. Raine, D.M. Castelli, E.E. Hall und A.F. Kramer: »The Effect of Acute Treadmill Walking on Cognitive Control and Academic Achievement in Preadolescent Children«, in: *Neuroscience 159*, no. 3 (March 2009): 1044-1054

194 *Attention-Deficit/Hyperactivity Disorder (ADHD)*, Centers for Disease Control and Prevention, last modified September 21, 2018, https://www.cdc.gov/ncbddd/adhd/data.html

195 E. Bowton, C. Saunders, K. Erreger, D. Sakrikar, H.J. Matthies, N. Sen, T. Jessen, et al.: »Dysregulation of Dopamine Transporters via Dopamine D2 Autoreceptors Triggers Anomalous Dopamine Efflux Associated with Attention-Deficit Hyperactivity Disorder«, in: *Journal of Neuroscience 30*, no. 17 (April 2010): 6048-6057

196 N. del Campo, T.D. Fryer, Y.T. Hong, R. Smith, L. Brichard, J. Acosta-Cabronero, S.R. Chamberlain, et al.: »A Positron Emission Tomography Study of Nigro-Striatal Dopaminergic Mechanisms Underlying Attention: Implications for ADHD and Its Treatment«, in: *Brain 136*, no. 11 (November 2013): 3252-3270

197 B.S. Molina, S.P. Hinshaw, J.M. Swanson, L.E. Arnold, B. Vitiello, P.S. Jensen, J.N. Epstein, et al.: »The MTA at 8 Years: Prospective Follow-Up of Children Treated for Combined-Type ADHD in a Multisite Study«, in: *Journal of the American Academy of Child & Adolescent Psychiatry 48*, no. 5 (May 2009): 484-500